肝脏疾病疑难与经典病例

第五辑

任 红 主编

科学出版社
北京

内 容 简 介

本书共包含36例肝脏病病例，以肝脏的常见病、多发病为重点，兼顾少见病及疑难病。内容上以完整临床病例描述为主线，以病例的临床特点及症状、体征为切入点，结合实验室和影像学检查；注重病案与学科新进展结合，并特邀数十位全国知名的肝脏病学专家主审和点评，从多角度分析和解决肝脏病相关临床问题。书中每个病例均体现了诊治过程中的临床思维和治疗原则，讨论病例的相关知识点及诊治过程中的经验和教训。

本书可供肝病科医师、研究生，以及其他相关科室医师参考。

图书在版编目（CIP）数据

肝脏疾病疑难与经典病例.第五辑/任红主编.—北京：科学出版社，2019.11

ISBN 978-7-03-062776-6

Ⅰ.①肝⋯ Ⅱ.①任⋯ Ⅲ.①肝疾病-病案-分析 Ⅳ.① R575

中国版本图书馆CIP数据核字（2019）第231975号

责任编辑：沈红芬 / 责任校对：张小霞
责任印制：肖 兴 / 封面设计：黄华斌

科学出版社 出版
北京东黄城根北街16号
邮政编码：100717
http://www.sciencep.com

三河市春园印刷有限公司 印刷
科学出版社发行 各地新华书店经销

*

2019年11月第 一 版 开本：787×1092 1/16
2019年11月第一次印刷 印张：12 1/4
字数：300 000

定价：118.00元
（如有印装质量问题，我社负责调换）

编 委 会

主　编　任　红
副主编　窦晓光　张大志　陈成伟　牛俊奇
编　委　（按姓氏汉语拼音排序）
　　　　　蔡大川　陈　军　郭武华　胡　鹏　江家骥
　　　　　李友炳　蔺淑梅　鲁晓擘　陆伦根　南月敏
　　　　　尚　佳　万谟彬　王　磊　阎　明　于乐成
　　　　　左维泽

前　言

疑难与经典病例报道和研究是临床医师进行疾病诊断与鉴别诊断、培养思维能力的重要方式，深受临床医师的喜欢。

《中华肝脏病杂志》秉承求实创新、追求卓越的办刊理念，以为临床服务为宗旨，从2013年起连续7年主办全国肝病疑难与经典病例征集与分享活动，且在2019年，病例巡展活动全新升级，新增肝病并存疾病、重症感染和发热待查相关疾病内容，获得全国肝病临床医师的积极响应和支持。我们从2018年5月~2019年7月征集到的全国数百家医院肝病医师提供的600多份病例中，组织专家挑选出36份病例编撰而成《肝脏疾病疑难与经典病例 第五辑》，以供全国肝病专业医师参阅，也可供其他相关专业医师及医学生阅读。本书以肝脏的常见病、多发病为重点，兼顾少见病及疑难病。内容上以完整临床病例描述为主线，以病例的临床特点及症状、体征为切入点，结合实验室和影像学检查；注重病案与学科新进展结合，并特邀数十位全国知名的肝脏病学专家主审和点评，从多角度分析和解决肝脏病相关临床问题。力求用具体病例体现诊治过程中的临床思维和治疗原则，讨论病例的相关知识点及诊治过程中的体会、经验及教训。期盼能为临床医师及医学生进行疾病诊断与鉴别诊断、临床思维能力培养提供有益的实践训练。

由于篇幅限制和兼顾病种，对同道们热情提供的不少病例只能忍痛割爱。在此，对所有提供病例的全国同道表示衷心感谢，并热情邀请和恳求你们继续提供支持与帮助，共同培育《肝脏疾病疑难与经典病例》丛书的发展。在此，我要感谢参与病例点评的各位专家，你们的点评，已成为每例经典病例的点睛之笔。感谢正大天晴药业集团股份有限公司对本丛书出版所做出的无私奉献！

尽管我们有编写成一套精品经典病例丛书的愿望并尽了最大的努力，但由于疾病临床表现纷繁芜杂，临床工作永无止境，加之我们的水平和能力有限，书中疏忽、缺点甚至错误难免。因此，真诚祈盼同道和读者不吝赐教，提出宝贵意见和建议，以便《肝脏疾病疑难与经典病例》丛书日益完善。

2019年10月

目 录

病例 1　乙肝肝硬化使用聚乙二醇干扰素 α-2b 治疗实现临床治愈 1 例 ……… 1
病例 2　HBsAg 阳性患者抗结核治疗中 HBV 再激活致肝衰竭 1 例 …………… 4
病例 3　乙肝肝硬化伴缩窄性心包炎 1 例 ………………………………………… 9
病例 4　慢性乙型肝炎合并重叠综合征 1 例 …………………………………… 12
病例 5　反复肝功能损害 1 例 …………………………………………………… 18
病例 6　HBV 感染合并淋巴瘤 1 例 ……………………………………………… 23
病例 7　HBV 相关性巨块型肝癌合并门静脉癌栓 1 例 ………………………… 29
病例 8　肝硬化失代偿期脾切除术后严重细菌感染 1 例 ……………………… 33
病例 9　酒精性肝硬化伴顽固性胸腹水 1 例 …………………………………… 38
病例 10　肝癌综合治疗 1 例 …………………………………………………… 44
病例 11　肝癌合并 MVI 及胆管癌栓的前序治疗 1 例 ………………………… 52
病例 12　MDT 助力十年抗癌路 ………………………………………………… 57
病例 13　3D 打印辅助复杂肝尾状叶肿瘤精准切除 1 例 ……………………… 62
病例 14　肝细胞癌伴胆管癌栓 2 例 MDT 讨论 ………………………………… 68
病例 15　肝内胆管细胞癌的综合诊治 1 例 …………………………………… 76
病例 16　以低血糖发作性癫痫为首要表现的原发性肝癌 1 例 ……………… 81
病例 17　肝脏上皮样血管内皮细胞瘤 1 例 …………………………………… 86
病例 18　肝脏炎性假瘤样滤泡树突细胞肉瘤 1 例 …………………………… 91
病例 19　肝脏恶性孤立性纤维性肿瘤 1 例 …………………………………… 96
病例 20　肝脏未分化胚胎性肉瘤 1 例 ………………………………………… 104
病例 21　青少年不明原因脾肿大 1 例 ………………………………………… 106
病例 22　肝脏局灶性结节性增生（混合性增生及腺瘤样型）1 例 ………… 109
病例 23　不明原因肝功能异常 1 例 …………………………………………… 116
病例 24　肝损伤伴消化道出血 1 例 …………………………………………… 121
病例 25　以发热、头痛、意识障碍起病后出现肝衰竭 1 例 ………………… 128
病例 26　以关节痛为首发症状的肝病 1 例 …………………………………… 134

病例 27　不明原因肝脾肿大 1 例 ·· 138

病例 28　伴有严重肝损伤的传染性单核细胞增多症 1 例 ··························· 145

病例 29　自身免疫性肝炎样药物性肝损伤 1 例 ·· 149

病例 30　误诊为胆管癌的 IgG4 相关硬化性胆管炎 1 例 ······························ 155

病例 31　黄疸诊治 1 例 ·· 160

病例 32　发热伴肝损伤 1 例诊治思考 ··· 164

病例 33　反复发作胆汁淤积 1 例 ·· 168

病例 34　发热、神志改变、血小板减少原因待查 1 例 ································· 173

病例 35　肝损伤原因思考 1 例 ·· 177

病例 36　表现为重叠综合征且并发 EB 病毒感染的药物性肝损伤 1 例 ······· 183

缩略词表 ··· 186

病例 1　乙肝肝硬化使用聚乙二醇干扰素 α-2b 治疗实现临床治愈 1 例

关键词：乙肝肝硬化；聚乙二醇干扰素 α-2b；HBsAg 转阴；肝硬化逆转；短期停药；临床治愈

一、病例介绍

患者女性，51 岁，9 年前检查乙肝两对半为"大三阳"，其余未见异常，未行药物治疗，定期门诊复查（具体情况不详）。2018 年 4 月门诊检查：HBV DNA < 10IU/ml，HBsAg 28.8IU/ml，HBeAg 0.29S/CO，抗-HBc 8.33S/CO；腹部 CT 平扫示肝硬化、脾大，胆囊及胰腺未见异常（图 1-1）；肝纤维化四项未见异常；肝功能检查示 TP 74.0g/L，Alb 44.0g/L，ALT 26U/L，AST 34U/L，ALP 104U/L，TBil 22.4μmol/L，DBil 10.3μmol/L，IBil 12.1μmol/L。患者自觉无特殊不适，查体未见阳性体征。既往体健，无外伤、手术史，无输血及血制品史，无烟酒嗜好。有乙肝家族史，母亲与姐姐均因乙肝肝硬化去世。查甲肝抗体、丙肝抗体、丁肝抗体、戊肝抗体均为阴性，血常规、肾功能、血脂、血糖、甲状腺功能、自身免疫性肝病系列、心电图、胸片均未见明显异常。

诊断：乙肝肝硬化代偿期。

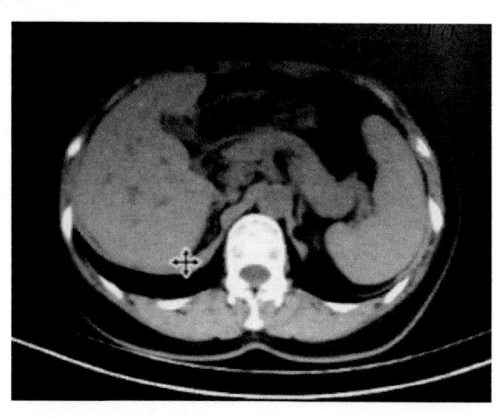

图 1-1　上腹部 CT 平扫显示肝硬化、脾大

考虑患者为中年女性，发现乙肝系列异常 9 年；HBV DNA < 10IU/ml，HBsAg 28.8IU/ml，HBeAg 0.29S/CO，抗-HBc 8.33S/CO，病毒载量低；有乙肝家族史，其母亲与姐姐皆因乙肝肝硬化去世；腹部 CT 平扫提示肝硬化、脾大，拟行抗病毒治疗。于 2018 年 4 月 24 日予聚乙二醇干扰素 α-2b 180μg 皮下注射，每周 1 次。治疗期间定期复查，监测肝功能、血常规、乙肝两对半、肝纤维化指标、腹部 B 超、FibroScan 数据、自觉症状及体征、药物不良反应等，部分指标监测值见表 1-1。患者治疗期间 HBV DNA 采用全自动高精度核

酸检测仪检测，HBV 血清标志物的半定量检测采用 ARCHIECT i2000SR 免疫发光检测系统。

表 1-1　干扰素治疗期间部分指标监测值

指标	治疗前	治疗 12 周	治疗 24 周	治疗 36 周	停药 3 个月后复查
HBV DNA（IU/ml）	＜ 10	＜ 10	＜ 10	—	—
HBsAg（IU/ml）	28.18	13.21	2.31	0	0
抗 -HBs（mIU/ml）	0	0.45	1.56	2.43	5.56
ALT（U/L）	26	113	52	10	8
白细胞（×10^9/L）	3.78	2.21	1.88	2.46	2.98

注："—"表示未测得数据。

患者治疗 36 周时 HBV DNA 未测到，HBsAg 转阴，抗 -HBs 呈上升趋势，肝功能轻度异常（Alb 39.3g/L、AST 45U/L），抗核抗体异常（由阴性转为弱阳性），患者治疗效果好，综合考虑，决定停用干扰素，定期复查。

二、临床诊治思维过程

本例患者为中年女性，发现乙肝系列异常 9 年；HBV DNA ＜ 10IU/ml，HBsAg 28.8IU/ml，HBeAg 0.29S/CO，抗 -HBc 8.33S/CO，病毒载量低；有乙肝家族史，其母亲与姐姐皆因乙肝肝硬化去世；腹部 CT 平扫提示肝硬化、脾大；可考虑抗病毒治疗，防止肝硬化失代偿及肝癌的发生。核苷类药物为口服给药，可快速降低血清中 HBV DNA 载量，有效恢复肝功能，不良反应少而轻微，但因不能有效清除病毒，所以需长期用药，但长期用药耐药率高，s 系统转换率低；干扰素有限疗程，e 系统、s 系统转换率高，疗效相对持久，无耐药变异问题，但需注射给药，不良反应明显，且不适用于肝硬化失代偿期者。该患者有肝硬化家族史，已发展至肝硬化代偿期，使用干扰素治疗较一般人风险大且预期疗效差。但患者治疗期望值高，欲实现短期停药，与患者及其家属充分沟通并签署知情同意书后给予干扰素治疗。

三、诊疗体会

目前对于慢性乙肝患者主要治疗包括四部分，其中抗病毒治疗通过抑制 HBV DNA 复制，降低 HBV DNA 载量，减轻肝细胞炎性坏死及肝纤维化，是治疗最关键的一步，也是每一位慢性乙肝患者最终需面对的治疗[1]。本例患者共治疗 36 周，效果显著，HBV DNA 检测不到，HBsAg 转阴，获得了临床治愈，实现短期停药。3 个月后复查上腹部 CT（图 1-2），肝硬化逆转，脾大消失。

cccDNA 是 HBV 复制的源头，经证明乙肝表面抗原定量与 cccDNA 水平存在很好的相关性，其变化趋势也很吻合[2]。所以慢性乙肝抗病毒治疗最高目标为 HBsAg 消失[3]。在临床实现 HBsAg 血清学转阴并非易事，特别是对于已经为乙肝肝硬化、家族中有乙肝肝硬化病史的患者。

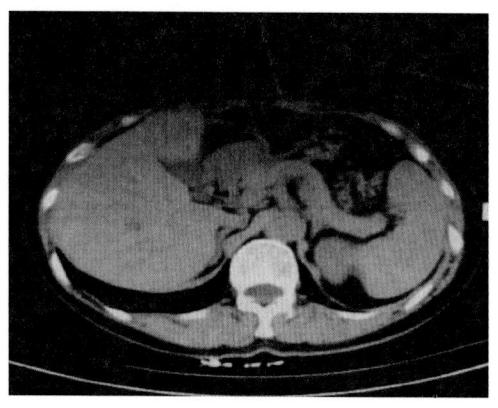

图1-2 上腹部CT平扫显示肝脏、胆囊、胰腺、脾脏未见明显异常

本病例虽是个例，但值得思考。本病例给我们的启发：①对于乙肝肝硬化代偿期的患者，在密切监测下可使用干扰素治疗，以防止进展至乙肝肝硬化失代偿期，实现临床治愈；②对于乙肝肝硬化患者，通过干扰素抗病毒治疗，可实现肝纤维化逆转；③对于低病毒载量的慢性乙肝患者，有家族史的，特别是家族中有肝硬化、肝癌病史的患者，经济条件许可、依从性好、可正确对待不良反应者，均可考虑干扰素治疗。这个成功案例表明，对于低病毒载量的慢性乙肝及乙肝肝硬化代偿期患者，在抗病毒治疗中，除了核苷酸类似物，干扰素也可以是很好的治疗选择。

四、专家点评

这是一例经过长效干扰素治疗获得HBsAg消失的成功病例，给临床医师带来了一点参考经验，对于有高危因素（家族史）的患者抗病毒治疗的方案选择提供一些思考。但本病例还有值得商榷之处，如治疗前肝硬化的诊断是否明确？相关指标检查结果没有展示，如血小板、FibroScan、HBsAg阴性的判断值等。不到一年时间的治疗就获得了肝硬化的逆转，是否明确等，这些还需要进一步明确或随访。

作者：高晓红 成妮 曹姣姣（延安大学附属医院感染病科）
点评者：胡鹏（重庆医科大学附属第二医院）

参 考 文 献

[1] 中华医学会肝病学分会，中华医学会感染病学分会.慢性乙型肝炎防治指南（2015更新版）[J].中华肝脏病杂志，2015，23（12）：888-905.

[2] 蒋乃珺.清除乙肝表面抗原，不再是梦想[J].肝博士，2009，1：23-24.

[3] 陈文美.干扰素α-2a并恩替卡韦治疗慢性乙型肝炎实现HBsAg血清转换1例[J].齐鲁医学杂志，2016，31（2）：252.

病例 2　HBsAg 阳性患者抗结核治疗中 HBV 再激活致肝衰竭 1 例

关键词：HBsAg 阳性；抗结核治疗；HBV 再激活

一、病例介绍

患者男性，53 岁，因"发现血糖升高 15 年，发热 4 天"于 2016 年 8 月入笔者所在医院。患者 20 余年前因常规体检发现 HBsAg（+），肝功能及 HBV DNA 情况不详，未正规诊治。吸烟 35 年，约 1 包/天；饮酒 30 余年，白酒 3～4 两（150～200g）/天。

入院查体：神志清，急性热病面容。有肝掌，上胸部可见数个蜘蛛痣，皮肤、巩膜无黄染。双肺呼吸音粗，可闻及散在湿啰音。心脏查体无异常。腹平软，肝脾不大，移动性浊音阴性。双下肢无水肿。

辅助检查：血常规示白细胞 5.17×10^9/L，中性粒细胞比例 77.0%，血红蛋白 129g/L，血小板 185×10^9/L，血沉 51mm/h，C 反应蛋白 90.1mg/L。降钙素原 0.10ng/ml；随机血糖 20.06mmol/L；糖化血红蛋白 9.7%。肝功能：ALT 141IU/L，AST 114IU/L，GGT 85IU/L，ALP 100IU/L，Alb 29.3g/L，Glob 35.4g/L，TBil 15.4μmol/L。肾功能正常。乙肝两对半：HBsAg（+），抗 -HBe（+），抗 -HBc（+）；HBV DNA ＜ 1000 拷贝 /ml。腹部 CT：脾稍大；肺部 CT：双肺感染性病变，肺炎可能性大，其他病变待排。支气管镜下灌洗液找抗酸杆菌：阳性；灌洗液结核分枝杆菌菌种生物芯片筛查：阳性；结核分枝杆菌耐药基因生物芯片检测：敏感；多次痰涂片找抗酸杆菌：阳性。

诊断：①继发性肺结核并感染，双肺，涂阳，初治；②酒精性肝炎；③慢性 HBsAg 携带；④ 2 型糖尿病。

入院后戒酒，经积极护肝治疗后复查肝功能提示正常；并予异烟肼 + 利福喷丁 + 乙胺丁醇抗结核，甘草酸二铵肠溶胶囊护肝。患者症状好转后出院。出院后患者一直坚持上述抗结核、护肝方案治疗，未饮酒，但未定期复查肝功能及 HBV DNA。

2017 年 2 月患者因"纳差、乏力、腹胀 7 天"第二次入住笔者所在科室。前后两次入院时实验室检查结果对比见表 2-1。复查腹部 CT：胆囊结石并胆囊炎，左肾小囊肿，脾大。第二次入院诊断：①病毒性肝炎，慢性乙型，重度；②肝炎肝硬化？③药物性肝炎；④继发性肺结核，双肺，涂阳，初治；⑤ 2 型糖尿病。入院后治疗方案：停用抗结核药物；异甘草酸镁 + 还原型谷胱甘肽护肝；恩替卡韦分散片抗乙肝病毒；维生素 B_6 缓解异烟肼毒性及输血浆、白蛋白等对症支持治疗。患者肝功能损害呈进行性加重（图 2-1）；并于 2 月 26 日、3 月 6 日、3 月 22 日先后三次行人工肝血浆置换治疗。患者肝功能逐渐好转，复查肝功能：ALT 47.0IU/L，AST 62.0IU/L，GGT 79.0IU/L，ALP 190.0IU/L，Alb 37.1g/L，Glob 33.9g/L，TBil 100.4μmol/L，DBil 63.8μmol/L；HBV DNA ＜ 1000 拷贝 /ml；凝血功能：

PT 16.8s。患者于 2017 年 4 月带药出院,转门诊继续治疗;肝功能好转后一直予左氧氟沙星、乙胺丁醇、利福喷丁治疗肺结核,恩替卡韦抗乙肝病毒,未再出现严重肝功能损害。出院修正诊断:①病毒性肝炎,慢性乙型,重型(慢加急肝衰竭);②药物性肝炎;③继发性肺结核,双肺,涂阳,初治;④ 2 型糖尿病。

表 2-1　前后两次入院时实验室检查结果比较

实验室检查指标	2016-08-07	2017-02-19
血常规		
白细胞（×10⁹/L）	5.17	3.64
血红蛋白（g/L）	129	91
血小板（×10⁹/L）	185	77
肝功能		
ALT（IU/L）	141	949
AST（IU/L）	114	1220
Alb（g/L）	29.3	29.0
Glob（g/L）	35.4	33.4
TBil（μmol/L）	15.4	52.7
乙肝两对半	HBsAg、抗 -HBe、抗 -HBc 阳性	HBsAg、抗 -HBe、抗 -HBc 阳性
HBV DNA（拷贝 /ml）	< 10³	3.34×10⁸
凝血功能		
PT（s）	13.5	18.6

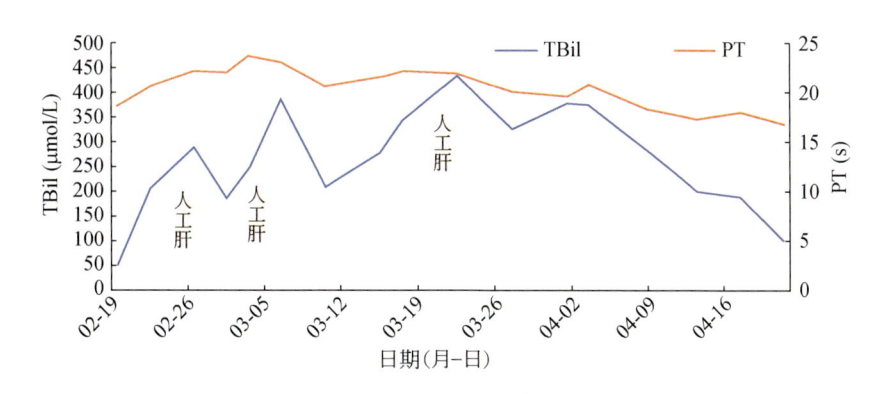

图 2-1　治疗过程中总胆红素（TBil）及凝血酶原时间（PT）变化趋势

二、临床诊治思维过程

第一次就诊时肝功能轻度损害原因:酒精性?病毒性?根据中华医学会肝病学分会和感染病学分会制定的《慢性乙型肝炎防治指南(2015 更新版)》[1],患者血清 HBsAg 阳性、HBeAg 阴性、抗 -HBe 阳性,HBV DNA < 1000 拷贝 /ml,诊断为非活动

性 HBsAg 携带者，但患者缺乏近 1 年内肝功能动态随访的资料，HBV DNA 未做高敏定量检测，且无肝活检依据，是否真正符合非活动性 HBsAg 携带者不能明确。根据 2010 年中华医学会肝病学分会脂肪肝和酒精性肝病学组修订的《酒精性肝病诊疗指南（2010 年修订版）》[2]，符合酒精性肝炎诊断；在未予抗乙肝病毒治疗情况下，仅予戒酒、护肝治疗，患者肝功能可恢复正常。因此，推测患者为酒精性肝炎伴 HBsAg 携带，肝功能损害可能与长期饮酒关系更大。

第二次就诊时肝衰竭原因：抗结核药物引起？乙肝病毒再激活致肝衰竭？根据中华医学会结核病学分会修订的《抗结核药物性肝损伤诊治指南（2019 年版）》[3]，由抗结核药物引起的肝损伤有以下特点：①多数发生在抗结核药物使用后 5 天至 2 个月，有特异质反应者可在 5 天内发生；②停药后异常肝脏生化指标可迅速恢复；③必须排除其他病因或疾病所致的肝损伤；④再次用药反应阳性，即再次用药后出现肝功能损害。该患者在使用抗结核药后 6 个月才出现肝功能损害，即使停用抗结核药物后肝功能损害仍进行性加重，甚至出现肝衰竭；患者肝功能好转后，再次使用抗结核药物，未再出现严重肝功能损害。因此，认为患者肝衰竭原因，结核药物不占主导地位。患者在发生肝衰竭时伴有 HBV DNA 再激活，HBV DNA 大量复制，而经过积极抗乙肝病毒治疗，HBV DNA 转阴、肝功能好转后，再次服用抗结核药物，患者未再出现严重肝功能损害，因此认为患者肝衰竭与乙肝病毒再激活有关。

抗结核药物是否能引起乙肝病毒再激活？乙肝病毒再激活的定义：在 HBsAg 阳性患者中，既往未检测 HBV DNA，但新近检测到 HBV DNA 或者既往检测到 HBV DNA 但新近检测到的 HBV DNA 水平较基线升高 10 倍或 1log10 的患者[4]；目前已公认接受细胞毒性药物或免疫抑制治疗的患者 HBV DNA 再激活风险高，此类患者接受抗乙肝病毒预防性治疗可获益[5,6]。而对于抗结核药是否类似于细胞毒性药物或免疫抑制药物在 HBV/结核杆菌共感染人群中引起乙肝病毒再激活这一问题，一直存在争论，循证医学数据少，缺乏高质量研究证据。

三、诊疗体会

抗结核药物虽不属于化学治疗药物和免疫抑制治疗药物，但也是引起药物性肝损伤的常见原因。特别是合并慢性肝病患者发生率更高，往往是导致结核治疗中断，甚至耐药的重要原因。过去研究者更关注抗结核药物本身对肝功能的损害作用，较少关注抗结核药与 HBV 再激活的关系，近年来临床观察到 HBV 再激活是合并 HBV 感染的肺结核患者抗结核治疗过程中出现肝功能损害的主要危险因素，可发生于抗结核治疗过程中或抗结核治疗总疗程结束后，更具有隐蔽性，往往引起严重肝功能损害，甚至肝衰竭。

已有研究表明，HBsAg 阳性的无症状携带者中，经肝组织活检证实肝脏正常者仅占少数，大多数都有不同程度的肝损伤。因此，即使是 HBsAg 阳性、肝功能正常的"携带者"，在抗结核治疗的过程中出现 HBV 再激活的概率仍高，由此导致的严重肝功能损害甚至肝衰竭，严重威胁患者的生命。因此，积极预防和治疗 HBV 再激活显得尤为重要。

对于肺结核合并 HBsAg 阳性患者，是否需要预防性抗病毒治疗，以及预防性治疗时机如何选择、疗程多长、药物如何选择等问题，目前缺乏大规模、高质量的临床研究数据，也无类似指南或专家共识给予指导性建议。我们曾收集所在医院近2年来确诊为肺结核的HBsAg阳性患者的临床资料进行回顾性分析,得出结论:对肺结核合并HBsAg阳性患者,即使肝功能正常,如年龄≥40岁、HBV DNA≥10^5拷贝/ml,建议抗结核治疗同时加用恩替卡韦预防性抗乙肝病毒治疗,即使HBV DNA<10^5拷贝/ml,在征得患者同意后,仍可考虑加用恩替卡韦预防性抗乙肝病毒治疗。但我们的研究还存在许多不足,如样本量的不足、回顾性分析干扰因素太多等。同时,对于抗结核药物引起HBV再激活机制并不明确,因此需要今后从分子生物学、免疫学、药理学等多学科深入探讨,从而更好地指导临床,为患者服务。

四、专家点评

慢性HBV感染者中合并结核的患者不在少数,如果HBV感染本身不需要治疗(ALT正常、没有肝硬化),可以先治疗结核。但要定期监测乙肝活动,随时选择口服核苷酸类似物(NAs)抗病毒治疗,不能应用干扰素。在抗结核药物治疗过程中出现ALT升高,很难确定是乙肝活动,还是药物性肝损伤。无论什么原因导致的ALT升高,都要立即口服NAs抗病毒治疗。如果考虑合并药物性肝损伤,但结核又必须治疗,则需要换用二线药物或对肝损伤小的药物。对于HBsAg阳性、HBV DNA阴性的人群,抗病结核治疗中出现ALT升高、HBV DNA转阳,是否考虑HBV再激活还没有一致的意见。因为抗结核药物本身对机体免疫功能没有影响,一般认为不能引起HBV再激活。至于抗结核治疗中HBV DNA复阳,是合并结核后机体免疫功能低下本身导致病毒复制,还是药物本身诱导病毒激活还有待进一步研究。

总之,对于慢性HBV感染合并结核的患者,如果HBsAg阳性,特别是年龄>40岁、影像学有改变的患者一定要用敏感试剂检测HBV DNA,尽早抗病毒治疗。如果HBV DNA确实阴性,也应该定期监测HBV DNA,随时开始抗病毒治疗,因为这些患者一旦肝炎发作且没有及时治疗,很容易发生肝衰竭。

作者:周青　龙云铸(株洲市中心医院感染内科)
点评者:窦晓光(中国医科大学附属盛京医院)

参 考 文 献

[1] 中华医学会肝病学分会,中华医学会感染病学分会.慢性乙型肝炎防治指南(2015更新版)[J].中华肝脏病杂志,2015,23(12):888-905.

[2] 中华医学会肝病学分会脂肪肝和酒精性肝病学组.酒精性肝病诊疗指南(2010年修订版)[J].中华肝脏病杂志,2010,18(3):167-170.

[3] 中华医学会结核病学分会.抗结核药物性肝损伤诊治指南(2019年版)[J].中华结核和呼吸杂志,2019,42(5):343-356.

[4] Perrillo RP, Gish R, Falck-Ytter YT. American Gastroenterological Association Institute technical review on prevention and treatment of hepatitis B virus reactivation during immunosuppressive drug therapy[J]. Gastroenterology, 2015, 148(1): 221-244.

[5] Yuen MF. Need to improve awareness and management of hepatitis B reactivation in patients receiving immunosuppressive therapy [J]. Hepatol Int, 2016, 10 (1): 102-105.

[6] Di Bisceglie AM, Lok AS, Martin P, et al. Recent US Food and Drug Administration warnings on hepatitis B reactivation with immune-suppressing and anticancer drugs: Just the tip of the iceberg [J]. Hepatology, 2015, 61 (2): 703-711.

病例3 乙肝肝硬化伴缩窄性心包炎1例

关键词：肝硬化；腹水；肝小静脉闭塞病；缩窄性心包炎

一、病例介绍

患者男性，58岁，因"反复乏力20年，腹胀、双下肢水肿半年"入院。患者20年前因为乏力在当地就诊查出乙肝阳性，予护肝治疗后乏力好转。8年前发现肝硬化，当时肝功能异常、HBV DNA（+），开始恩替卡韦抗病毒治疗至今，其间定期复查，病情稳定。半年前，患者出现腹胀、双下肢水肿，伴有胸闷气急，先后在杭州、上海多家医院就诊，考虑"乙肝肝硬化、肝小静脉闭塞病可能"，予护肝利尿及糖皮质激素治疗，患者胸水消退，但腹水仍顽固存在，并且有轻度的肝肾功能损害，为进一步诊治入笔者所在医院。

入院查体：慢性肝病面容，皮肤、巩膜无黄染，颧部潮红，肝掌（±），蜘蛛痣（-），双上肢末端可见发绀，心肺（-），腹略隆、软，脐周轻压痛，无反跳痛，肝区叩击痛（±），肝脾肋下未及，移动性浊音（±），双下肢轻度水肿。

入院时携带外院辅助检查结果：B超示下腔静脉明显增宽，肠系膜动脉显示段血流通畅；肝脏CT示门静脉期肝实质呈地图样强化；肝脏CTA示肝左中静脉未显影，符合肝小静脉闭塞病表现。肝肾功能示Alb 40.4g/L，GGT 241U/L，CRE 110μmol/L；AFP、HBV DNA（-）。

患者发病前有感冒发热，曾输液及服用中草药间断治疗，1.5年前外伤手术，术后有土三七外敷史，但当时局部皮肤伤口已经愈合。高血压史8年，血压控制稳定；多年大量饮酒史，已戒8年。家族中哥哥乙肝阳性。

二、临床诊治思维过程

入院诊断：①腹腔积液原因待查——肝小静脉闭塞？②乙肝肝硬化；③酒精性肝病；④肾功能不全；⑤胆囊结石；⑥高血压。患者除腹腔积液外诊断明确，腹腔积液原因不确定，主要需鉴别以下疾病：乙肝肝硬化、肝小静脉闭塞、布-加综合征、心源性疾病等。

入院后完善生化检查：CRE 118.3μmol/L，Alb 38.5g/L，TBil 35.8μmol/L，ALT 37U/L。凝血检查：PT 15.2s，D-二聚体0.84mg/L FEU。血常规：PLT $82×10^9$/L；大小便常规无异常。肾小管功能：微量白蛋白22.6mg/L。血氨正常。乙肝三系：HBsAg（+）、HBeAg（+）、抗-HBc（+）；HBV DNA（-）；丙肝抗体（-）。肿瘤类细胞因子检测、甲状腺功能、抗链球菌溶血素"O"（ASO）抗体、RP、C反应蛋白、血沉、抗核抗体、抗中性粒细胞抗体均（-）。血浆免疫球蛋白：IgA 4.31g/L，IgG 17.75g/L。上腹部、胸部B超：肝区回声增粗、增密，胆囊结石、胆囊炎；门静脉未见明显异常；腹水7.8cm；右侧胸水1.7cm。上腹部平扫加增强CT：肝硬化可能，胆囊结石、胆囊炎、腹腔积液。胸部CT：

右肺上叶结节，右肺炎症可能；心包增厚，心包少许积液；胸椎内固定术后改变。心电图：轻度 ST-T 改变（Ⅱ、Ⅲ、aVF、V_4、V_5、V_6）。肌钙蛋白 0.05μg/L；CK、CK-MB 正常；BNP 295pg/ml。心脏 B 超：左心室舒张功能减退，双心房增大，轻度二尖瓣、三尖瓣反流。双肾 ECT：双肾 GFR 71ml/min。胃镜：未见食管静脉曲张。继续予恩替卡韦抗病毒及护肝退黄、护肾、利尿综合治疗，患者尿量维持在每天 1500～2000ml，但腹水仍无明显消退，偶有轻微的胸闷不适。科内讨论后认为患者乙肝肝硬化病情稳定、血清白蛋白正常、无明显门静脉高压征象，乙肝肝硬化不能解释常规护肝利尿等治疗后腹水持续半年的病因；肝小静脉闭塞病需高度怀疑，建议行肝脏穿刺活检；另外，患者心脏相关辅助检查均有异常结果，需进一步关注。肝组织活检结果：小叶结构凌乱，以中央静脉为中心，血窦高度扩张淤血，互相贯通呈血池状，Masson 显示中央静脉纤维化，血窦壁广泛纤维化，门管区轻度炎症伴纤维间隔形成。病理结论：①结合临床"服用"土三七病史，符合药物性肝损伤引起的肝小静脉闭塞病；② HBeAg（＋）CHB-G1S2。

虽然肝组织病理提示符合肝小静脉闭塞病，但因误将"外敷"土三七理解成"服用"土三七，使临床医生对此诊断心生怀疑。在组织心内科、外科、介入科、消化科等多学科讨论会诊时，读片发现患者心包明显增厚，这一发现把讨论的焦点从肝小静脉闭塞病和布-加综合征的鉴别上引到了被我们怀疑过却又疏忽了的心源性疾病上。患者肺部 CT 片中心包最厚层约 7.4mm，结合患者肝脏淤血改变、有过多浆膜腔积液病史、有胸闷气急表现、有心脏缺血征象、发病前有过"感冒发热"，缩窄性心包炎成了共同怀疑的疾病。于是，再针对性完善相关检查。胸部 CT：心包积液、肝周积液。心脏 B 超：双心房增大，心室腔相对偏小，心包增厚，最厚处约 9.4mm，下腔静脉增宽，吸气内径塌陷率＜50%，提示缩窄性心包炎可能。CVP 33cmH_2O。遂转胸外科行心包剥离术，术中见外周静脉压力高，心脏表面致密增厚硬化心包覆盖，右心室流出道、上下腔静脉口、右心房及房室沟附近缩窄环形成，严重限制心脏搏动，术前 CVP 20cmH_2O，行心包剥离术后心脏搏动明显恢复，CVP 降至 11cmH_2O。术后病理（心包）：纤维组织增生，胶原化伴少量炎细胞及组织细胞浸润。

出院诊断：①缩窄性心包炎；②乙肝肝硬化；③酒精性肝病；④胆囊结石；⑤高血压。出院后患者腹水消退，肝肾功能恢复正常，无胸闷气急等不适，可以正常劳作。

三、诊疗体会

本例患者辗转就诊于多家三甲综合医院，包括最终在明确诊断的笔者所在医院也数次出入院，主要是腹水的病因不明确、疗效不理想。导致诊治过程一波三折的原因，除了有基础疾病及伴随症状和病史混淆，也有主管医生对临床病史询问、体格检查、追踪分析辅助检查异常结果等的疏忽，以及对缩窄性心包炎缺乏认识。诊疗体会：第一，详细询问病史。接诊患者，尤其是疑难病例患者时，需详细询问病史，包括诱因、伴随症状，这很可能成为整个诊断及鉴别诊断过程中的关键点。第二，全面的体格检查。不要局限于本科室的体格检查，完善的体格检查可以及时发现问题、少走弯路。如本例患者入院时两颧潮红、上肢末端发绀、颈静脉怒张都提示明显的心脏问题。第三，重视不支持第一诊断的异常表现。本例患者腹腔积液的病因，从一开始考虑肝硬化，到后面重点排查肝小静脉闭塞病、血清白蛋白正常、胃镜及影像学均未提示门静脉高压征象、土三七的"外敷"而非"内服",这些不支持当时第一诊断的表现,正是排除这些诊断的关键点。而这两种疾病都不能解释的心脏异常表现却被大家忽视而导致诊断过程一波三折。第四,建立多学科之间的合作。在临床思路需要既广又专的要求下,可以及时发现问题、讨论并解决问题。

四、专家点评

本病例在有基础疾病,即慢性乙肝的基础上出现腹水,按肝硬化处理后疗效不理想,导致诊治过程一波三折。患者的"肝硬化"诊断存疑,其白蛋白正常,无明显门静脉高压征象。其实,肝硬化首先应该是一个病理诊断,即出现肝小叶结构改变,甚至假小叶的形成,然后再在此基础上出现病理生理的改变及临床表现。所以,临床上仅以B超、CT、MRI等影像学诊断肝硬化是不可靠的。本例患者肝组织学检查结果亦不支持肝硬化诊断。但本病例也说明,病理诊断亦非万能,因为病理诊断也需要临床更多资料的支持,若资料有误也会导致误诊。主管医师在诊治过程中始终没有放弃对异常结果的追踪,才有对心源性腹水的发现。诊治过程一波三折的原因,主要是思维惰性,认为患者有慢性乙肝基础,院外有"肝硬化"诊断,就缺乏警惕性,在询问病史、体格检查及对检查结果解释方面陷入习惯性思维,而对腹水的鉴别诊断缺乏认识,尤其是对缩窄性心包炎缺乏认识和警惕。我国成年人群的乙肝表面抗原阳性率仍在7%左右,慢性乙肝及肝硬化仍不少见,因此我们应该习惯"乙肝肝硬化"只是作为背景,在此基础上再出现其他疾病。腹水是临床常见的表现之一,以肝源性、心源性、肾源性多见,也见于全身性疾病,如系统性红斑狼疮。局部因素则最多见于结核杆菌感染,亦见于肿瘤等因素。因此,如果在考虑腹水的原因时拓宽视野,当不会有漏诊。

缩窄性心包炎继发于急性心包炎,其病因在我国仍以结核性为最常见,其次为化脓性和创伤性心包炎演变而来。少数与心包肿瘤、急性非特异性心包炎及放射性心包炎等有关。也有部分患者其病因不明。本例患者虽然经手术见心脏表面致密增厚硬化心包覆盖,右心室流出道、上下腔静脉口、右心房及房室沟附近缩窄环形成,严重限制心脏搏动,行心包剥离术后心脏搏动明显恢复,但作者未能提供其病因的进一步追踪,此为本病例的遗憾。

作者:赵燕平(浙江中医药大学附属第一医院感染科)
点评者:蔡大川(重庆医科大学附属第二医院)

病例 4 慢性乙型肝炎合并重叠综合征 1 例

关键词：肝炎，乙型，慢性；肝硬化；重叠综合征；免疫抑制剂

一、病例介绍

患者女性，54 岁，农民，主因"HBsAg 阳性 3 个月余"于 2018 年 5 月入院。患者 3 个月前因"感冒"在当地医院行 B 超检查时发现脾大，遂至笔者所在医院就诊。进一步查肝功能：ALT 75.8U/L，AST 77.6U/L，TBil 20.9μmol/L；乙肝三系：HBsAg、抗 -HBe、抗 -HBc 均阳性，HBV DNA 1.25×10³IU/ml。考虑病毒性肝炎（乙型），慢性，轻度；予护肝、恩替卡韦抗病毒、复方木鸡颗粒抗肝纤维化治疗。患者规律服药 3 个月，无乏力、纳差、厌油腻等消化道症状，无皮肤瘙痒、尿黄、眼黄，当地复查肝功能显示未恢复正常。遂至笔者所在医院门诊复查腹部彩超，提示肝硬化声像、脾稍大。为明确肝硬化病因，拟做肝脏穿刺活组织检查，遂收入笔者所在科。既往史、个人史、月经史、婚姻生育史、家族史无特殊。

入院查体：T 36.8℃，P 75 次 / 分，R 20 次 / 分，BP 120/69mmHg；营养中等，神志清楚，精神差，自动体位，查体合作，对答切题；扑翼样震颤阴性；计算力、定向力正常；无慢性肝病面容，皮肤、巩膜无黄染，未见肝掌、蜘蛛痣；心肺查体未见异常，腹部平软，肝脾肋下未扪及，移动性浊音阴性，双下肢无水肿。

辅助检查：肝功能示 ALT 90.2U/L，AST 97.4U/L，ALP 281.8U/L，GGT 971.0U/L，TBil 14.8μmol/L，DBil 6.3μmol/L，Alb 39.5g/L，Glob 45.1g/L。HBV DNA 73.72IU/L。腹部彩超示肝硬化声像、脾稍大。

入院诊断：①肝炎肝硬化，乙型，代偿期；②自身免疫性肝病待查。

入院后辅助检查：肝功能示 ALT 88.7U/L，AST 112.1U/L，ALP 283.4U/L，GGT 983.3U/L，TBil 13.4μmol/L，DBil 5.6μmol/L，TBA 24.9μmol/L，Alb 35.4g/L，Glob 44.3g/L。肝炎病原学：HBsAg 15.08IU/ml，抗 -HBe 99.98Inh%，抗 -HBc 341.96 COI，HBV DNA 73.72IU/L。甲、丙、丁、戊型肝炎病毒及 CMV、HIV、EB 病毒阴性。抗核抗体（ANA）：1∶100、1∶320、1∶1000 均阳性。可提取性核抗原抗体（ENA）：抗 M2 抗体（+++）、抗着丝点抗体（+++）、抗 PM-Sc1（+）。自身免疫性肝病指标：抗线粒体抗体 -M2 型（AMA-M2）（++），核膜型荧光染色型抗核包膜蛋白抗体 210（gp210）（+++），抗着丝点抗体 -B（CENP-B）（+++）。免疫球蛋白：IgG 21g/L，IgM 3.67g/L，IgA 3.3g/L，IgG4 0.156g/L。铜蓝蛋白 508mg/L。甲胎蛋白、异常凝血酶原 - Ⅱ（PIVKA- Ⅱ）正常。

为明确诊断，在入院 3 天后，予 B 超引导下经皮肝脏穿刺活组织检查，病理学结果：汇管区大量淋巴细胞、浆细胞浸润，小胆管增生及破坏；肝小叶内见大量点灶性及片状坏死，肝细胞普遍性肿胀，部分呈气球样变性；肝细胞内见大小脂滴及微脂滴，花结样变性肝细胞，重度界面性炎征（图 4-1）。术后患者无出血等不适。

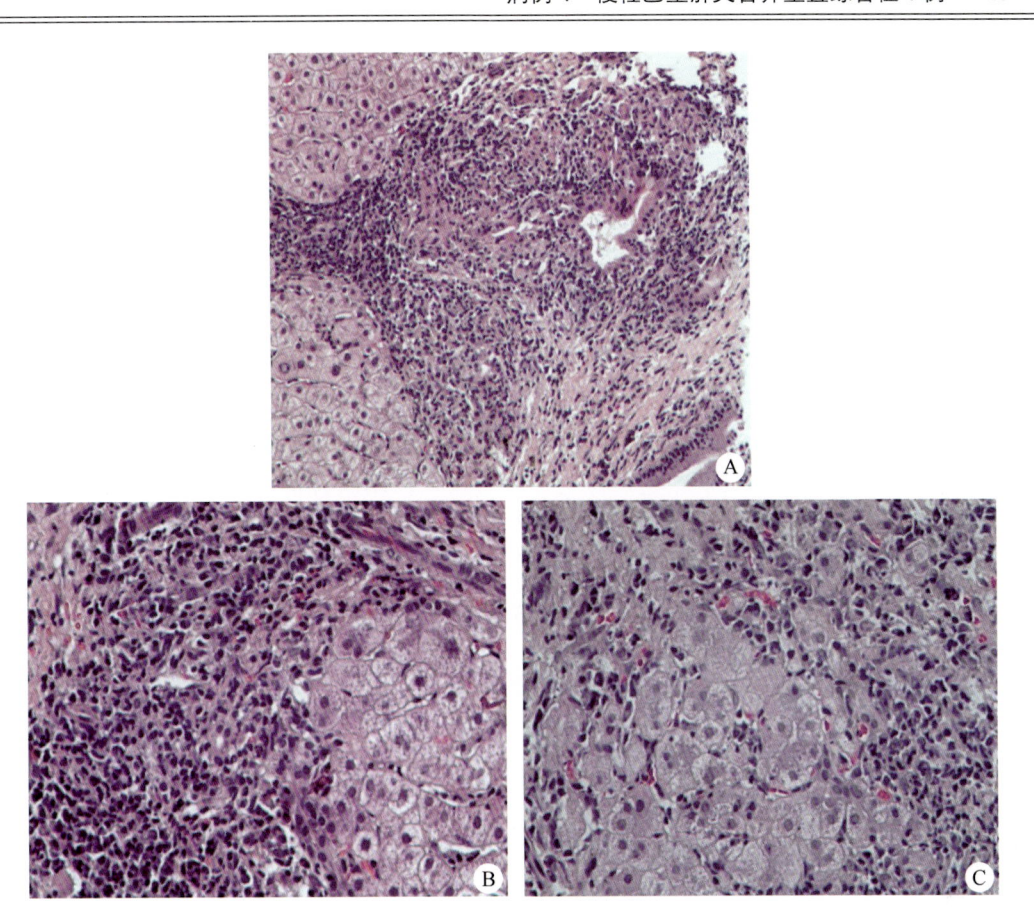

图 4-1　肝脏穿刺活组织病理

出院诊断：①肝炎肝硬化（乙型）代偿期；②重叠综合征（AIH+PBC）。

治疗方案：恩替卡韦 500μg 抗乙肝病毒；泼尼松 20mg+ 硫唑嘌呤 50mg（起始），泼尼松 5mg qd+ 硫唑嘌呤 50mg（目前）抑制免疫，并加用熊去氧胆酸 250mg。经治疗，患者实现肝功能生化学应答（表 4-1）。

表 4-1　治疗过程中肝功能指标

检查日期 （年-月-日）	ALT （U/L）	AST （U/L）	TBil （μmol/L）	DBil （μmol/L）	Alb （g/L）	Glob （g/L）	GGT （U/L）	ALP （U/L）	HBV DNA （IU/ml）
2018-05-19	88.7	112.0	13.4	5.6	35.4	44.3	983.0	283.0	73.7
2018-09-19	101.0	118.0	14.2	5.9	40.3	50.5	824.5	220.4	<10
2018-10-06	51.9	70.6	13.5	4.5	39.8	47.2	524.2	169.6	—
2018-12-04	30.4	42.1	7.0	2.4	40.6	40.4	239.0	120.0	<10
2019-02-20	22.9	35.3	11.3	3.0	38.0	37.4	—	—	<10

注："—"表示无数据。

二、临床诊治思维过程

患者为中年女性，3 个月前因"感冒"在当地医院行 B 超检查发现脾大，转氨酶轻度升高，HBsAg、抗-HBe、抗-HBc均阳性，HBV DNA 1.25×10³IU/ml，考虑病毒性肝炎（乙型），慢性，轻度。经3个月护肝、抗病毒治疗，转氨酶无明显下降，肝脏病变进展，需考虑其他原因导致的肝损伤。入院后逐步完善相关检查，并行肝脏穿刺活组织检查，最终明确诊断。

本病例需要与进行性家族性肝内胆汁淤积症、良性复发性肝内胆汁淤积症及IgG4相关性硬化性胆管炎进行鉴别。

进行性家族性肝内胆汁淤积症（PFIC）是一组罕见的异质性常染色体隐性遗传性疾病，依据编码肝细胞膜转运蛋白基因的不同，可将PFIC分为三型，即PFIC-1、PFIC-2和PFIC-3，分别由*ATP8B1*、*ABCB11*和*ABCB4*基因突变所致。PFIC-1和PFIC-2血清GGT活性正常，而PFIC-3血清GGT活性升高。PFIC以严重肝内胆汁淤积为主要特征，在婴儿期或者儿童期发病，病情进展迅速，通常在儿童期或者青春期进展为终末期肝病。诊断主要靠临床症状、生化检测、肝脏影像学、肝脏病理学及基因检测等。熊去氧胆酸是所有类型PFIC患者的初始治疗药物，外科胆汁分流术能减轻部分PFIC-1或PFIC-2患者瘙痒症状，延缓病情进展，但对大多数患者肝移植是唯一有效的治疗措施。

良性复发性肝内胆汁淤积症（BRIC）：是一种常染色体隐性遗传性疾病。临床特点为持续数周至数月的反复发作性、自限性严重瘙痒和黄疸。虽然BRIC每次发作均伴有明显症状，但不会发生严重的肝损伤和肝硬化。Jensen诊断标准：①发作性的显著黄疸和严重瘙痒，发作间期无任何症状；②排除肝内淤积性黄疸的其他危险因素，例如药物或妊娠；③发作时生化检查符合肝内淤胆，影像学检查提示肝内外胆道系统正常；④肝脏穿刺活检组织在光镜下检查可发现胆汁栓。

IgG4相关性硬化性胆管炎（ISC）是新近发现的一类发病机制不明的继发性硬化性胆管炎。以血清IgG4浓度升高、慢性进行性梗阻性黄疸、组织结构中大量IgG4阳性浆细胞和淋巴细胞弥漫或局限性浸润、纤维化和闭塞性静脉炎为特征。ISC主要累及较大的胆管，约30%可累及小的分支胆管。小胆管的病理表现：汇管区扩张，伴大量淋巴细胞、浆细胞及嗜酸性粒细胞浸润，肝脏穿刺活检标本中，可出现中性粒细胞浸润；汇管区周围可出现特征性的席纹样纤维化。免疫组化可见大量IgG4阳性浆细胞，诊断ISC的标准：手术标本IgG4阳性浆细胞＞50个/HP，活检标本IgG4阳性浆细胞＞10个/HP，IgG4阳性浆细胞与总的IgG阳性浆细胞的比值＞40%。

三、诊疗体会

临床上自身免疫性肝病包括两大类：一类以肝细胞损伤为主，典型代表是自身免疫性肝炎（autoimmune hepatitis，AIH）；另一类以胆汁淤积为主，包括原发性胆汁性肝硬化（primary biliary cirrhosis，PBC）、原发性硬化性胆管炎（primary sclerosing cholangitis，PSC）和自身免疫性胆管炎（autoimmune cholangitis，AIC）。两大类自身免疫性肝病通常具有各自典型的临床表现、生化学、免疫学和病理学特征。然而，少数患者可兼有两种自身免疫性肝病的临床特点，这部分患者称之为重叠综合征。重叠综合征包括AIH-PBC重叠综合征、AIH-PSC重叠综合征、AIH-AIC重叠综合征和PBC-PSC重叠综合征四大类。近年来，随着自身免疫性肝病临床诊治经验的积累、实验室诊断技术的发展和肝脏穿刺病理学检查的普及，重叠综合征在临床上时有见到。然而，重叠综合征发病机制未明、临床特征复杂多样、尚无统一规范的诊治指南，这些都给临床诊治带来了很大的挑战。本例患者本身有慢性乙型肝炎基础，抗病毒治疗后肝功能未能恢复正常，进一步检查发现患者多项自身抗体阳性，行肝脏穿刺活组织病理检查明确 AIH-PBC 诊断。该患者 AIH-PBC 的临床表现并不突出，患者本身有慢性乙型肝炎基础，门诊医师在非常有限的诊疗时间内考虑到患者可能重叠自身免疫性肝病，并进一步检查证实，使患者能尽早得到有效治疗，实属不易。

有关慢性乙型肝炎合并重叠综合征，文献指南尚无统一诊断标准报道，临床多以分别满足慢性乙型肝炎及重叠综合征诊断标准来诊断。2006 年全国乙型肝炎血清流行病学调查表明，我国 1～59 岁一般人群 HBsAg 携带率为 7.18%，慢性 HBV 感染者约 9300 万，其中慢性乙型肝炎患者约 2000 万。乙型肝炎患者同时合并其他原因肝损伤在临床工作中较为常见。慢性乙型肝炎患者肝脏病理学有其特异性表现：不同程度的汇管区及其周围炎症，肝细胞坏死形式包括点灶状坏死、桥接坏死和融合性坏死等，凋亡肝细胞可形成凋亡小体，且随炎症病变活动而更显著。免疫组化染色法可检测肝组织内 HBsAg 和 HBcAg 的表达。如临床需要，可采用核酸原位杂交法或 PCR 法行肝组织内 HBV DNA 或 cccDNA 检查。

PBC 和 AIH 是最常见的两种自身免疫性肝病，发病率分别为 40/10 万和 17/10 万。AIH-PBC 是最常见的重叠综合征类型，占 PBC 的 4.3%～9.2% 和 AIH 的 2%～19%。AIH-PBC 重叠综合征主要发生于成人，平均发病年龄低于单纯 PBC，但高于单纯 AIH[1]。AIH-PBC 重叠综合征的生化学、免疫学和病理学可兼有 AIH 和 PBC 的特点。

AIH-PBC 重叠综合征的诊断目前多认同巴黎标准[2]，即肝组织病理见界面性肝炎并同时满足 AIH 标准 [① ALT ≥ 5ULN；② IgG ≥ 2ULN 或抗平滑肌抗体（ASMA）≥ 1∶80；③肝组织活检见门静脉周围或小叶间中重度淋巴细胞浸润和碎片状坏死] 中至少 2 条和 PBC 标准 [① ALP ≥ 2ULN 或 GGT ≥ 5ULN；② AMA ≥ 1∶40；③肝组织活检见明显胆管损害] 中至少 2 条，即可诊断 AIH-PBC 重叠综合征。巴黎标准诊断 AIH-PBC 重叠综合征的敏感性和特异性分别为 92% 和 97%，现已经被写入欧洲肝病学会（EASL）胆汁淤积性肝病诊疗指南和国际自身免疫性肝炎俱乐部（IAIHG）的重叠综合征专家共识[3]。另外，有研究显示 AIH-PBC 重叠综合征、单纯 PBC、单纯 AIH 中 AMA 和抗双链 DNA 抗体"双阳性"率分别为 47%、2% 和 2%，提示 AMA 和抗双链 DNA 抗体"双阳性"可能对 AIH-PBC 重叠综合征的诊断具有提示和参考价值[4]。

AIH-PBC 重叠综合征的治疗，目前主要是结合 AIH 和 PBC 的治疗经验，并依据一些队列研究结果进行。Gunsar 等[5]纳入 23 例 PBC 患者和 20 例 AIH-PBC 重叠综合征患者，单用熊去氧胆酸（UDCA）治疗 2 年，结果显示 AIH-PBC 重叠综合征患者与单纯 PBC 患者的生存率相当，但该研究的缺陷是仅随访了 2 年，显然随访周期太短。Chouilleres 等[6]纳入 17 例 AIH-PBC 重叠综合征患者，11 例予 UDCA 单药、6 例予免疫抑制治疗联合 UDCA 治疗，平均随访 7.5 年，UDCA 单药组仅 3 例（27%）实现生化学应答，8 例（73%）生化学无应答的患者中有 4 例出现肝纤维化进展；免疫抑制治疗联合 UDCA 治疗组的 6 例患者全部实现生化学应答，且均未出现肝纤维化进展；后期进一步对 UDCA 单药治疗无效的 7 例患者予免疫抑制治疗联合 UDCA 治疗 3 年，6 例（85%）患者实现生化学应答且肝纤维化未进展；该研究结果表明免疫抑制治疗联合 UDCA 治疗对 AIH-PBC 重叠综合征患者的疗效优于 UDCA 单药治疗。

目前，主流观点认为尽管 UDCA 单药治疗可使一部分 AIH-PBC 重叠综合征患者实现生化学应答[5]，但大多数 AIH-PBC 重叠综合征患者需要免疫抑制治疗联合 UDCA 治疗方能实现完全生化学应答。因此，目前美国肝病研究学会（AASLD）、EASL 和 IAIHG 均推荐免疫抑制剂联合 UDCA 治疗作为 AIH-PBC 重叠综合征的一线治疗方案[7]。免疫抑制治疗的具体推荐方案有两种：方案一，泼尼松龙 60mg/d 治疗 1 周→泼尼松龙 40mg/d 治疗 1 周→泼尼松龙 30mg/d 治疗 2 周→泼尼松龙 20mg/d 或更小剂量维持；方案二，泼尼松龙（单药治疗剂量的一半）联合硫唑嘌呤 50mg/d [EASL 推荐 1～2mg/（kg·d）]。AASLD 还推荐霉酚酸酯（MMF）和环孢素 A 作为 AIH-PBC 重叠综合征患者的二线治疗方案，可用于一线治疗方案无法耐受或无应答的患者。

本例患者采用免疫抑制疗法：泼尼松 20mg 每日 1 次＋硫唑嘌呤 50mg 每日 1 次（起始），泼尼松 5mg 每日 1 次＋硫唑嘌呤 50mg 每日 1 次（目前），联合 UDCA 250mg 每日 3 次，以及长期抗病毒，恩替卡韦 500μg 每日 1 次的治疗方案，取得了完全应答的治疗效果。

当前各型重叠综合征由于缺乏大样本随机对照临床试验，目前的推荐方案证据级别不高，需要设计高质量研究进一步验证评估。肝移植是终末期重叠综合征患者的唯一选择。重叠综合征的存在提示了自身免疫性肝病的复杂性与多变性，临床医师和科研人员必须提高对重叠综合征的认识，进一步开展重叠综合征的基础和临床研究，力争在重叠综合征的临床诊断与治疗上取得新的突破。

四、专家点评

慢性乙型肝炎和自身免疫性肝病是两种不同的疾病，前者由 HBV 感染引起，可以通过检测 HBV 血清学标志物来明确，后者是免疫诱导的病理损伤导致，通过检测相应的抗体、免疫球蛋白可以协助确定，如抗核抗体（ANA）、抗平滑肌抗体（ASMA）和抗线粒体抗体（AMA）、AMA-M2 等，但临床上有没有慢性乙型肝炎合并自身免疫性肝病存在呢？答案是肯定的。本病例肝功能表现除了 ALT、AST 升高外，GGT、ALP 均明显升高，不符合单纯 HBV 感染的表现，在排除肝内外胆管阻塞后，结合患者为女性，应高度考虑自身免疫性肝病可能，因此需要进一步查自身抗体。

但 ANA、AMA 及 ASMA 等自身抗体的靶抗原广泛分布于真核细胞核、线粒体膜、肌动蛋白等有形核成分中，而 HBV 导致的肝损伤是以免疫反应造成的病理损伤为主，意味着 HBV 感染后可能会激发体内的自身抗体产生，有文献报道 HBV 感染者 ANA、AMA、ASMA 等自身抗体的总检出率与正常对照比较差异有统计学意义。本例患者相应的自身抗体阳性，是不是就可以确诊自身免疫性肝病呢？这时候肝组织活检无疑是必需的，最后该患者通过肝脏穿刺活组织检查得到了确诊。

从某种意义上说，本例患者是幸运的，临床上我们的诊断思维往往是以"一元论"为主，希望用一个诊断来解释患者的所有临床表现，但实际情况往往是复杂的，需要临床医师熟悉并掌握不同疾病的临床特征，拓宽思路，从蛛丝马迹中寻找潜在的疾病，避免漏诊或误诊。本病例从明显的 HBV 感染中找到隐藏的自身免疫性肝病的诊断思路，值得临床医师学习和掌握。

作者：张旻（中南大学湘雅二医院感染病科）
点评者：郭武华（福建医科大学孟超肝胆医院）

参考文献

[1] Floreani A, Franceschet I, Cazzagon N. Primary biliary cirrhosis: Overlaps with other autoimmune disorders [J]. Sem in Liver Dis, 2014, 34: 352-360.

[2] Kuiper EM, Zondervan PE, van Buuren HR. Paris criteria are effective in diagnosis of primary biliary cirrhosis and autoim mune hepatitis overlap syndrome [J]. Clin Gastroenterol Hepatol, 2010, 8: 530-534.

[3] Boberg KM, C hapman RW, Hirschfield GM, et al. Overlap syndromes: The International Autoimmune Hepatitis Group (IAIHG) position statement on a controversial issue [J]. J Hepatol, 2011, 54: 374-385.

[4] Czaja AJ. Diagnosis and management of the overlap syndromes of autoimmune hepatitis [J]. Can J Gastroenterol, 2013, 27: 417-423.

[5] Gunsar F, Akarca US, Ersoz G, et al. Clinical and biochemical features and therapy responses in primary biliary cirrhosis and primary biliary cirrhosis-autoimmune hepatitis overlap syndrome [J]. Hepatogastroenterology, 2002, 49: 1195-1200.

[6] Chouilleres OW, Serfaty LD. Long term outcome and response to therapy of primary biliary cirrhosis-autoimmune hepatitis overlap syndrome [J]. J Hepatol, 2006, 44: 400-406.

[7] Manns MP, Czaja AJ, Gorham JD, et al. Diagnosis and management of autoimmune hepatitis [J]. Hepatology, 2010, 51: 2193-2213.

病例 5　反复肝功能损害 1 例

关键词：肝脏疾病；肝炎，自身免疫性；鉴别诊断；黄疸；肝功能损害

一、病例介绍

患者男性，55 岁，因"反复皮肤、巩膜黄染和尿黄伴腹胀半年，再发 20 余天"于 2017 年 3 月 13 日入院。患者于 2016 年 9 月无明显诱因下出现尿黄如浓茶样，无皮肤、巩膜黄染，无皮肤瘙痒，无厌油腻、恶心、呕吐等其他不适症状，未予重视。2016 年 10 月患者出现腹胀，皮肤、巩膜黄染，伴乏力、纳差、厌油腻，至当地医院就诊，检查提示肝功能异常，在当地诊所经护肝治疗，腹胀较前稍好转，但皮肤、巩膜黄染和尿黄未见明显好转。2016 年 10 月 21 日，至笔者所在医院住院治疗，检查提示抗核抗体（+），乙肝两对半提示 HBsAg（－）。诊断为"肝损伤查因：药物性？自身免疫性？"建议行肝脏穿刺活检，患者及其家属拒绝。经护肝治疗后，患者自觉症状较前稍好转出院。出院后患者规律服用护肝药物治疗，但多次复查均提示肝功能异常。2017 年 1 月 16 日，再次至笔者所在医院消化科住院。于 2017 年 1 月 23 日行 B 超引导下肝脏穿刺活组织检查，病理结果回报，免疫组化：HBsAg（+），病变符合慢性乙型病毒性肝炎（G4S4）；Ishak 评分：炎症 3 分，纤维化 4 分。腹部 CT 提示肝硬化。诊断：隐匿性乙型病毒性肝炎。予护肝、退黄等对症治疗好转后出院。出院后规律服用护肝药物，定期门诊复查肝功能，自诉复查提示胆红素及肝酶不降反升。2017 年 2 月 20 日再发皮肤、巩膜黄染和尿黄，腹胀，伴双下肢凹陷性水肿、纳差、乏力。为进一步诊治，2017 年 3 月 13 日入笔者所在医院。既往史、个人史、家族史无特殊。

入院查体：T 36.7℃，P 71 次 / 分，R 20 次 / 分，BP 126/70mmHg。神志清楚，慢性病容，皮肤、巩膜重度黄染。胸廓对称、无畸形，双肺呼吸音清，未闻及干性啰音及胸膜摩擦音。心界不大，心率 71 次 / 分，心律齐，各瓣膜听诊区未闻及杂音。全腹柔软，无压痛及反跳痛，腹部未触及包块，肝脏、脾脏肋下未触及；移动性浊音阴性，双下肢无水肿。

入院诊断：肝硬化失代偿期（乙型病毒性肝炎 + 自身免疫性肝炎）。

入院后予护肝、退黄治疗，同时积极完善相关检查。血常规示白细胞 2.88×10^9/L，红细胞 2.93×10^{12}/L，血红蛋白 100.70g/L，血小板 97.20×10^9/L，中性粒细胞绝对值 1.69×10^9/L，淋巴细胞绝对值 0.91×10^9/L。肝功能：TBil 233.70μmol/L，DBil 150.80μmol/L，IBil 82.90μmol/L，Alb 31.5g/L，Glob 51.9g/L，ALT 125U/L，AST 223U/L，CHE 3 629U/L；凝血四项示 PT 26.70s，INR 2.17，PTA 26%，APTT 56.40s，TT 16.60s。肾功能：肌酐 106μmol/L，内生肌酐清除率 46ml/min，胱抑素 C 1.601mg/L，视黄醇结合蛋白 9.10mg/L。电解质：钾 3.460mmol/L，镁 0.690mmol/L，铜 10.83μmol/L。总胆固醇 2.54mmol/L，低密度脂蛋白胆固醇 1.560mmol/L。乙肝两对半、丙肝抗体、甲肝抗体、HIV 抗体、梅毒抗体均阴性。

入院后处理：①患者肝组织乙肝表面抗原阳性，血清乙肝表面抗原阴性，HBV DNA 阴性，但反复出现肝功能损害，护肝治疗效果不佳，且影像学已提示肝硬化、脾大，有抗病毒治疗指征，予恩替卡韦抗乙肝病毒治疗。②患者多次查自身抗体 ANA 核型：均质型 1：320，颗粒型 1：320。抗核抗体（IgG 型）阳性，不能除外乙肝合并自身免疫性肝病，再次请病理科会诊肝组织切片。③患者黄疸深，乏力症状明显，PT 26.70s，PTA＜40%。诊断肝衰竭成立，加强护肝、降酶及退黄治疗，同时保持大便通畅，预防肝性脑病、消化道出血、严重感染等并发症，定期复查肝功能、凝血功能等指标。

病理科会诊肝组织切片并行 IgG 染色（图 5-1～图 5-3）：送检肝脏穿刺组织，显微镜下可见肝小叶结构紊乱，肝细胞呈结节状排列，肝细胞水肿，小叶内三区可见大量点状坏死，并可见广泛碎片状坏死及桥接坏死，汇管区明显扩大，大量淋巴细胞浸润，并破坏小叶间胆管，大量纤维组织增生，并分割肝小叶形成假小叶。免疫组化：HBsAg 个别肝细胞胞质阳性，HBcAg（-）。诊断：慢性肝炎（G4S4）伴肝硬化，ISHAK 评分炎症 12 分、纤维化 6 分。引起炎症的原因考虑：①自身免疫性肝炎（AIH）；②原发性胆汁性肝硬化。

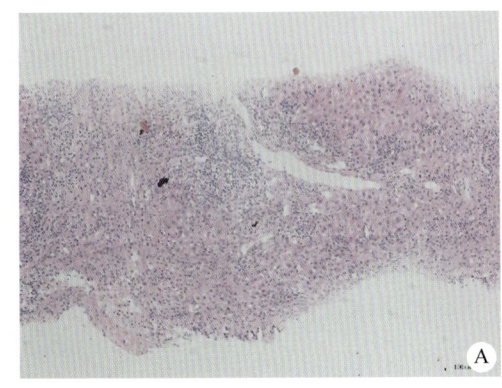

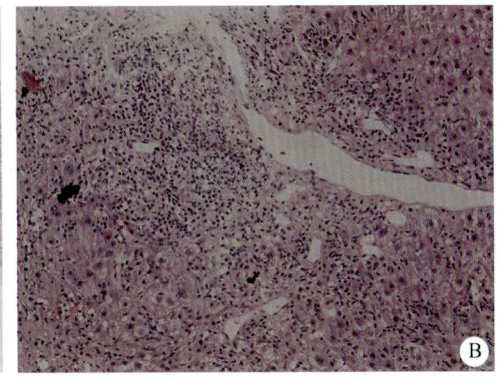

图 5-1 肝脏穿刺组织 HE 染色

A. ×100；B. ×200

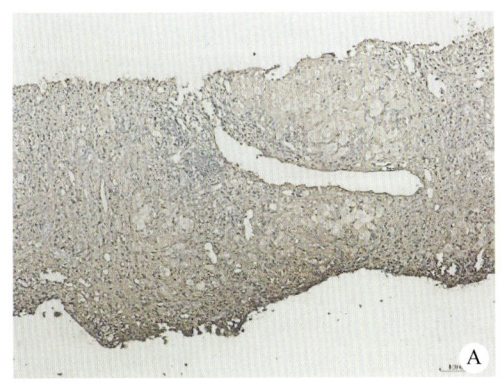

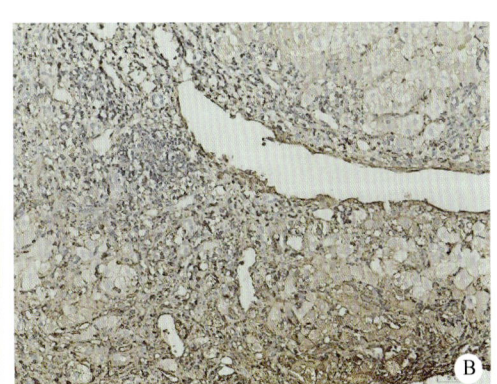

图 5-2 肝脏穿刺组织 IgG 染色

A. ×100；B. ×200

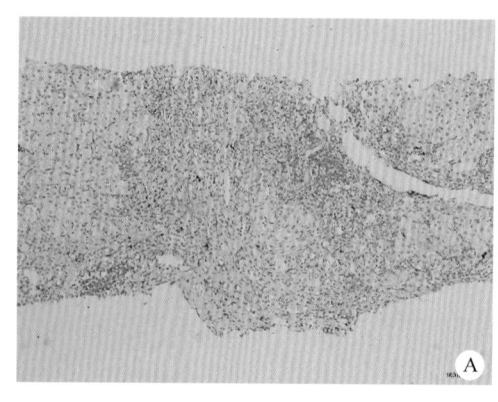

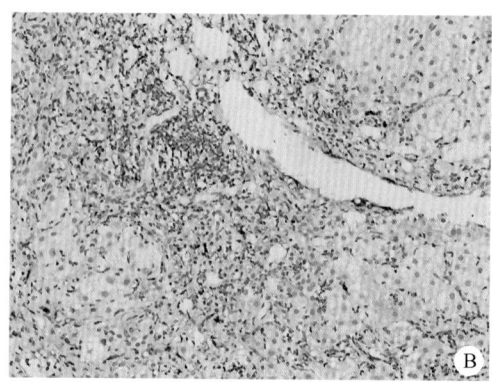

图 5-3 肝脏穿刺组织 IgG4 染色
A. ×100；B. ×200

进一步处理：继续恩替卡韦抗病毒治疗，抗炎、退黄、护肝等对症治疗，加用熊去氧胆酸，于 3 月 25 日加用硫唑嘌呤 50mg 每天 1 次口服。4 月 1 日复查：PT 28.70s，PTA 28%。血常规：白细胞 2.40×10^9/L，红细胞 2.52×10^{12}/L，血红蛋白 89.80g/L，血小板 88.50×10^9/L，淋巴细胞绝对值 0.73×10^9/L，中性粒细胞绝对值 1.47×10^9/L。肝功能：TBil 182.20μmol/L，DBil 127.10μmol/L，IBil 55.10μmol/L，Alb 27.2g/L，Glob 52.4g/L，GGT 102.0U/L，TBA 148.10μmol/L，AST 251U/L，前白蛋白 60.0mg/L，CHE 3165U/L。患者黄染未见明显好转，白细胞下降明显，考虑与硫唑嘌呤的骨髓抑制有关，4 月 5 日停用硫唑嘌呤，4 月 6 日开始使用激素抑制免疫反应，予醋酸泼尼松片 20mg 每天 1 次，4 月 8 日改用甲泼尼龙片 16mg 每天 1 次，4 月 9 日至 5 月 8 日口服。4 月 8 日复查凝血四项：PT 17.30s，INR 1.44，PTA 47%，FIB 1.31g/L；肝功能：TBil 76.10μmol/L，DBil 56.00μmol/L，IBil 20.10μmol/L，Alb 27.6g/L，Glob 41.6g/L，GGT 81.0U/L，TBA 204.30μmol/L，前白蛋白 93.2mg/L，CHE 2 604U/L，ALT 20U/L，AST 36U/L。经上述治疗后患者病情好转，于 5 月 8 日出院。

二、临床诊治思维过程

患者因反复肝功能损害入院，入院时诊断尚不能明确，考虑的疾病：①病毒性肝炎；②药物性肝炎；③ AIH 等。入院后逐步完善相关检查，最终明确诊断。诊断过程中需要鉴别的疾病：

（1）酒精性慢性肝炎：有长期大量饮酒史，戒酒后病情会迅速好转。肝组织活检可见 Mallory 小体，肝炎病毒标志物阴性。

（2）药物性肝炎：黄疸出现前有损伤肝脏的药物应用史，表现为肝肿大与压痛、黄疸及肝功能损害，但无病毒性肝炎前期的症状，肝炎病毒标志物阴性，消化道症状不如病毒性肝炎明显，停药后肝功能可明显好转或完全恢复。

（3）原发性胆汁性肝硬化：初期亦表现为慢性肝炎的临床症状，患者多为中年女性，常有明显的皮肤瘙痒、黄疸及肝脾肿大。化验胆红素增高以直接胆红素为主，GGT、ALP 及 IgM 显著增高，90% 患者的抗线粒体抗体（AMA）阳性（本病特征性改变）。

（4）AIH：常见于年轻女性，症状与慢性肝炎相似，部分患者有皮疹、关节痛、慢性甲状腺炎等自身免疫现象。实验室检查可见肝炎病毒标志物阴性,免疫球蛋白(IgG、IgM)明显升高,多种自身抗体如抗核抗体(ANA)、抗平滑肌抗体(SMA)、AMA 阳性,血细胞沉降率增快[1-4]。

三、诊疗体会

本例患者为中老年男性,既往身体健康,起病缓慢,病程持续半年之久,反复腹胀、皮肤巩膜黄染,伴乏力、恶心、厌油腻等症状。对于本例患者,以肝功能损害为主要表现,症状、体征均无特异性。在病程中出现黄疸的疾病有很多种,仅靠症状、体征明确诊断相当困难,入院诊断考虑为肝损伤查因。

诊治过程中的一个特点是,患者多次复查抗核抗体均为阳性,免疫球蛋白 IgG、IgM 均升高,诊断曾考虑 AIH,但经过肝脏穿刺活检后,因肝组织免疫组化提示 HBsAg(+),最终诊断考虑隐匿性乙肝。按照隐匿性乙肝给予护肝治疗后疗效并不理想,结合临床请病理科医生针对肝组织切片再次会诊后考虑患者存在 AIH 及原发性胆汁性肝硬化。

这一患者的诊治经过提示我们,在临床中对于不典型 AIH 的诊断存在一定的误区:认为病毒性肝炎诊断明确后即可排除免疫性疾病。原因可能与以下因素有关:①一元论诊断观念,临床中存在一元论与多元论的争论,部分认为能用一个疾病解释的就不考虑其他疾病的存在。② AIH 的诊断评分系统中,把排除病毒性肝炎作为诊断条件之一,这使得部分临床医生认为病毒性肝炎与 AIH 是互相矛盾的,不会共存于一个患者,容易造成 AIH 的误诊和漏诊。③ AIH 的诊断中,病理组织学、自身抗体阳性、高 IgG 血症是诊断的三个要素,其中病理组织学中的界面性肝炎是最重要的诊断依据,但界面性肝炎这一表现具有特征性却并非特异性,因此可能导致 AIH 的误诊或漏诊,表明临床重视病理的同时也应重视结合临床。

综上,AIH 的诊断可参考诊断积分系统,但不应以积分系统为唯一标准,同时应重视病理与临床资料的结合。

四、专家点评

这是一例隐匿性乙肝和自身免疫性肝炎鉴别诊断的病例,患者多次复查抗核抗体均为阳性,免疫球蛋白 IgG、IgM 均升高,肝脏病理呈现明显的界面炎症和浆细胞浸润,激素治疗效果明显。在作者的病理报告中没有对是否发现淋巴细胞穿入和玫瑰花环进行描述,如有则更有利于自身免疫性肝炎的诊断。由于免疫组化在个别肝细胞质 HBsAg 阳性,考虑隐匿性乙肝诊断。对于隐匿性乙肝是合并疾病还是导致自身免疫性肝炎病理改变的原因值得进一步探讨。如有可能,可进一步对外周血单个核细胞、肝组织进行 HBV DNA 检测。此外,须进一步明确自身免疫性疾病是否可能导致 HBsAg 假阳性。在免疫抑制剂选择方面,首选硫唑嘌呤而不是激素,是否妥当?在肝组织 IgG4 染色片中,出现大量 IgG4 阳性浆细胞,应进一步考量 IgG4 阳性浆细胞与 IgG 阳性浆细胞比值,以及高倍镜下每个视野 IgG4 阳性浆细胞量。如组织中浸润的 IgG4 阳性浆细胞与 IgG 阳性浆细胞比值 > 40%,且每个高倍镜视野下 IgG4 阳性浆细胞 > 10 个,结合患者肝组织纤维化、胆管破坏及中老年男性患者特征,激素应用有效,应考虑 IgG4 相关性硬化性胆管炎诊断。

作者：刘志红　江建宁　苏明华　何丽霞（广西医科大学第一附属医院感染病科）
点评者：陈军（南方科技大学附属第二医院/深圳市第三人民医院）

参 考 文 献

［1］Gatselis NK，Zachou K，Koukoulis GK，et al. Autoimmune hepatitis，one disease with many faces：Etiopathogenetic，clinico-laboratory and histological characteristics［J］. World Journal of Gastroenterology，2015，21（1）：60-83.

［2］Terziroli Beretta-Piccoli B，Mieli-Vergani G，Vergani D. Serology in autoimmune hepatitis：A clinical-practice approach［J］. Eur J Intern Med，2018，48：35-43.

［3］Di Sabatino A，Biagi F，Lenzi M，et al. Clinical usefulness of serum antibodies as biomarkers of gastrointestinal and liver diseases［J］. Dig Liver Dis，2017，49（9）：947-956.

［4］Muratori P，Lenzi M，Migliori M，et al. Antimitochondrial antibodies positive autoimmune hepatitis with acute onset［J］. Scand J Gastroenterol，2017，52（8）：920-921.

病例 6　HBV 感染合并淋巴瘤 1 例

关键词：肝炎病毒，乙型；淋巴瘤

一、病例介绍

患者男性，30 岁，主因"发现乙型肝炎 3 个月余，发热 1 周"入院。患者 3 个月前于外院体检时发现乙型肝炎表面抗原阳性，给予"胸腺法新 1 次 / 周"治疗，未启动抗病毒治疗。1 周前患者自觉发热，最高体温 38.7℃，发生于午后，无寒战、盗汗、咳嗽、咳痰、咽痛、流涕、头痛、腹痛、腹泻等不适，持续 4～5 小时，可自行消退，未重视，之后每天均有发热，性质同前。为进一步治疗于 2017 年 12 月 9 日就诊于笔者所在科室门诊。门诊查血常规基本正常；腹部 B 超提示门静脉高压，肝门部、腹膜后淋巴结肿大，肝脏多发占位；肝功能生化检查示 TBil 28.7μmol/L、DBil 11.8μmol/L、ALT 176U/L、AST 107U/L。以"慢性乙型肝炎，发热待查"收住入院。起病以来，患者精神、食欲一般，大小便基本正常，体重减轻约 2.5kg。既往史：患者平素体健，否认高血压、糖尿病等慢性病史，无手术输血史。个人史：出生于四川，久居西安，适龄结婚，配偶体健，无烟酒嗜好。家族史：父亲 1998 年因"肝癌"去世，母亲体健，配偶及 1 子体健，不否认乙型肝炎家族史。

入院查体：T 38℃，R 20 次 / 分，HR 90 次 / 分，BP 110/70mmHg。全身皮肤、巩膜无黄染，无肝掌及蜘蛛痣。双侧耳后及双侧颈后可触及多个黄豆大小淋巴结，右侧颈部可触及 3cm×2cm 肿大淋巴结、左侧颌下可触及 2cm×2cm 肿大淋巴结，压痛阳性、活动度差，心肺腹查体未见明显异常，双下肢无水肿，病理征阴性。

初步诊断：①病毒性肝炎，乙型，慢性；②发热待查。

入院后完善肝功能生化指标检查：ALT 104U/L、AST 60U/L、TBil 23.8μmol/L；肾功能、空腹血糖基本正常；心肌酶谱 LDH 885U/L；肿瘤标志物 AFP 14.59ng/ml、FER 620μg/L、CA19-9 40.75ng/ml；EB 病毒 DNA 定量及抗体、人巨细胞病毒 DNA 定量及抗体、B19 病毒 DNA 定量及抗体均阴性；甲型、丙型、丁型、戊型肝炎抗体均阴性；梅毒、HIV 抗体均阴性；自身抗体、自身免疫性肝病系列抗体、ANCA 四项均阴性；血常规：白细胞 $4.76×10^9$/L，血小板 $81×10^9$/L，红细胞 $4.79×10^{12}$/L；ESR 44mm/h；结核杆菌 DNA 定量、T-SPOT、抗结核抗体均阴性；凝血功能检查：PT 12.3s，PTA 78%、INR 1.4，纤维蛋白原降解产物（FDP）10.31ng/ml；乙型肝炎血清学标志物定量：HBsAg 76 125.84IU/ml、HBeAg 249.809S/CO、抗 -HBc 9.16S/CO；HBV DNA 定量 $1.54×10^7$IU/ml；腹部 B 超提示肝硬化、脾大，肝脏及脾脏多发占位性病变，建议进一步检查，门静脉 1.4cm、脾静脉 1.0cm，血流通畅；胃镜提示食管静脉显露、门静脉高压性胃病；淋巴结超声检查提示双侧颈部Ⅱ、Ⅲ、Ⅳ、Ⅴ区及左侧颈部Ⅰ区淋巴结肿大、边界清、形态规则，较大者约 2.5cm×2.1cm，建议进一步检查。各项影像学、病理学及实验室检查结果见图 6-1～图 6-5，表 6-1。

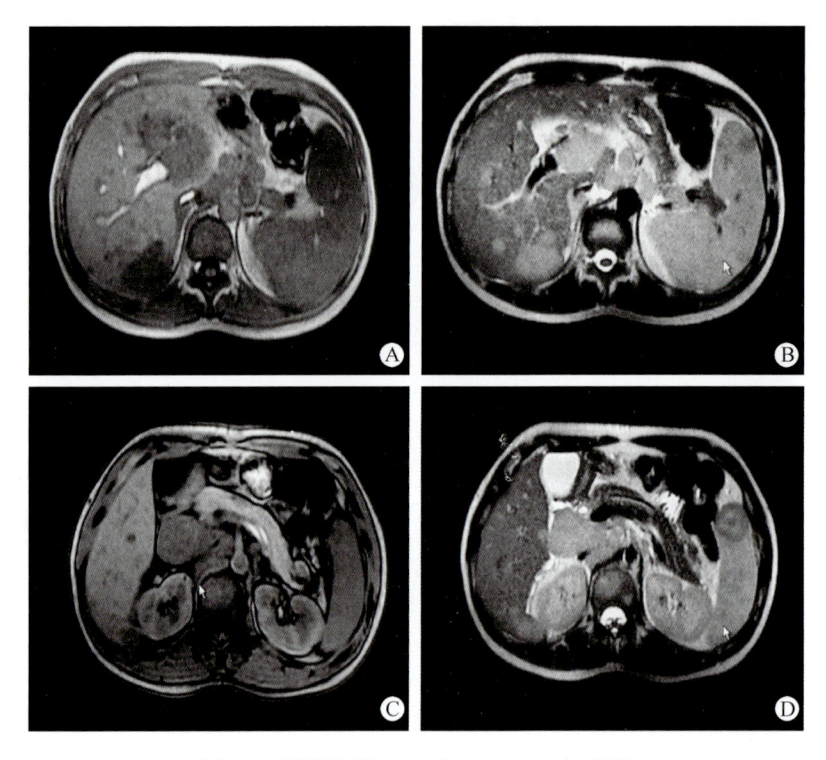

图 6-1　肝胆胰脾 MRI（2017-12-20）表现

MRI 提示肝脏、脾脏多发占位性病变，腹腔、腹膜后及右侧心膈角多发肿大淋巴结，胸腰椎椎体弥漫性病变，考虑恶性肿瘤，不除外转移瘤或淋巴瘤，建议行 PET 检查；脾大；右侧胸膜腔积液

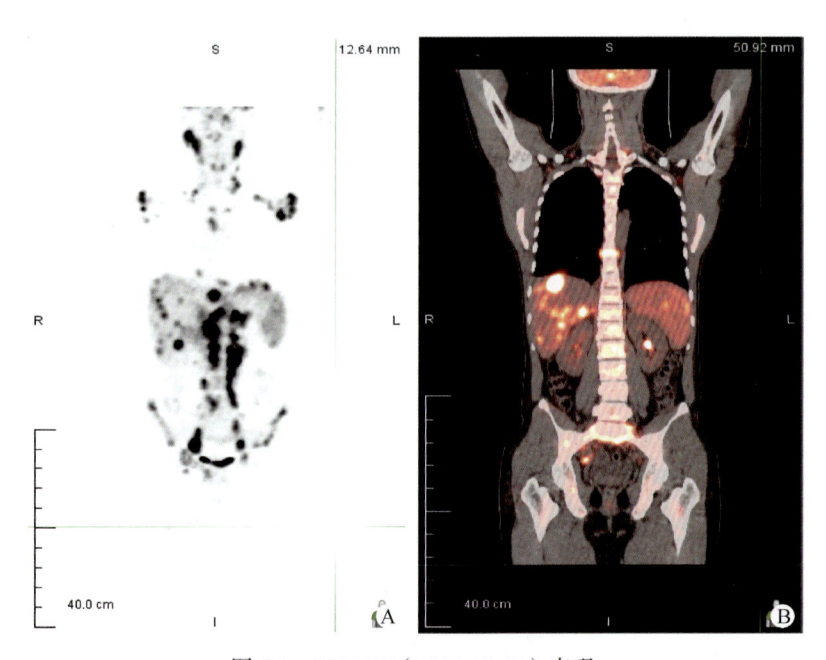

图 6-2　PET-CT（2017-12-25）表现

PET-CT 提示双侧颈部、锁骨上、双腋下、纵隔、腹腔、腹膜后、盆腔及双侧腹股沟区肿大淋巴结伴葡萄糖代谢增高，肝脾内占位伴葡萄糖代谢增高，十二指肠弥漫性肠壁增厚伴葡萄糖代谢增高，脊柱多个椎体及盆腔多处骨质局限性葡萄糖代谢增高，部分骨质可见破坏，考虑淋巴瘤累及上述部位

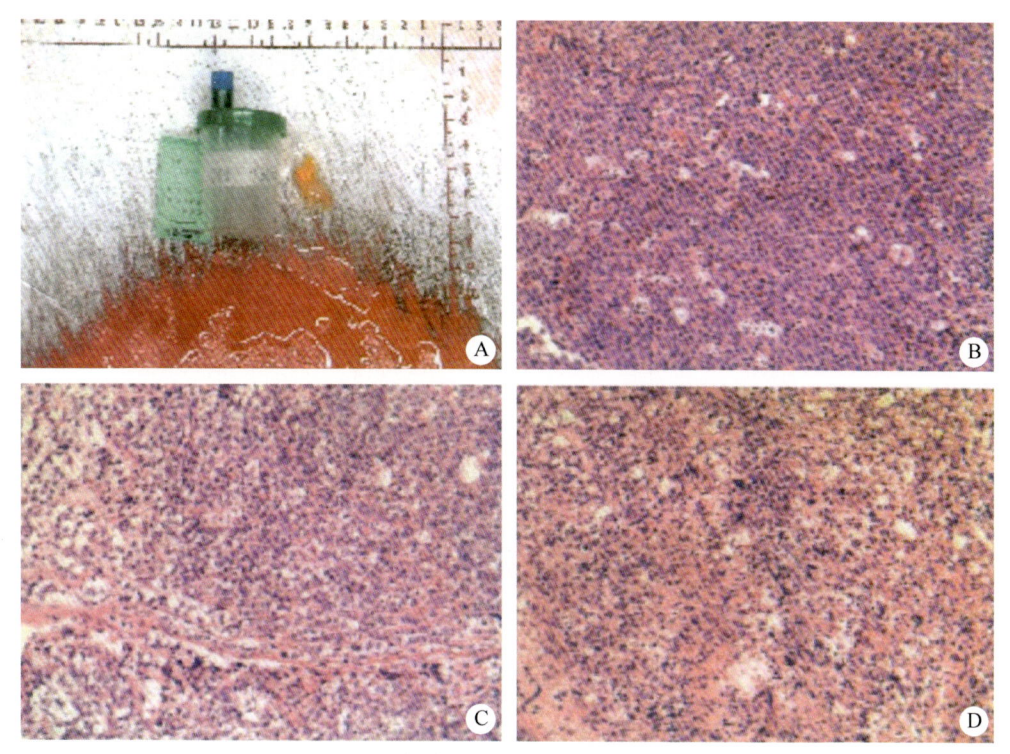

图 6-3 左颈部淋巴结活检（2017-12-20）病理

病理可见弥漫性大 B 细胞淋巴瘤，倾向活化型

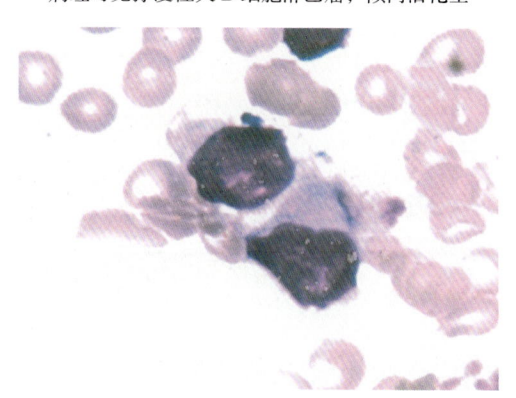

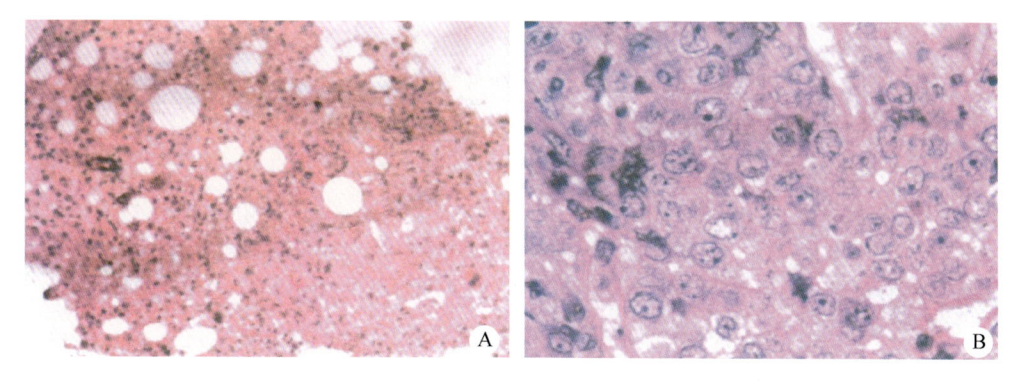

图 6-4 骨髓穿刺（2018-01-03）病理

提示骨髓及外周血可见异常淋巴细胞

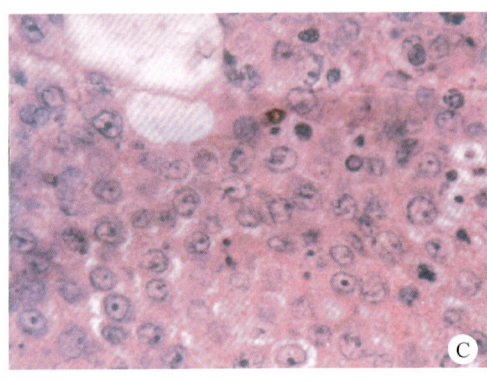

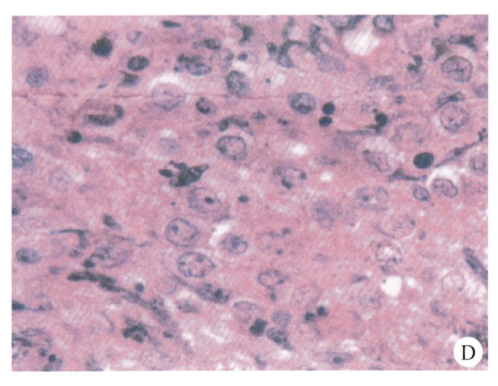

图 6-5　骨髓活检（2018-01-03）病理

可见骨髓增生活跃，脂肪组织减少，大片基质出血；粒系增生活跃，各阶段均可见；红系增生减低；巨核细胞减少；可见成堆成簇的异常淋巴细胞，细胞体大小不一，胞质量少，胞核呈圆形、类圆形，部分可见核仁；个别区域可见纤维组织细胞增生；考虑淋巴系肿瘤

表 6-1　骨髓流式细胞计数检测结果（2018-01-03）

细胞群	抗原表达（%）	细胞群	抗原表达（%）	细胞群	抗原表达（%）	细胞群	抗原表达（%）
CD7	11.21	CD117	3.20	CD33	15.66	CD34	2.23
CD19	84.90	CD10	2.89	CD14	16.32	CD64	23.38
CD16	11.04	CD13	15.63	CD11b	11.38	CD20	26.45
CD25	6.15	CD5	11.94	CD56	5.55	CD3	9.35
CD4	16.25	CD8	11.27	CD2	11.80	CD1a	3.91
CD38	86.34	CD9	21.09	CD123	5.68	HLA-DR	9.52
cMP0	5.19	cCD22	68.08	cCD3	5.97	cCD79a	69.50
cTDT	5.36	cIgM	11.14	κ	53.20	λ	0.73
CD23	10.03	BCL2	9.13	CD103	2.22	FMC7	4.23
cKi67	6.98						

注：骨髓流式细胞计数提示表达 CD19、CD38、cCD22、cCD79a，单克隆表达 κ，部分表达 CD20、CD9，考虑为 B 淋巴细胞免疫表型。

最后诊断：①肝炎肝硬化，乙型，代偿期；②非霍奇金淋巴瘤（弥漫大 B 细胞型，Ⅳ期）。

治疗：恩替卡韦分散片每日 1 片抗病毒治疗。R-CHOP 化疗：利妥昔单抗、异环磷酰胺、多柔比星、长春新碱、醋酸泼尼松。

二、临床诊治思维过程及体会

我国属于 HBV 感染中高流行地区，1～60 岁人群中 HBsAg 阳性率 7.2%，约占全球范围内 HBV 感染者 1/3。而淋巴瘤患者 HBsAg 阳性率较高，尤其是非霍奇金淋巴瘤（NHL）患者，明显高于一般人群，B 细胞 NHL 患者的 HBsAg 阳性率（30%）显著高于 T 细胞 NHL 患者（20%）和其他肿瘤患者（15%）；DLBCL 和滤泡淋巴瘤（FL）患者 HBsAg 阳性率分别为 25%～61% 和 20%～40%。因此，所有计划接受化疗或单抗治疗的淋巴瘤患者应先检测 HBsAg。若为阳性则必须在肿瘤开始治疗之前检测病毒载量；若病毒载量低于检测限,则需定期监测,防止病毒再激活。若病毒载量较高,则建议启动合适的抗病毒治疗。治疗方案可能影响宿主对病毒的免疫应答,且这类患者大多需要长期治疗,应优先选择强效、低耐药的核苷类抗病毒药物,现一线药物推荐恩替卡韦或替诺福韦。其诊治流程如图6-6所示。

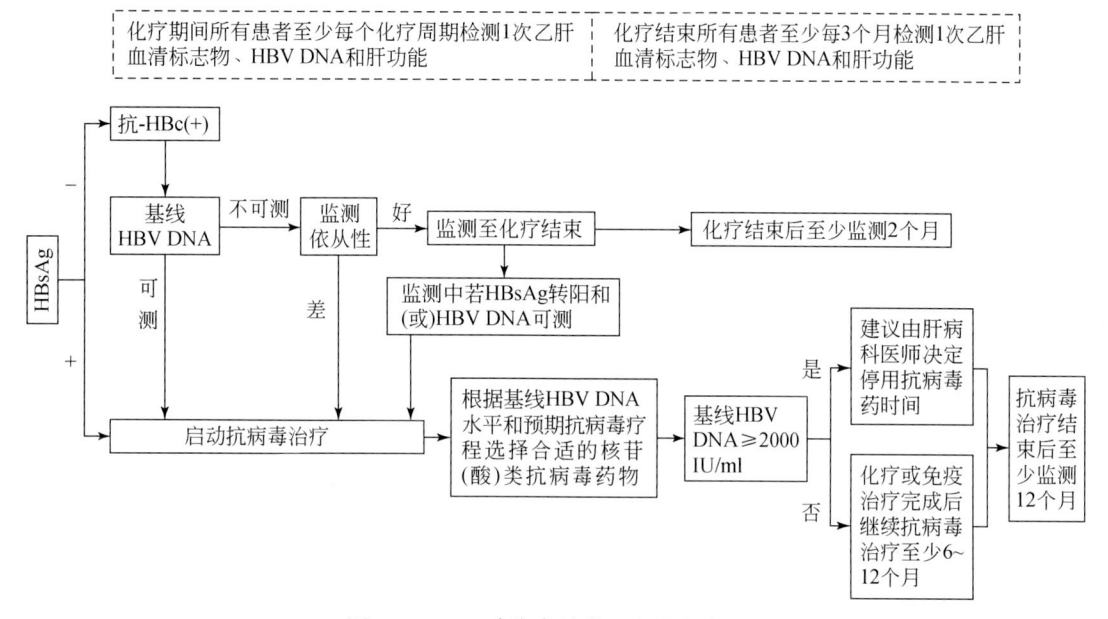

图6-6 HBV感染合并淋巴瘤的诊治流程

三、专家点评

本例患者HBsAg阳性,伴有发热、转氨酶升高,耳后、颈部、颌下可触及肿大淋巴结且有压痛、活动度差。进一步的影像学等检查,提示肝硬化、脾大,肝脏及脾脏等多部位、多发占位性病变和多部位、多发肿大淋巴结。骨髓活检及流式细胞计数提示淋巴系统肿瘤及B细胞免疫表型。HBV DNA定量 1.54×10^7 IU/ml。确诊为肝炎肝硬化,乙型,代偿期;非霍奇金淋巴瘤(弥漫大B细胞型)。采用恩替卡韦抗病毒和R-CHOP方案化疗。

需要强调的几个问题:①我国属于HBV感染中高流行地区,淋巴瘤患者HBsAg阳性率较高,尤其是非霍奇金淋巴瘤(NHL)患者,明显高于一般人群;特别是B细胞NHL患者的HBsAg阳性率高达30%,显著高于T细胞NHL患者(20%)。故所有淋巴瘤患者应常规检测乙肝五项指标。②本例HBsAg阳性伴发热患者,由于对腹膜后肿大淋巴结、肝脏多发占位的重视,细致的查体,从而及时发现了浅表淋巴结肿大,为最后的确诊提供了重要线索。③ 2019版《中国慢性乙型肝炎防治指南》的抗病毒治疗更加积极。针对所有接受化疗、免疫抑制剂治疗的患者推荐意见为:起始治疗前都应常规筛查HBsAg、抗-HBc。对于HBsAg阳性者,在开始免疫抑制剂及化疗药物治疗前一周,或至少同时进行抗病毒治疗,优先选用ETV、TDF或TAF。对HBsAg阴性、抗-HBc阳性者,若使用B细胞单克隆抗体或进行造血干细胞移植,应预防性使用抗病毒药物。针对乙肝肝硬化的推荐意见为:血清HBV DNA阳性代偿期乙肝肝硬化患者,HBsAg阳性失代偿期乙肝肝硬化患者,均建议抗病毒治疗。本例患者无论是从乙肝肝硬化还是 HBsAg 阳性的淋巴瘤考虑,均应该给予积极的抗病毒治疗。

作者:聂青和 王媛媛(空军军医大学唐都医院感染科)
点评者:王磊(山东大学第二医院)

病例 7　HBV 相关性巨块型肝癌合并门静脉癌栓 1 例

DEB-TACE+MWA+ 碘粒子支架 + 抗病毒等多模式治疗策略

关键词：巨块型肝癌；门静脉癌栓；介入治疗；多模式

一、病例介绍

患者男性，49 岁，因"发现肝占位 3 天"入院。患者因"腹痛、反酸 1 周"于 2017 年 2 月 10 日住院。入院行彩超检查（2017-02-13）：①肝内实性占位，考虑恶性可能性大（11.8cm×10.8cm）；②肝硬化；③胆囊附壁结石。CT 检查（2017-02-13）：肝占位，肝癌可能性大，继发肝左叶肝内胆管扩张，伴腹膜后多发肿大淋巴结。AFP > 1210ng/ml，CA19-9 214.9U/ml，TBil 32.2μmol/L，AST 188U/L，ALT 276U/L。患者为求进一步治疗，来笔者所在科室就诊，门诊以"原发性肝癌"收治入院。病程中，患者睡眠好，食欲正常，无发热、无咳嗽、咯血、胸痛、无腹痛，解黄色稀便，约 3 次 / 天，近期体重无明显变化。既往身体状况尚可，否认高血压、糖尿病等慢性疾病史。于 1993 年查出"乙肝病毒携带"，未予治疗。预防接种史正常。患者 1980 年右肘部骨折，骨科予内固定治疗，具体不详。否认输血史，否认药物、食物、花粉、灰尘等过敏史。

专科查体：腹部外形正常，腹壁柔软，右上腹肋缘下可触及直径约 5cm 的包块，质硬；腹部无压痛、反跳痛，肝肾区无叩击痛，肝脏肋缘下可触及，脾脏未触及，肠鸣音正常，约 3 次 / 分。

入院初步诊断：①原发性肝癌；②慢性乙型病毒性肝炎，肝硬化；③右肘部骨折术后。

辅助检查：MRI 提示肝脏巨大占位，呈明显的快进快出表现，门静脉左支癌栓可能。肝功能生化指标及电解质：DBil 18.3μmol/L，IBil 12.6μmol/L，ALT 250IU/L，AST 305IU/L；AFP > 1210ng/ml。给予抗病毒、保肝、护胃、降黄等治疗后，复查示 DBil 11.7μmol/L，IBil 8.5μmol/L，ALT 150IU/L，AST 155IU/L。排除手术禁忌后于 2017 年 2 月 21 日在笔者所在科室行肝动脉造影化疗栓塞术，术中采用吡柔比星 20mg+Callisphere 栓塞微球 10ml 及适量明胶海绵微粒栓塞，手术顺利。出院后继续予保肝、抗病毒、靶向治疗及增强免疫力等治疗。

患者分别于 2017 年 4 月 1 日、2017 年 8 月 7 日、2017 年 11 月 16 日、2018 年 1 月 12 日、2018 年 3 月 15 日、2018 年 6 月 20 行经肝动脉化疗栓塞术，于 2017 年 6 月 7 日、2017 年 9 月 5 日、2018 年 4 月 20 日行肝脏病灶微波消融术；治疗期间发现门静脉癌栓由左支向主干进展，于 2017 年 10 月 24 日行门静脉粒子支架植入 + 胃冠状静脉栓塞术，手术顺利。整个治疗过程中，予患者保肝、抗病毒、靶向治疗及增强免疫功能等治疗，HBV DNA 由术前 1 050 000IU/ml 降至 1670IU/ml，肝功能也维持得较好（图 7-1）。

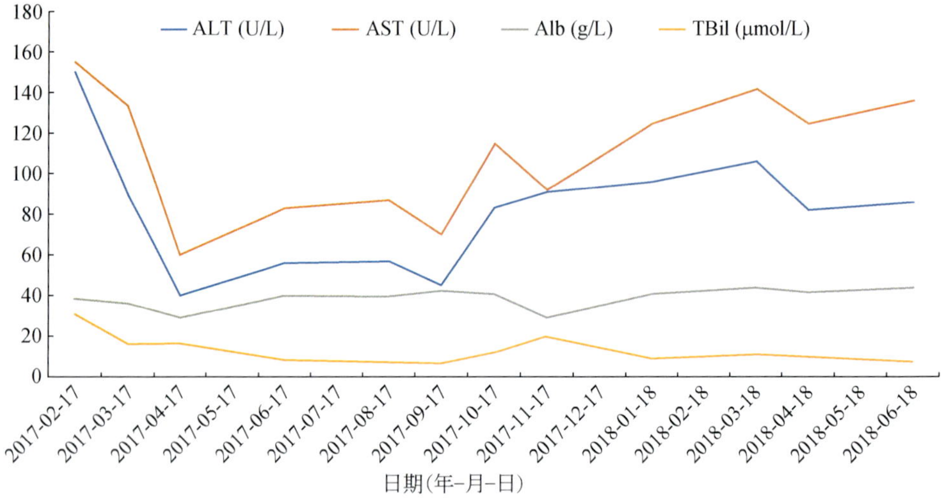

图 7-1 肝功能随访情况

二、临床诊治思维过程

患者因"发现肝占位3天"入院,结合患者"乙肝病毒携带"病史,且 AFP > 1210ng/ml,影像学检查(B超、CT)均发现肝脏占位,CT 检查符合快进快出的典型表现,按照美国肝病协会(AASLD)和中国原发性肝癌诊疗规范(2011版),患者入院诊断:①原发性肝癌合并门静脉癌栓(PVTT)Ⅱ型;②慢性乙型病毒性肝炎,肝硬化;③右肘部骨折术后。

根据患者病情,可供选择的治疗手段主要包括:肝移植、外科手术、介入微创、放疗和系统化疗、分子靶向、免疫治疗、抗病毒治疗。患者巨块型肝癌合并门静脉癌栓,不符合肝移植的标准;患者有肝硬化病史,肝中叶巨块型占位,残余肝体积不足40%,手术后有肝衰竭的风险,与患者及家属沟通后拒绝外科手术治疗。按照原发性肝癌诊疗规范,对于不可切除的中晚期肝癌可以选择经肝动脉化疗栓塞(TACE)、靶向治疗、放疗等[1]。微波消融(MWA)联合 TACE 治疗可以使肝癌合并门静脉癌栓(Ⅰ和Ⅱ型,部分Ⅲ型)患者获益[2];对于肝功能 B 级、体能评分1分、两个病灶或者癌症复发的重症患者,载药微球化疗栓塞(DEB-TACE)优于常规 TACE(C-TACE)[3]。《原发性肝癌诊疗规范(2017年版)》中明确指出:合并有 HBV 感染且复制活跃的肝癌患者,口服核苷(酸)类似物抗病毒治疗非常重要。宜选择强效低耐药的抗病毒药物如恩替卡韦、替比夫定或替诺福韦酯等。TACE 治疗可能引起 HBV 复制活跃,目前推荐在治疗前即开始应用抗病毒药物。抗病毒治疗还可以降低术后复发率(证据等级1)。因此,抗病毒治疗应贯穿肝癌治疗的全过程。随着临床医学及免疫学的进展,分子靶向药物也成为研究的热点,索拉非尼仍然是获得指南批准治疗晚期肝癌的一种分子靶向药物。Sharp 研究和 Oriental 研究两个国际多中心Ⅲ期临床试验充分证明了索拉非尼对于不同国家和地区、不同肝病背景的晚期肝癌都具有一定的生存获益[4-6]。

经多学科讨论,结合患者的具体情况制定了多模式治疗方案:DEB-TACE 联合 MWA 治疗,治疗开始建议患者进行抗病毒治疗,同时鉴于患者合并血管受侵犯,无法手术切除,建议靶向药物治疗。

PVTT 是影响肝癌患者预后的重要因素，其自然病程仅为 2.7～4 个月。患者于 2017 年 10 月发现肝脏肿瘤控制较好，但是门静脉癌栓由左支向主干侵犯，为了防止门静脉癌栓进展，提出了门静脉支架植入术。笔者所在医院率先提出了"门静脉放射性 ^{125}I 粒子支架"这一概念，其原理是：门静脉支架植入可以开通门静脉的血流，减少肿瘤细胞在门静脉滞留；同时在门静脉支架上载有放射性 ^{125}I 粒子，它能根据肿瘤的大小及形状，精确地将放射性粒子植入肿瘤组织内，集中高剂量辐射癌栓，对周围正常肝组织的损伤小；植入的粒子辐射半衰期较长，产生的电离辐射可持续作用于肿瘤细胞的分裂各期，抑制细胞增殖；最终可以达到杀灭附近肿瘤细胞，改变肿瘤的免疫表型，从而减少肿瘤转移的发生，起到"一石二鸟"的作用。

三、诊疗体会

肝癌治疗领域的特点是多种方法、多个学科共存，而以治疗手段分科的诊疗体制与实现有序规范的肝癌治疗之间存在一定的矛盾。因此，肝癌诊疗须重视多学科诊疗团队的模式，从而避免单科治疗的局限性，为患者提供一站式医疗服务，促进学科交流，并促进建立在多学科共识基础上的治疗原则和指南的实施。

肝癌合并门静脉癌栓 BCLC 分期属于 C 期，国外指南推荐口服靶向治疗药物，而我国的原发性肝癌合并门静脉癌栓的诊疗策略中，依据肝内病灶可以切除和不可切除分别推荐手术 +TACE/ 放疗和放疗 +TACE、区域性治疗。该患者肝内病灶属于巨块型肝癌，门静脉癌栓局限于左支，手术后残余肝体积不足 40%，因此肝内病灶不可切除；对于不可切除的中晚期肝癌 TACE 为首选的介入治疗手段，DEB-TACE 可以更好地控制病灶和保护肝功能。本例患者肝内病灶较大，即使选择 DEB-TACE 也难以彻底消灭病灶，因此决定联合 MWA。随着病情进展，门静脉癌栓向主干侵犯，为了防止癌栓进一步发展，及时选择兼有开通血管和治疗局部肿瘤作用的内照射支架，针对患者乙型肝炎病史全程使用抗病毒药物治疗，系统治疗方面依据指南推荐患者口服靶向药物。

综上所述，肝癌合并门静脉癌栓的治疗应当以多学科团队为主导，在疾病发生发展的不同阶段，依据患者的具体病情，制定个体化的多模式治疗方案，从而最大限度改善患者的生存质量，尽可能延长患者生存期。

四、专家点评

本例患者既往有乙肝病毒携带史，因"肝占位"入院。查体发现肝脏肋缘下约 5cm 可触及，质硬。AFP > 1210ng/ml。强化 MRI 等影像学检查提示肝脏巨大占位，呈明显的快进快出表现，门静脉左支癌栓，肝左叶肝内胆管扩张，伴腹膜后多发淋巴结肿大。诊断为原发性肝癌合并门静脉癌栓 PVTT Ⅱ型，乙肝肝硬化。给予抗乙肝病毒治疗，多次 TACE 术和肝脏病灶 MWA 术，以及门静脉粒子支架植入 + 胃冠状静脉栓塞术，从而延长了患者的生存期。

需要强调的几个问题是：①本例患者虽然诊断明确，已属中晚期，在医疗和经济方面付出巨大，但仅能延长生存期。所以应重视可达到治愈的肝细胞癌（HCC）的早期（直径<3～5cm）和极早期（直径<3cm）诊断，对 HCC 高危人群尤其是肝硬化患者应加强随访，采用 AFP 及 L3 异质体、DCP 及新型 HCC 标志物进行检测；对转氨酶正常的慢乙肝及肝硬化患者，即使 AFP 仅轻度升高也要高度重视，短时间内进行复查，如持续或进行性升高应进行强化 MRI 检查。②针对 HCC 的治疗包括肝移植、外科手术、肝脏病灶射频消融术或 MWA、TACE、放疗或系统化疗、分子靶向治疗、免疫治疗等，其中肝移植、外科手术、肝脏病灶射频消融术或 MWA 属于可根治疗法，但要早发现。对 HCC 的治疗应采用 MDT 讨论，结合患者的具体情况制定最合理的治疗方案。对晚期 HCC 的分子靶向、PD-1 等免疫治疗也取得了较好的疗效，已开始或即将开始批准应用。本病例采用的针对门静脉癌栓的"门静脉放射性 ^{125}I 粒子支架"疗法，也取得了一定的疗效，值得关注。③我国 80% 以上的 HCC 与乙肝相关，故乙肝相关 HCC 的抗病毒治疗可减少 HCC 治疗后的复发、HBV 再激活，提高总体生存率，抗病毒治疗既是基础治疗也是关键治疗，是保证 HCC 顺利治疗和避免肝脏失代偿的重要保障。2019 版《中国慢性乙型肝炎防治指南》的抗病毒治疗更加积极。针对 HBV 相关 HCC 患者的推荐意见为：若 HBsAg 阳性，推荐应用 ETV、TDF 或 TAF 抗病毒治疗。本例患者 HBsAg 阳性已符合抗病毒治疗的指征，且 HBV DNA 为 $1.05×10^6$IU/ml，应积极抗病毒治疗且终身治疗。本例患者在治疗 HCC 接近 18 个月的时间内，转氨酶持续异常，HBV DNA 降至 1670IU/ml，但仍未转阴，应考虑加强保肝治疗和调整抗病毒治疗的方案。

作者：张齐　潘涛　朱光宇　郭金和　滕皋军（东南大学附属中大医院介入与血管外科）

点评者：王磊（山东大学第二医院）

参 考 文 献

[1] Villanueva A. Hepatocellular carcinoma [J]. N Engl J Med, 2019, 380 (15): 1450-1462.

[2] Long J, Zheng JS, Sun B, et al. Microwave ablation of hepatocellular carcinoma with portal vein tumor thrombosis after transarterial chemoembolization: A prospective study [J]. Hepatol Int, 2016, 10 (1): 175-184.

[3] Lammer J, Malagari K, Vogl T, et al. Prospective randomized study of doxorubicin-eluting-bead embolization in the treatment of hepatocellular carcinoma: Results of the PRECISION V study [J]. Cardiovasc Intervent Radiol, 2010, 33 (1): 41-52.

[4] Zhang ZH, Liu QX, Zhang W, et al. Combined endovascular brachytherapy, sorafenib, and transarterial chemobolization therapy for hepatocellular carcinoma patients with portal vein tumor thrombus [J]. World J Gastroenterol, 2017, 23 (43): 7735-7745.

[5] Cheng AL, Kang YK, Chen Z, et al. Efficacy and safety of sorafenib in patients in the Asia-Pacific region with advancedhepatocellular carcinoma: A phase Ⅲ randomised, double-blind, placebo-controlled trial [J]. Lancet Oncol, 2009, 10 (1): 25-34.

[6] Llovet JM, Ricci S, Mazzaferro V, et al. Sorafenib in advanced hepatocellular carcinoma [J]. N Engl J Med, 2008, 359 (4): 378-390.

病例 8　肝硬化失代偿期脾切除术后严重细菌感染 1 例

关键词： 脾切除术后感染风险；自发性细菌性腹膜炎；脾切除术后凶险感染

一、病例介绍

患者男性，47 岁，农民，因"发热伴腹部疼痛不适 1 周"入院。3 年前因呕血、黑便住院，诊断为"肝硬化失代偿期合并上消化道出血"，随后行胃镜下食管曲张静脉套扎术治疗 3 次。1 个月前再次出现上消化道出血，行脾切除联合贲门胃底周围血管离断术，术后恢复情况可。1 周前受凉后出现发热，随后感腹部疼痛、腹胀，体温最高 39.2℃，伴有寒战，无咳嗽、咳痰，有明显恶心、呕吐，呕吐物为胃内容物，小便量减少，其余无特殊不适症状。于门诊查血常规，提示白细胞 $18.39×10^9$/L，血红蛋白 99g/L，血小板 $89×10^9$/L，中性粒细胞比例 93.11%，门诊以"肝硬化失代偿期；原发性腹膜炎"收入院。自发病来，患者精神差、纳差、睡眠差，小便量少，大便无异常，体重无明显变化。既往饮酒 15 年，白酒 500ml/ 周；吸烟 20 余年，20 支 / 天。脾脏已切除。无特殊家族史。

入院查体：T 38.8℃，P 90 次 / 分，R 22 次 / 分，BP 108/61mmHg；轮椅推入，精神差，神志尚清，反应差，计算力和定向力可。肝病面容，贫血貌，有肝掌，无蜘蛛痣，巩膜无黄染。双肺呼吸音清，未闻及干、湿性啰音；心率 90 次 / 分，律齐，无异常心音，各瓣膜听诊区未闻及病理性杂音，无心包摩擦音。腹部膨隆，腹壁可见明显静脉曲张，可见长约 25cm 手术瘢痕，未见肠型及蠕动波；全腹质韧，有明显压痛和反跳痛，无包块；肝脏肋下未触及，胆囊未触及，Murphy 征阴性；肠鸣音活跃，10 次 / 分；肝区无叩击痛，肝浊音界正常；双侧肾区无叩击痛；移动性浊音阳性；双下肢中度水肿，病理征阴性。

辅助检查：血常规示白细胞 $22.11×10^9$/L，红细胞 $3.25×10^{12}$/L，血红蛋白 88g/L，血小板 $66×10^9$/L，中性粒细胞比例 92.90%，中性粒细胞计数 $20.54×10^9$/L。生化全套：TBil 21.12μmol/L，DBil 7.34μmol/L，IBil 13.78μmol/L，Alb 24.3g/L，A/G 比值 0.96，前白蛋白 67mg/L，CHE 2995U/L，CRE 38.32μmol/L，胱抑素 C 1.31mg/L，总胆固醇 2.83mmol/L，肾功能和电解质无明显异常。凝血六项：INR 1.51，PTA 45.4%，FIB 128mg/dl，D- 二聚体 26 500.00μg/L，纤维蛋白（原）降解产物 62.03mg/L。糖化血红蛋白、尿常规未见异常。心肌酶、肌钙蛋白、BNP、血尿淀粉酶、血氨、自身抗体全套及男性肿瘤标志物全套均正常。大便常规提示隐血（+）。HBV 血清学标志物：抗 -HBs、抗 -HBe、抗 -HBc 阳性；高敏 HBV DNA 定量< 20IU/ml。炎症感染指标：PCT 8.617ng/ml，CRP 68.4mg/L，ESR 75mm/h；血培养、结核菌素试验、真菌 G/GM 试验均未见阳性结果，BAT 试验阴性。腹水常规：黏蛋白定性（+）；有核细胞计数 $327×10^6$/L；腹水生化：葡萄糖 9.64mmol/L。腹水外观混浊，腹水病理涂片阴性。腹水培养提示肺炎克雷伯菌（+++），血链球菌阳性。胸腹部

CT提示双肺纹理增重,肝硬化,腹水,侧支循环形成。心脏B超提示左心房稍大。

入院诊断:肝硬化失代偿期;原发性腹膜炎;脾切除联合贲门胃底周围血管离断术后;食管胃底静脉曲张套扎术后。

二、临床诊治思维过程

1. 诊断过程及其依据

患者男性,系肝硬化失代偿期,长期大量饮酒,因反复消化道出血和脾功能亢进,行脾切除联合贲门胃底周围血管离断术;术后1个月出现高热、腹痛不适,伴有寒战,精神极差,双下肢明显水肿,循环障碍,血压下降;炎症感染指标中白细胞和中性粒细胞比例增加,C反应蛋白和降钙素原明显升高;器官功能障碍、凝血功能异常,急性少尿,血小板进行性下降,组织灌注下降(毛细血管再灌注能力降低或瘀斑形成)。患者脾切术后开始服用阿司匹林抗血小板聚集,存在出血、感染及血栓等高危因素,基于上述病例特点需明确诊断以指导治疗。

2. 鉴别诊断

(1)原发性腹膜炎(又称自发性细菌性腹膜炎,spontaneous bacterial peritonitis,SBP):是急性或亚急性弥漫性细菌性腹膜炎,而腹腔内无明显的感染源。临床上成年人SBP多见于肝硬化合并腹水基础上发生的腹腔感染,对临床出现典型的SBP表现如发热、腹痛、腹泻,查体有腹部压痛、反跳痛等体征者,诊断并不困难。但大多数SBP具有全身中毒症状重而腹部体征相对较轻的特点,较隐匿,容易漏诊,致使延误治疗,感染逐渐严重,出现顽固性腹水、休克、肝性脑病及肝功能损害加重,甚至肾功能损害[1,2]。该患者入院时全身感染中毒症状较重,有休克、DIC及肾功能一过性损害发生。

(2)脾切除术后凶险感染(overwhelming post splenectomy infection,OPSI):是继发于全脾切除术后特有的感染性并发症,表现为极其凶险的全身性严重感染,在全脾切除后数日至终身均可发病,多数在术后2~3年发生,通常为非特异性症状,包括恶心、呕吐、发热和昏迷,随后迅速发展为昏迷和休克,很快发展为暴发性脓毒症[3]。OPSI的诊断标准:①有全脾切除史;②突发全身性感染的典型症状;③皮肤出血斑点、DIC;④细菌血培养或涂片阳性;⑤无特定的局限性外科感染灶;⑥双肾上腺出血、内脏出血。严重感染其致病菌50%为肺炎链球菌,其次为嗜血流感杆菌。该患者从腹腔引流液中培养出肺炎克雷伯菌(+++),血链球菌阳性,虽然血培养中未得到阳性细菌结果,因临床上血培养阳性率较低,故仍不能完全排除血液感染可能;在全身感染中毒症状出现前,早期识别,应积极予液体复苏和改善血流灌注、维持器官功能、纠正凝血紊乱及纠正免疫失衡,阻止其进展为OPSI。

(3)感染性休克(septic shock):严重脓毒症患者在给予足够液体复苏后仍无法纠正的持续性低血压,常伴有低灌流状态或器官功能障碍。病情进展快,该患者出现血压下降,通过容量复苏治疗后很快纠正微循环组织灌注,改善微循环,恢复组织、细胞氧的供需平衡。

(4)脓毒症(sepsis):又称全身性感染,是指明确或可疑的感染引起的全身炎症反应综合征。主要是一种临床现象,血培养阳性率不足50%,血培养有细菌者不一定有全身性表现，全身反应为多种炎症介质引起。严重脓毒症是指脓毒症伴由其导致的器官功能障碍和/或组织灌注不足，包括乳酸酸中毒、少尿或急性意识状态改变，该患者起病1周，发病过程中意识清楚，而在脾切除术后脓毒症较罕见，但因其病死率高且病情发展迅速，须早期识别、及时救治。

（5）腹痛相关疾病的鉴别：患者入院前有1周腹痛不适症状，除了确定腹腔感染存在，还应明确腹痛不适是感染伴随症状，还是独立存在疾病，如腹腔占位性病变、腹腔脓肿、肠梗阻、胰胆管系统疾病及肠系膜血栓形成等。通过腹部CT和门静脉CTA等影像检查，结合凝血功能、血栓弹力图及患者腹部不适症状、体征可进一步鉴别诊断。该患者腹部疼痛症状不剧烈，存在大量腹水，腹部查体提示有腹肌紧张，压痛和反跳痛阳性，脾切除术后1个月，也存在血栓形成的高危因素：①肝硬化引起门静脉充血和血流淤滞；②腹腔内存在化脓性感染可能；③脾切除术后血小板增多、聚集，易形成血栓。通过腹水检查、影像学及动态监测血常规、凝血功能等均可进一步排除诊断。

3. 治疗与结局

患者入院后仍持续高热，伴有寒战，精神极差，面部水肿，鼻、口、唇青紫，手足苍白，皮肤发花，注射部位瘀斑明显，出现循环障碍，血压最低降至88/45mmHg，血红蛋白水平呈进行性下降，不排除"消化道出血"。立即停用阿司匹林，积极予抑酶、抑酸及止血治疗；予液体复苏（扩容、纠酸、补充白蛋白及血浆）。按照"原发性腹膜炎"治疗原则[4]，积极抗感染治疗：首先经验性给予头孢曲松钠他唑巴坦钠2g每天2次，连用5天；腹水培养和药敏结果回报为血链球菌阳性，针对性给予比阿培南0.6g每天2次，连用10天；出院后预防性给予诺氟沙星400mg/d 2周。同时，加强免疫调节（胸腺法新和丙种球蛋白）；纠正凝血功能，降低血小板聚集功能（氯吡格雷＋碳酸氢钠＋阿司匹林）。经一系列对症支持治疗后患者体温恢复正常，感染控制，腹水消退，好转后出院。

三、诊疗体会

1. 心得与收获

肝硬化失代偿期脾切除术后，高热伴有腹痛不适在临床上是常见表现，应在排除脾切除术后胆瘘、胰瘘、脓肿、肠系膜血栓等引发腹痛相关疾病的情况下，尽早完善影像学检查、规范培养以明确诊断，防止患者出现肠管坏死、休克及多器官衰竭等严重并发症，甚至危及生命。该患者高热，呈全身感染中毒症状，皮肤出血斑点、DIC，腹水培养阳性，可以排除特定的局限性外科感染灶。在应用抗生素之前及时送检合格标本，行多次血培养和腹水常规、生化、镜检及培养，但由于腹水细菌培养阳性率不高，因此早期经验性抗感染治疗对于SBP至关重要。对于社区获得性SBP，大多数是大肠杆菌属、屎肠球菌或粪肠球菌等肠道细菌易位感染，故经验性治疗要覆盖革兰氏阴性肠杆菌和革兰氏阳性球菌，并尽可能选择可以覆盖厌氧菌的抗菌药物，再根据腹水培养结果选择或改用合适的抗生素，同时积极加强支持治疗（补充白蛋白和血浆）。

脾切除术后的一种特殊而轻微的不适症状，可出现在OPSI的早期阶段，这些症状包括乏力、纳差、体重减轻、腹痛、腹泻、便秘、恶心和头痛。肺炎和脑膜炎是常见的更严重的并发症，由于休克、低血糖、明显的酸中毒、电解质异常、呼吸窘迫和DIC的发生率高，病情可在 24～48 小时内迅速进展为昏迷甚至死亡[5]。本病例早期发热 1 周出现类似上呼吸道感染症状，需警惕 OPSI 的发生。对于脾脏功能下降或缺失的患者而言，包膜微生物是最致命的病原体。最重要的病原体是肺炎链球菌，但流感嗜血杆菌和脑膜炎奈瑟菌也很重要，其他病原体包括巴贝斯微体、恶性疟原虫。这些都是有包膜的生物体，在没有脾巨噬细胞的调理作用和吞噬作用的情况下快速生长繁殖。治疗 OPSI 最关键的是立即静脉注射广谱抗生素，最好是在完善血培养之后，按照经验应用头孢曲松抗感染，用于革兰氏阳性菌的双重覆盖，也包括脑膜炎杆菌和流感嗜血杆菌的革兰氏阴性菌覆盖。根据文献汇总，将万古霉素和头孢曲松联合应用于早期进行目标导向治疗，病死率可从 70% 降至 10%～40%。

2. 经验与教训

抗感染从经验性用药、针对性用药到最后个体化用药，感染控制需及时有效。SBP 患者腹水培养阳性率低，规范感染标本留取、送检、培养方法至关重要，对于脾切除术后免疫功能低下人群需警惕，出现高热、腹痛、白细胞与中性粒细胞比例升高，其中降钙素原诊断 SBP 敏感性及特异性较高，且感染越重，降钙素原值越高，其动态变化可作为判断抗感染治疗是否有效的指标。应尽早根据经验进行抗感染治疗，警惕严重 SBP 的发生。

脾切除术后感染高危因素判断病情预后。左心房增大、心率和 E/e' 增加及平均血压下降是肝硬化失代偿期死亡的独立预测因素；反复消化道出血、长期饮酒、低蛋白血症、肝功能差等均为脾切除术后感染高危因素。

增强免疫功能尤为重要。脾切除术后严重细菌感染与机体免疫反应降低密切相关，脾切除后失去对外来入血病原体的免疫廓清功能，吞噬细胞的吞噬功能下降，IgM 合成下降，肝脏吞噬功能下降，B 细胞抗原的记忆减弱，血浆补体水平下降，导致免疫功能明显下降，因此严重全身感染时可用胸腺法新联合丙种球蛋白以加强抗感染作用及免疫功能。

警惕 OPSI 发生。临床一旦出现 OPSI 可将患者移入有层流的病房，按感染性休克治疗原则进行处理，以针对性强的抗肺炎链球菌感染为主，抗生素的选择可采取经验性用药与细菌培养药敏试验结合，辅以肠外营养，并采取提高免疫功能等综合性治疗措施，早识别、早救治，全力以赴挽救患者生命。

四、专家点评

本例患者曾因肝硬化失代偿期合并上消化道出血，先后行食管曲张静脉套扎术、脾切除联合断流术。此次入院前有发热、腹部不适，全腹明显压痛和反跳痛，移动性浊音阳性；炎症感染指标中血白细胞和中性粒细胞比例异常增多、降钙素原和 C 反应蛋白明显升高，腹水有核细胞计数 327×10^6/L，腹水培养有细菌生长。诊断明确为肝硬化失代偿期并发自发性细菌性腹膜炎（SBP），且 SBP 的表现非常典型，可考虑存在脾切除术后凶险感染（OPSI）。入院后给予积极抗感染治疗，从经验性的抗菌药物到获得细菌培养和药敏结果精确抗感染及对症支持治疗后，感染控制，病情好转后出院。

需要强调的几个问题是：①失代偿期肝硬化患者易并发 SBP，可表现不典型，可无明显的发热、腹部压痛和反跳痛，腹水培养常无细菌生长，在感染早期腹水有核细胞计数可＜250×10⁶/L。故失代偿期肝硬化患者存在大量腹水时，应常规做诊断性腹水检查和细菌培养，并结合患者的具体情况、血白细胞和中性粒细胞比例的动态变化等，在不能排除 SBP 时即可给予经验性抗感染治疗。②对行脾切除的失代偿期肝硬化，如出现有全身性感染典型表现的 SBP，应想到 OPSI 的可能，应尽早积极治疗和抢救。③本例患者可能为乙肝后肝硬化和酒精性肝硬化，鉴于 HBsAg 阴性、高敏 HBV DNA 定量＜20IU/ml，不需要抗乙肝病毒治疗。

作者：高宁（西安交通大学第二附属医院感染科）

点评者：王磊（山东大学第二医院）

参 考 文 献

［1］Dever JB，Sheikh MY. Review article：Spontaneous bacterial peritonitis—bacteriology，diagnosis，treatment，risk factors and prevention［J］. Aliment Pharmacol Ther，2015，41（11）：1116-1131.

［2］夏穗生. 第八届全国脾功能与脾脏外科学术研讨会论文汇编［C］. 西安，2006：9.

［3］Sinwar PD. Overwhelming post splenectomy infection syndrome—review study［J］. Int J Surg，2014，12（12）：1314-1316.

［4］Salerno F，La Mura V. Treatment of spontaneous bacterial peritonitis［J］. Dig Dis，2015，33（4）：582-585.

［5］Cesari M，Frigo AC，Tonon M，et al. Cardiovascular predictors of death in patients with cirrhosis［J］. Hepatology，2018，68（1）：215-223.

病例 9　酒精性肝硬化伴顽固性胸腹水 1 例

关键词：腹水；肝硬化；间皮瘤；腺癌

一、病例介绍

患者男性，37 岁，以"腹胀 1 个月余"为主诉收入笔者所在科室。患者 1 个月余前无明显诱因出现腹胀，无腹痛，无发热，伴乏力及纳差。患者就诊于当地医院，完善相关检查，诊断为肝硬化。行腹腔穿刺术放腹水治疗，检查腹水，提示渗出液改变，白细胞数明显升高，给予抗感染、补充白蛋白、利尿、保肝等治疗（具体药物不详）后症状未见好转。患者自发病来无咳嗽、咳痰，自觉气短，无呕血及便血，无齿龈及皮肤出血，无尿频、尿急、尿痛，饮食、睡眠差，大小便正常。既往史：否认高血压、冠心病、糖尿病病史；否认肝炎、结核等传染病病史；否认外伤、手术及输血史。过敏史：否认食物及药物过敏史。个人史：吸烟 10 余年，约 15 支/天；饮酒 10 年，约 3 两（150g）白酒/天。家族史：否认家族遗传性疾病史。流行病学资料：否认肝炎家庭内聚集现象。

入院查体：T 36.5℃，P 110 次/分，R 22 次/分，BP 130/88mmHg，神志清楚、言语清晰，查体合作。皮肤、巩膜未见黄染，可见肝掌及蜘蛛痣。浅表淋巴结未触及肿大。右肺听诊呼吸音弱，右下肺未闻及呼吸音，左肺呼吸音粗，未闻及明显干湿啰音。心律齐，各瓣膜听诊区未闻及病理性杂音。腹膨隆，腹部触诊质硬，无压痛，无反跳痛及肌紧张；肝脏肋下未触及，脾肋下未触及；移动性浊音阳性，双下肢无水肿。扑翼样震颤阴性。

辅助检查（当地）：抗核抗体系列阴性。血常规：白细胞 $10.67×10^9$/L，中性粒细胞 $8.24×10^9$/L，血红蛋白 142g/L，血小板 $581×10^9$/L。腹水检查：外观呈黄色微混浊，李凡他试验阳性，细胞数 $1400×10^9$/L，中性粒细胞比例 30%，淋巴细胞比例 70%，糖 2.9mmol/L，TP 46.7g/L，LDH 408.1U/L，腺苷脱氨酶 10.9U/L。肝功能：Alb 28.8g/L，ALT 8.4U/L，GGT 612U/L。凝血五项：PT 12.5s，INR 0.95，APTT 25.25s，TT 11.0s，FIB 5.89g/L。

二、临床诊治思维过程

患者入院后初步诊断：肝硬化腹水待查——酒精性肝硬化？布-加综合征？自发性细菌性腹膜炎？

肝硬化原因分析：患者有长期大量饮酒史，出现腹胀，查体可见慢性肝病体征，腹水征阳性，有右侧胸水体征，生化检查提示低蛋白血症、肝功能异常，以 GGT 升高为主，凝血功能差，影像学检查提示肝硬化腹水。患者无肝炎病史，无长期应用药物史，自身免疫指标阴性，符合酒精性肝硬化。但该患者存在以下问题：胸腹水消除困难。一般酒精性肝硬化患者补充白蛋白、利尿治疗后胸腹水消退较理想，而该患者治疗后胸腹水量仍大。患者为青年男性，腹水增长迅速、不易消退，肝硬化但肝脏无缩小，需要注意布-

加综合征可能,但该患者在当地行影像学检查未发现血管阻塞现象,可进一步检查除外。

有明确肝硬化的患者出现胸腹水,胸腹水常见原因有:单纯性胸腹水;感染性胸腹水,包括肝硬化患者并发的自发性细菌性腹膜炎和其他非特异性感染如结核性胸腹水;非感染性胸腹水,包括原发间皮瘤及胸腹膜转移瘤所致胸腹水。需分别进行分析:

(1)单纯性胸腹水:患者存在肝硬化门静脉高压、低蛋白血症,可以出现胸腹水。但该患者胸腹水为渗出液表现,李凡他试验阳性,腹水细胞数、蛋白质等均明显升高,不支持单纯性胸腹水。且单纯性胸腹水经补充白蛋白、利尿处理后很容易消退,而该患者腹水无消退反而有增加趋势,不支持单纯性胸腹水。

(2)细菌性胸腹水:患者存在肝硬化门静脉高压、低蛋白血症,可以出现肠道细菌易位,易于出现自发性细菌性腹膜炎及胸膜炎甚至败血症等感染性并发症。且患者胸腹水为渗出液,细胞数量明显增多,支持细菌性胸腹水诊断。但该患者腹水红细胞增多,白细胞以单个核细胞而非中性粒细胞为主;曾行腹水细菌培养未能培养出自发性细菌性腹膜炎常见致病菌,曾行系统抗感染治疗无效,不支持该诊断。

(3)结核性胸腹水:这是一种常见的胸腹水。该患者胸腹水细胞以单个核细胞为主,且患者腹部触诊体征很特殊,质地非常硬,类似结核性腹水所致揉面感,需注意结核性胸腹水可能。但该患者无结核病史,无发热、盗汗、消耗等全身性结核感染表现,不支持结核性腹水,可进一步完善结核菌素(PPD)试验、结核抗体、T-SPOT等检查以明确诊断。

(4)间皮瘤:患者大量胸腔及腹腔积液需注意间皮瘤可能。未发现其他部位实体占位,胸腹水细胞数增多,血小板升高等均支持诊断。间皮瘤诊断较困难,可反复留取胸腹水行脱落细胞检查,可行胸腹膜活检以确诊。

(5)胸腹膜转移瘤:实体肿瘤胸腹膜转移可导致胸腹水及胸腹膜相应的改变,可完善肿瘤标志物检查,积极查找有无肿瘤原发病灶,并行病理学检查及免疫组化检查帮助判断性质及来源。

入院后暂时继续予利尿、补充白蛋白、抗感染治疗,并积极完善检查以进一步明确诊断。

血常规:白细胞 $10.9×10^9$/L,中性粒细胞比例81.2%,中性粒细胞计数 $8.9×10^9$/L,血红蛋白121g/L,血小板 $599×10^9$/L。尿常规:尿蛋白(+),红细胞2.6个/HP,白细胞2.6个/HP。大便常规+隐血:隐血(+)。

C反应蛋白123.0mg/L;血氨35μmol/L。凝血五项:PT 31.90s,PTA 28%,INR 2.9,APTT 41.6s,FIB 5.63g/L。生化检查:TP 66.3g/L,Alb 34.2g/L,AST 30U/L,ALT 15U/L,TBil 6.0μmol/L,CK 36.1U/L,CK-MB 15.0U/L,UA 742.3μmol/L,TC 6.67mmol/L,TG 2.22mmol/L,血糖(空腹)4.31mmol/L,钾4.77mmol/L,钠133.2mmol/L,氯93.9mmol/L,钙1.88mmol/L,磷1.50mmol/L,镁1.17mmol/L,肌酐95.7μmol/L。

铜蓝蛋白0.457g/L;自身免疫指标抗核抗体系列及线粒体抗体均正常;AFP 4.04ng/ml;肿瘤标志物CEA 3.25ng/ml,CA 19-9 XR 6.54U/ml,CA 724 0.493U/ml,总前列腺特异抗原(PSA)1.26ng/ml,游离PSA 0.109ng/ml,均正常。

胸水常规检查:李凡他试验阳性,白细胞计数 $1925×10^6$/L,单个核细胞计数 $1863×10^6$/L,单个核细胞比例96.8%,多核细胞计数 $62×10^6$/L,多核细胞比例3.2%,红细胞计数 $20000×10^6$/L,红细胞性状为新鲜红细胞。胸水生化:总蛋白50.5g/L,血糖

3.89mmol/L，氯93.9mmol/L。

腹水常规检查：李凡他试验阳性，白细胞计数 1323×10^6/L，单个核细胞计数 1230×10^6/L，单个核细胞比例93.0%，多核细胞计数 93×10^6/L，多核细胞比例7.0%，红细胞计数 23000×10^6/L，红细胞性状为新鲜红细胞。胸水生化：总蛋白49.6g/L，血糖3.51mmol/L，氯92.8mmol/L。

胸部CT平扫：右侧大量胸腔积液，右肺中下叶肺组织膨胀不良，心包少量积液。肝脏增强CT：肝硬化，大量腹水；大网膜及肠系膜广泛增厚伴结节，性质待定；心膈角及腹膜后多发增大淋巴结；肝右叶小囊肿；右侧胸腔积液。

患者肝脏增强CT未发现血管异常，不支持布-加综合征，肝硬化原因仍考虑为酒精性。患者抗感染治疗无效，胸腹水细菌培养均为阴性，PPD及T-SPOT试验均为阴性。PET-CT结果提示：①肝硬化；腹水。腹膜弥漫性增厚伴氟代脱氧葡萄糖（FDG）弥漫性不均匀增高，首先考虑感染性病变，结核？请结合临床，必要时行活组织检查。②心膈角及腹膜后多发FDG稍高代谢淋巴结，炎性改变可能性大，请结合腹膜病变性质。③右侧大量胸腔积液，右肺中下叶肺组织膨胀不良，右肺上叶少许炎症，心包积液。④肝右叶小囊肿。⑤右肾小结石。⑥左肾复杂成分囊肿可能性大。⑦右上颌窦囊肿。⑧左颌下FDG代谢增高淋巴结，考虑为反应性增生。⑨前列腺钙化灶（图9-1）。请结核病医院会诊，会诊结果认为不支持结核性腹膜炎。

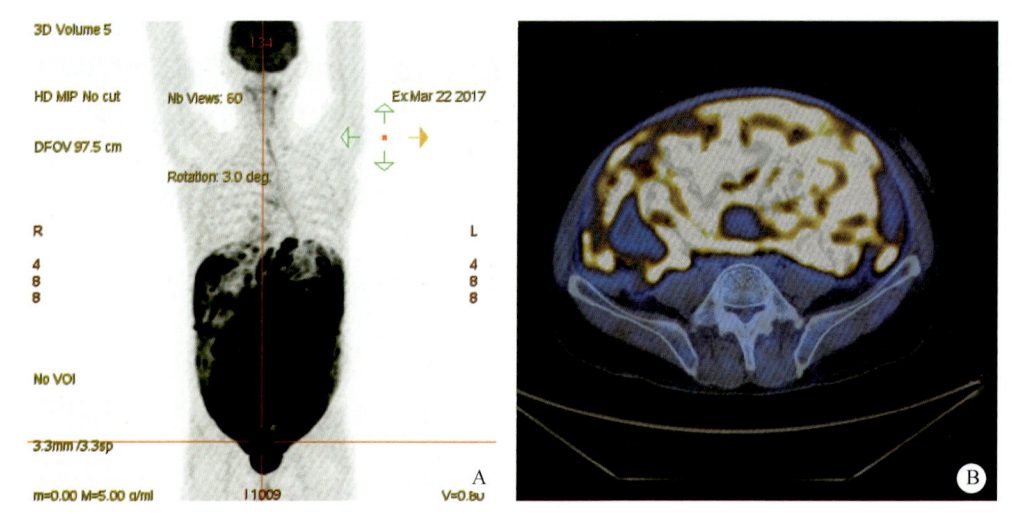

图9-1　PET-CT图像

因影像学提示其大网膜、肠系膜广泛增厚伴结节，需注意肿瘤性病变，包括间皮瘤及其他转移性瘤可能。应反复查胸水脱落细胞，查胸腹水肿瘤标志物。患者胸腹水脱落细胞已送检，未回报。行腹水及胸水肿瘤标志物检查：胸水示CEA 590.2ng/ml，CYFRA 21-1 20.60ng/ml，神经元特异性烯醇化酶（NSE）2.36ng/ml；腹水示AFP 2.31ng/ml，CEA＞1000ng/ml，CA 19-9 XR 20.90U/ml，CA 724 5.04U/ml，NSE 2.36ng/ml，CA125 230.6U/ml。患者虽然血清CEA不高，但胸腹水CEA均明显升高，支持肿瘤可能。那么是间皮瘤还是转移性肿瘤？如为转移性肿瘤，原发病灶在哪？

次日，入院后首次采集的胸水细胞学检查回报找到瘤细胞，免疫组化染色MOC31（+）、

BerEp4（+）、TTF-1（-）、Napsin A（-）、WT-1（-）、calretinin（-）、P40（-）、P63（-）、Syn（-）、CD56（-）。考虑腺癌来源（图9-2A）。腹水回报未找到瘤细胞，可见间皮细胞、组织细胞和炎细胞。该患者胸水中找到腺癌细胞，但胸膜未提示异常。腹膜明显增厚有结节，虽腹水中未找到恶性脱落细胞，考虑到安全性和阳性率因素，拟行腹膜活检。但该患者凝血功能差，予输注血浆改善凝血功能，凝血功能改善后行经皮穿刺增厚腹膜，取得4块组织送检。为查找原发灶行胃镜检查，患者虽已充分禁食，仍有胃潴留，但所观察胃黏膜未见异常。后腹膜活检回报（图9-2B）：异型细胞，呈条索、巢状、腺样生长。免疫组化：CK7（-）、CK5/6（-）、CK（+）、TTF-1（-）、Syn（-）、CgA（-）、villin（+）、肝细胞（-）、D2-40（-）、CDX-2（+）、CD56（-）、Napsin A（-）、P63（-）、WT-1（-）、calretinin（-）、Vimentin（-）。诊断为（腹膜）恶性肿瘤，结合免疫组化结果，符合低分化腺癌，建议检查消化道。患者当时胸水明确为腺癌，行腹膜活检后即已出院，回当地等待病理检查回报。建议患者行肠镜检查，以查找原发灶，但患者拒绝。

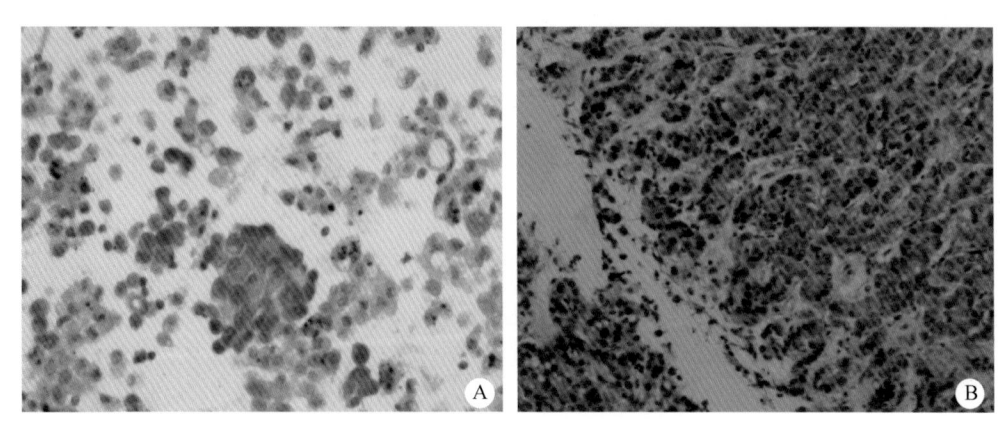

图9-2 胸水脱落细胞和腹膜病理检查
A.胸水脱落细胞；B.腹膜活检

三、诊疗体会

本病例明确为酒精性肝硬化，患者出现顽固性胸腹水，经抗感染、补充白蛋白、利尿等治疗后仍有腹胀，偶有气短，不适症状未见明显缓解，且腹水红细胞、白细胞明显增多，白细胞以单个核细胞为主。治疗过程中的辅助检查提示用一元论不能解释，患者胸腹水的病因并非肝硬化。腹部增强CT提示大网膜及肠系膜广泛增厚伴结节，PET-CT提示感染可能性大，需注意结核感染。但患者无发热，无其他结核相关症状，PPD及T-SPOT试验阴性，不支持结核性腹膜炎。后检查胸腹水肿瘤标志物提示明显升高，胸水脱落细胞找到腺癌细胞，进一步腹膜活检提示转移性低分化腺癌，根据免疫组化结果考虑为消化道来源。经寻根究底明确诊断为酒精性肝硬化合并转移性腺癌，导致胸腹水。但遗憾的是，并没有找到原发病灶。

通过本病例的诊治，我们收获颇多，主要有以下几点。

（1）对于肝硬化患者出现难治性胸腹水，要注意打破一元论桎梏，在有疑点时应积极寻找其他导致胸腹水的证据。

（2）PET-CT显示腹膜转移瘤有一定的局限性，腹膜或网膜脂肪内弥漫性种植转移不能良好显示，可能因分辨率不够或病灶不能形成明确的灶性高摄取而漏诊。比如本例患者PET-CT诊断困难，与感染不易鉴别；且患者胸水中能找到脱落的腺癌细胞，但胸膜并没有增厚，也没有高代谢表现。据报道，PET-CT对腹膜转移瘤的显示率不高，病灶越大越容易发现[1]。通常采用SUV_{max}值2.5作为阈值，恶性肿瘤组织的摄取值一般＞2.5，延迟2～3小时摄取值上升10%或20%以上从而做出诊断，具有很高的敏感性和特异性[2]。如果没有肿瘤病史诊断腹膜转移瘤是很难的，不能与其他一些少见病变（间皮瘤等）区别。

（3）恶性间皮瘤是一种罕见肿瘤，起源于胸膜、腹膜、鞘膜及心包膜等浆膜层，以胸膜居多，其次为腹膜，预后差。男性居多，起病隐匿，常以非特异性消化道症状为主要表现[3]。组织学分型包括上皮型、肉瘤样型和混合型，其中上皮型多见。该患者的临床表现符合恶性间皮瘤。腹腔镜检查及剖腹探查是目前诊断胸膜间皮瘤的主要手段。对于大量腹水、身体状态差不能耐受手术者可作为首选。该患者选择进行腹膜活检，通过细胞形态及免疫组化与间皮瘤进行鉴别。

（4）该患者血清肿瘤标志物无升高，但胸腹水的CEA含量升高显著。测定胸腹水的CEA含量可以提高胸腹水良恶性质的诊断率[4]。Riantawan等[5]对176例患者的胸腹水进行了CEA含量检测，结果发现恶性肿瘤患者胸腹水CEA含量明显高于结核性胸腹水患者，差异有统计学意义（$P<0.01$），结核性胸腹水者CEA仅略高于正常值。所以对于此类患者应尽早查胸腹水的肿瘤标志物。

（5）该患者的原发病灶考虑为消化道，但影像学检查包括PET-CT均未找到原发灶，可能原发灶比较小，不易发现。遗憾的是该患者没有行肠镜检查明确有无结直肠肿瘤，以后对于此类患者应尽早完善检查寻找原发灶。

四、专家点评

本病例看似简单却又疑难，肝硬化合并腹水在临床非常常见，指南提到的一、二、三线治疗方案的关键是控制腹水，这个病例给我们的提示在于，腹水检测为大量白细胞而非以中性粒细胞增高为主时，应进一步排查腹膜炎之外的因素。腹水脱落细胞学和沉渣病理学检测有助于发现异常病理状态；此外，PET-CT影像学的评估对于不明原因的肝硬化腹水有一定的提示作用。常见的疾病伴发少见的病因，临床工作中需要我们对于未知的、不确定的因素进一步探究。其实本病例中还有一些提示点，譬如这个患者考虑酒精性肝硬化，但从整个疾病的描述中并未发现诊断肝硬化的确切证据。如果是肝硬化引起的顽固性胸腹水，理论上应该存在门静脉高压的表现，但是这个患者的血常规基本正常，无血小板下降等脾功能亢进的表现，这两点也同样提示，这样的一个腹水病例不能用单纯的肝硬化腹水腹膜炎来解释，需要进一步探究。

作者：赵连荣　白蒄　王静艳（中国医科大学盛京医院感染科）
点评者：尚佳（河南省人民医院）

参 考 文 献

[1] Pannu HK, Cohade C, Briatow RE, et al. PET-CT dectection of abdominal recurrence of ovarian cancer: Radiologic-surgical correlation [J]. Abdom Imaging, 2004, 29（3）: 398-403.

[2] Anaka T, Kawai Y, Kanai M, et al. Usefulness of FDG-positron emission tomography in diagnosing peritoneal recurrence of colorectal cancer [J]. Am J Surg, 2002, 184（5）: 433-436.

[3] Manzini VP, Recchia L, Cafferata M, et al. Malignant peritoneal mesothelioma: A multicenter study on 81 cases [J]. Ann Oncol, 2010, 21（2）: 348-353.

[4] Athanassiadou P, Conjdi M, Liossi A, et al. Moc-31, fibronectin and CEA in the differential diagnosis of malignants: An immunocytochemical study [J]. Pathol Oncol Res, 2000, 6（2）: 100-103.

[5] Riantawan P, Sangsayan P, Bangpattanasiri K, et al. Limited additive value of pleural fluid carcinoembryonic antigen level in malignant pleural effusion [J]. Respiration, 2000, 67（1）: 24-29.

病例 10　肝癌综合治疗 1 例

关键词：肝癌；癌栓；综合治疗

一、病例介绍

患者男性，53 岁，工人，主因"上腹部隐痛 2 个月余，间断呕血、黑便 1 周"就诊。患者近 2 个月余无诱因出现上腹部隐痛不适，无乏力、纳差、厌油腻等消化道症状，无尿黄、眼黄、身黄。1 周前出现呕血及黑便，在当地医院行上腹部增强 CT 检查，提示肝癌并门静脉癌栓。于当地医院给予止血、抑酸、营养支持等治疗，病情好转，为行进一步诊治于 2017 年 2 月 7 日入笔者所在医院，门诊以"肝癌并门静脉癌栓"收住院。患病以来，患者一般情况可，精神、睡眠可，大小便正常，体重无明显变化。患者 10 年前因常规体检发现 HBV 血清学标志物 HBsAg、HBeAg、抗 -HBc 均阳性，肝功能及 HBV DNA 情况不详。曾间断服用中药、拉米夫定、阿德福韦等治疗，具体治疗经过不详。无输血史，无慢性乙型肝炎家族史。

入院查体：无慢性肝病面容，无肝掌及蜘蛛痣，皮肤、巩膜无黄染。心肺查体无异常。腹平软，肝脾不大，移动性浊音阴性，双下肢无水肿。

辅助检查：肝功能示 ALT 32U/L，AST 25U/L，HBV DNA $2.21×10^2$IU/ml。HBV 血清学标志物示 HBsAg、HBeAg、抗 -HBc 阳性，抗 -HBs、抗 -HBe 阴性。血常规：白细胞 $3.58×10^9$/L，血红蛋白 80g/L，血小板 $221×10^9$/L。AFP 10.98ng/ml。肝脏超声造影：肝右叶片状模糊等回声 CEUS 异常灌注。门静脉主干、左右支及矢状部低回声 CEUS 符合恶性改变。上腹部增强 MRI：肝右叶占位，考虑肝癌，门静脉、主干及左右分支癌栓形成。

入院诊断：肝癌并门静脉癌栓形成；慢性乙型病毒性肝炎。

治疗方案：2017 年 2 月 9 日于肝胆外科行肝癌切除、胆囊切除、门静脉癌栓取出 + 放射性 ^{125}I 粒子植入 + 门静脉置管化疗 + 化疗泵植入 + 胃冠状静脉结扎术。术后病理检查：肝右叶中分化肝细胞癌；门静脉癌栓标本符合肝细胞癌，中分化。全身治疗：术后 2 周（2017-02-23）服用靶向药物索拉非尼治疗；基础治疗：口服恩替卡韦抗病毒治疗。2017 年 3 月 16 日超声引导下于门静脉主干、左支、右支、矢状部共植入放射性 ^{125}I 粒子 54 颗。2017 年 3 月 30 日复查肝脏超声造影：①肝右叶异常回声 CEUS 符合恶性改变；②门静脉主干，左右支及右前、后支内低回声 CEUS 符合恶性改变。给予介入治疗：肝动脉造影 + 载药微球化疗栓塞（DEB-TACE）（图 10-1～图 10-3）；综合治疗：继续服用索拉非尼；基础治疗：口服恩替卡韦抗病毒。

2017 年 5 月 10 日复查上腹部增强 CT 及肝脏超声造影，均未发现明显活性病灶。继

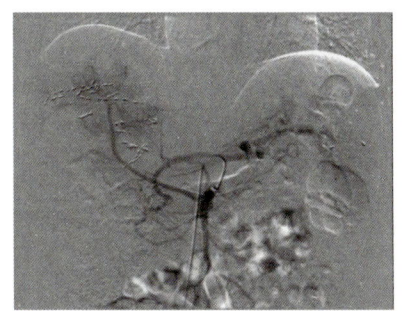

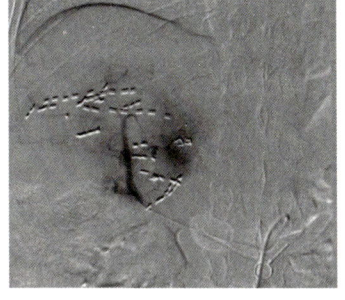

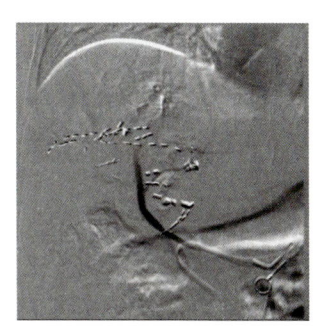

图 10-1　介入前肝动脉造影　　图 10-2　微导管肝右动脉造影　　图 10-3　介入后肝动脉造影

续给予口服索拉非尼及恩替卡韦治疗。2017 年 7 月 27 日再次复查上腹部增强 MRI：肝内多发小结节，考虑退变结节或新生病灶可能。给予介入治疗：肝动脉造影+碘油栓塞化疗（C-TACE）；综合治疗：继续服用索拉非尼；基础治疗：口服恩替卡韦抗病毒。2017 年 9 月 26 日复查上腹部增强 CT 及肝脏超声造影，均未发现明显活性病灶（图 10-4）。继续给予口服索拉非尼及恩替卡韦治疗。

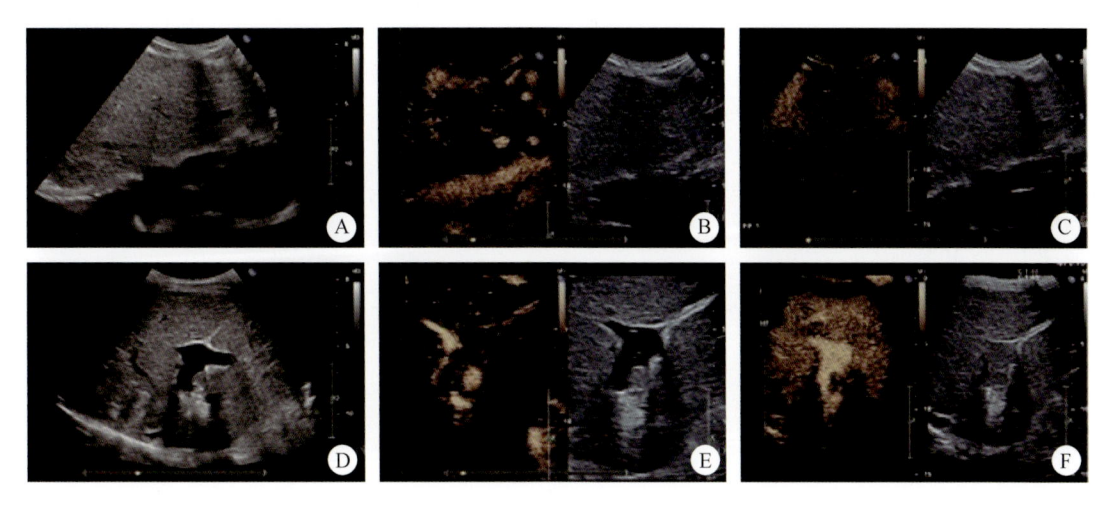

图 10-4　肝脏超声造影未见明显活性病灶

2017 年 11 月 26 日再次复查上腹部增强 MRI：肝内多发小结节，提示肿瘤复发并肝内转移。门静脉化疗泵注入吡柔比星 20mg 化疗。综合治疗：继续服用索拉非尼；基础治疗：口服恩替卡韦抗病毒。2017 年 12 月 27 日再次复查上腹部增强 MRI：肝内病灶较前无明显变化。门静脉化疗泵注入吡柔比星 20mg+氟尿嘧啶 0.5g 化疗；综合治疗：继续服用索拉非尼；基础治疗：口服恩替卡韦抗病毒。2018 年 2 月 2 日复查上腹部增强 MRI：肝内肿瘤较前明显增多、增大。肝功能生化指标（图 10-5）：ALT 201U/L，AST 474U/L，HBV DNA 1.35×10^2IU/ml。血常规（2018-04-06）：白细胞 3.26×10^9/L，血红蛋白 108g/L，血小板 109×10^9/L。AFP 166.1ng/ml。因患者肝功能较差，给予对症、保肝治疗，肝功能好转后出院，继续口服索拉非尼、恩替卡韦治疗。2018 年 5 月 13 日患者突发消化道出血，于当地医院抢救无效死亡。

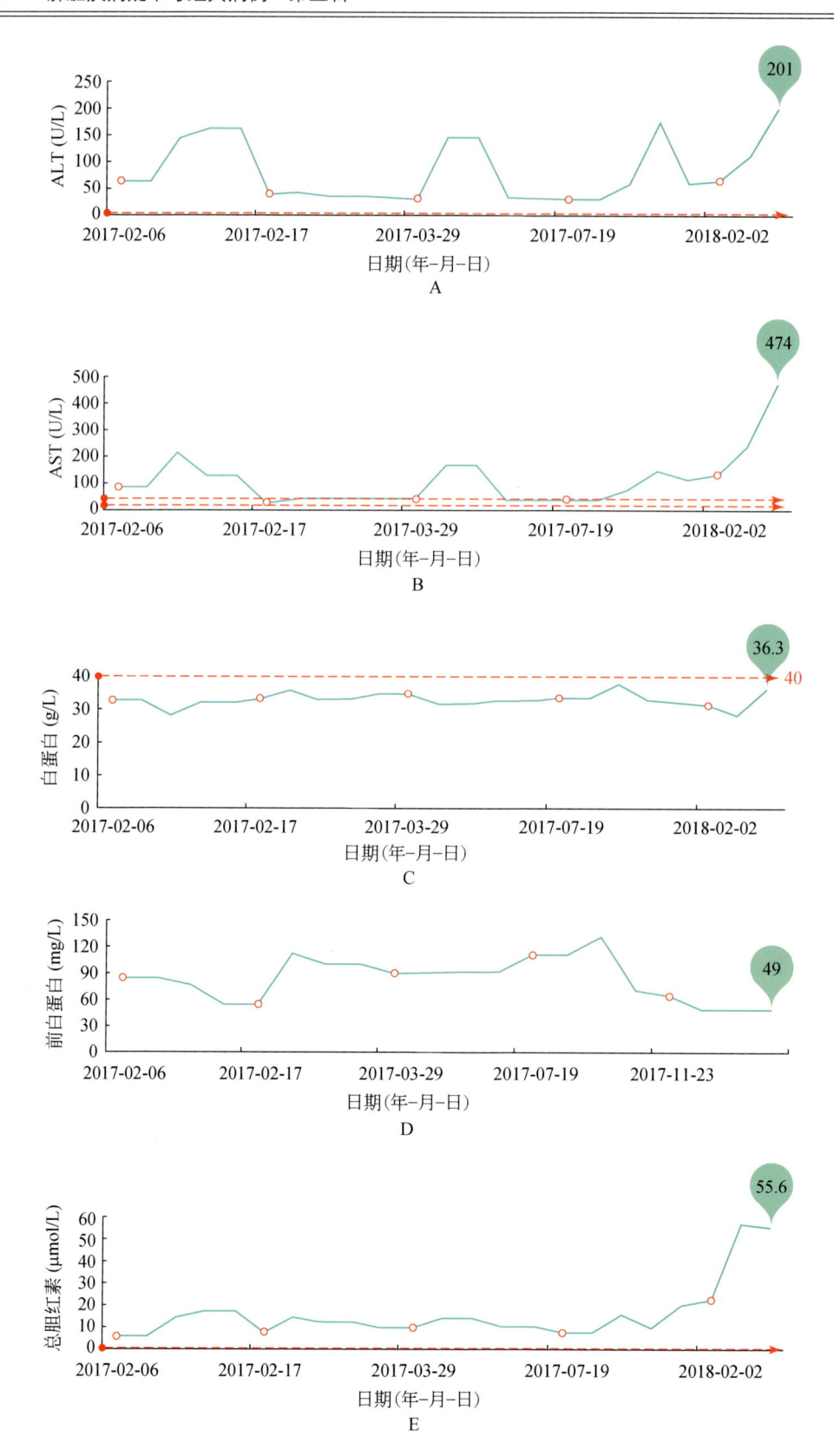

图A ALT (U/L) 随时间变化，最高值201

图B AST (U/L) 随时间变化，最高值474

图C 白蛋白 (g/L) 随时间变化，最高值36.3，参考值40

图D 前白蛋白 (mg/L) 随时间变化，最低值49

图E 总胆红素 (μmol/L) 随时间变化，最高值55.6

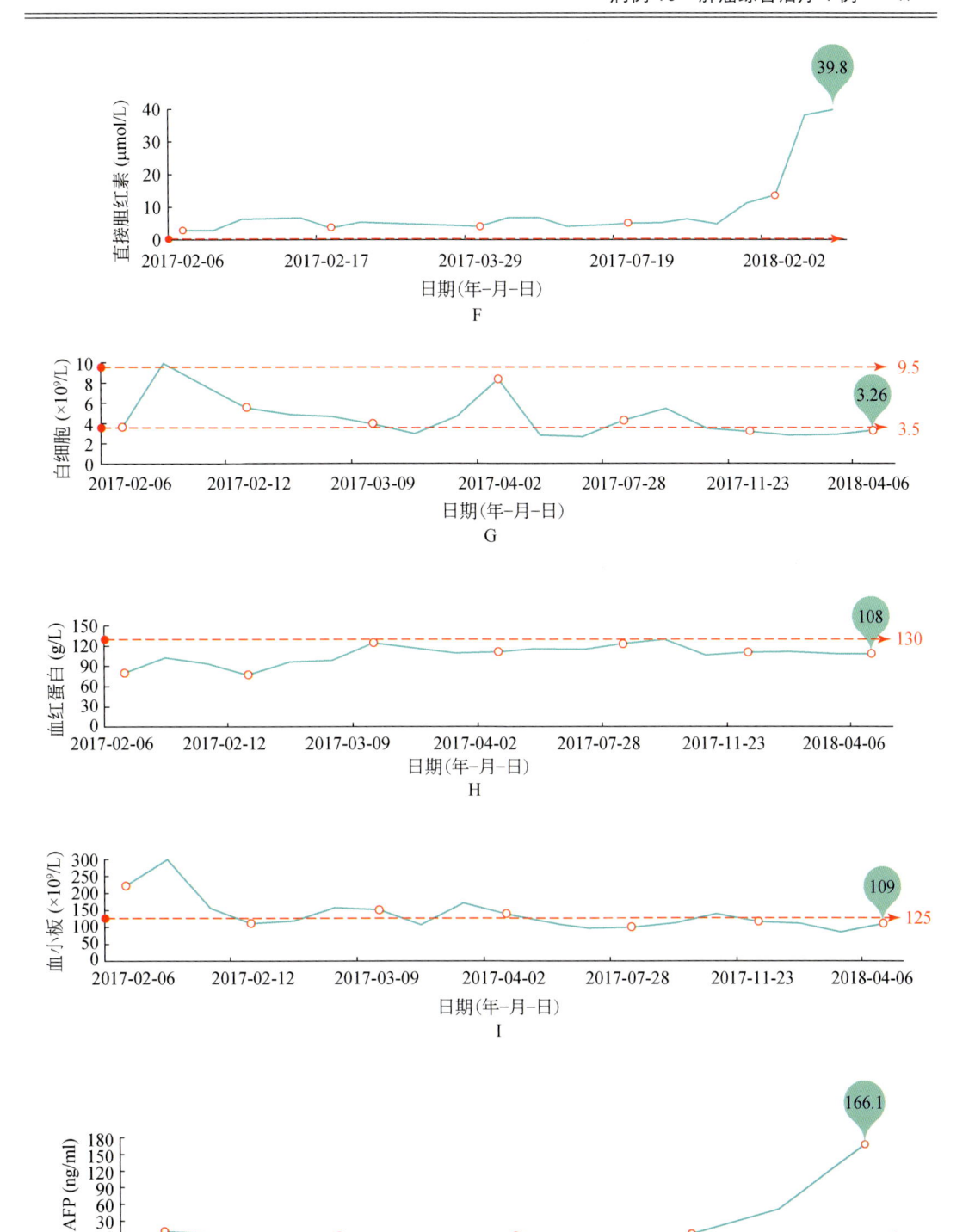

图 10-5　患者实验室检测指标的动态变化

二、临床诊治思维过程

1. 原发性肝癌的诊断

患者既往有乙肝病史，CT及MRI检查均有典型的影像学表现，虽然AFP无明显增高，但根据《原发性肝癌诊疗规范（2017年版）》中肝癌临床诊断标准：AFP≥400μg/L，能排除妊娠、生殖系胚胎源性肿瘤、活动性肝病及转移性肝癌，CT/MRI检查有肝癌特征的占位性病变者；AFP＜400μg/L，能排除妊娠、生殖系胚胎源性肿瘤、活动性肝病及转移性肝癌，并有两种影像学检查有肝癌特征的占位性病变或有病理确诊的肝外转移病灶（包括肉眼可见的血性腹水或在腹水中发现癌细胞）。该患者可以诊断为原发性肝癌合并门静脉癌栓形成。

2. 肝癌的综合治疗

原发性肝癌患者目前常用的综合疗法有外科手术联合经肝动脉化疗栓塞（TACE）、消融治疗、放射性粒子植入、靶向治疗、生物免疫治疗、化疗等。该患者为肝癌晚期，已经出现明显的血管侵犯，根据《原发性肝癌诊疗规范（2017年版）》（图10-6），患者可以采用的治疗方案为TACE、外科手术、分子靶向治疗、放疗、系统化疗等。该指南指出，肝癌合并门静脉主干或分支癌栓者，若肿瘤局限于半肝，且预期术中癌栓可完整切除或取净，可考虑手术切除肿瘤并经门静脉取栓，术后再结合TACE、门静脉化疗或其他全身治疗措施。经与患者及其家属沟通，患者首先进行肝癌切除、胆囊切除、门静脉癌栓取出＋放射性^{125}I粒子植入＋门静脉置管化疗＋化疗泵植入＋胃冠状静脉结扎术，

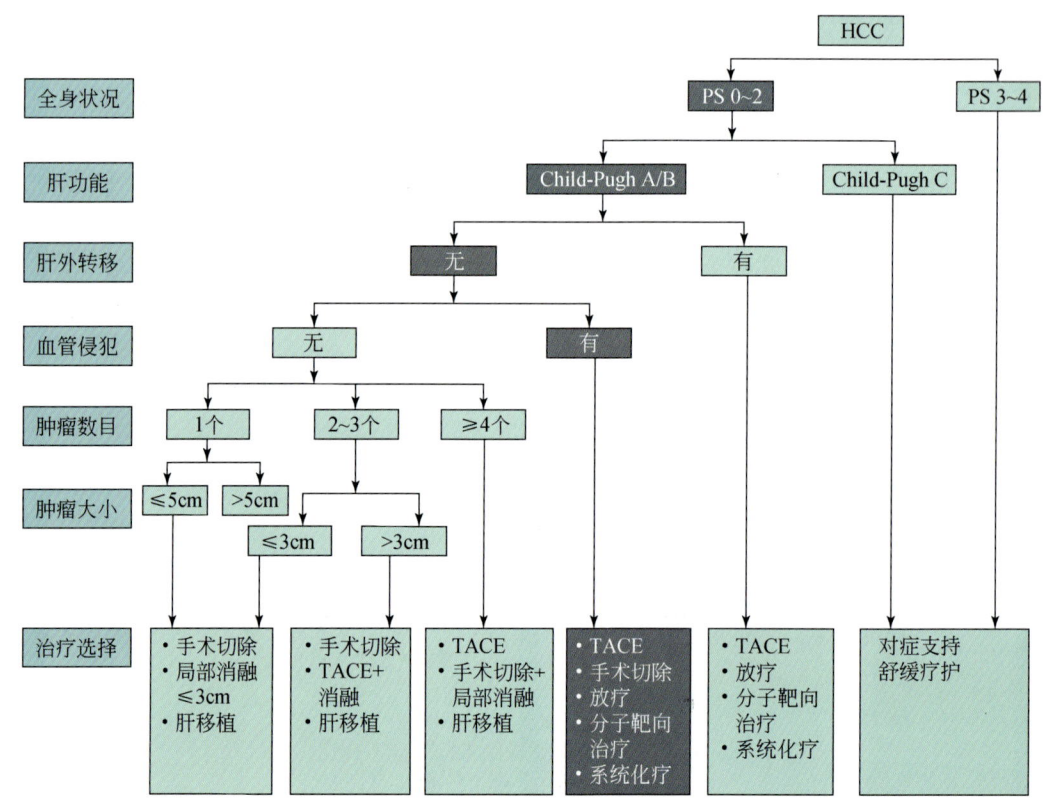

图10-6 原发性肝癌治疗规范

术后1个月患者癌栓复发。对于门静脉癌栓国外指南推荐的治疗方案为单纯应用靶向药物治疗，但在临床实践中，我们发现单纯应用靶向药物很难控制癌栓的进展。根据上海东方肝胆医院提出的中国门静脉癌栓治疗专家共识，我们联合外科手术取出癌栓及癌栓放射性粒子植入术来控制癌栓的进展。术后3个月患者出现肝内肿瘤复发，对于肝内多发肿瘤，首选治疗方案为TACE，因此我们先后多次给予患者TACE治疗，联合门静脉化疗泵局部灌注化疗、靶向药物治疗等，总体效果较满意。

三、诊疗体会

1. 心得体会

肝癌的多学科综合治疗已成为近年来的治疗趋势，根据患者的具体身体状况（ECOG评分）、肝功能Child-Pugh分级、肝外转移、血管侵犯、肿瘤数目、肿瘤大小、肿瘤位置、肿瘤分期及经济条件等制定最佳的个体化综合治疗方案。通常对于ECOG 3～4分的患者，给予对症支持治疗，ECOG 0～2分的患者，如Child-Pugh C级时给予对症支持治疗或肝移植。对于Child-Pugh A/B级合并肝外转移时建议行TACE、放疗、分子靶向治疗或系统化疗。对于Child-Pugh A/B级无肝外转移但有血管侵犯时建议行TACE、手术切除、放疗、分子靶向治疗或系统化疗；无血管侵犯时根据肿瘤数目和大小选择手术切除、局部消融、TACE或肝移植[1-13]。目前，国内外肿瘤治疗的模式已向肿瘤的多学科综合治疗方向发展，组建肝癌多学科综合治疗（MDT）团队有利于实现肝癌患者最优的个体化综合治疗。我国肝癌MDT可供选择的模式有两种：一种是汇聚肝癌各种治疗手段于同一科室的集中型结构；二是将肝癌的各种治疗方法分散于不同学科，通过MDT制度建立分散型结构，通过相关专业专家共同讨论后制定最佳个体化综合治疗方案。肝癌的MDT可通过多学科会诊、共同查房、病例讨论、学术会议与研讨及科研课题合作等形式来实施。对于临床分期不同的肝癌所采用的综合治疗策略有所不同。临床上对于早期肝癌综合治疗的方法有：肝切除联合术后TACE、RFA联合无水乙醇注射治疗、RFA联合TACE等；对于中期肝癌综合治疗的方法有：术前TACE联合手术切除、TACE联合消融治疗、姑息切除联合术后TACE、姑息切除联合靶向治疗、TACE联合放疗、TACE联合靶向治疗等；对于晚期肝癌综合治疗的方法有：姑息切除术后联合靶向治疗、TACE联合靶向和放射治疗等。综合治疗已成为提高肝癌患者总体疗效的关键，它可以发挥各种治疗方法的优势，以便达到最好的治疗效果。

2. 经验教训

对于巨大肝癌合并门静脉主干癌栓的患者，首选外科手术切除还是首选TACE值得探讨，外科手术是早中期肝癌的首选治疗方案，但对于晚期肝癌，尤其是合并癌栓的晚期肝癌，根据指南推荐，TACE为首选治疗方案。该患者虽成功进行外科手术切除，但肿瘤及癌栓迅速复发，并没有达到外科手术的预期效果。

患者外科术后出现肝内肿瘤复发，先后两次行TACE治疗，控制效果较好，后又出现肝内复发转移，肝胆外科给患者选择了门静脉化疗泵局部灌注化疗，效果较差，肿瘤进展迅速，肝功能持续恶化，失去再次介入治疗的机会。因此，对于肝癌外科切除术后肝内复发肿瘤的患者，应该积极选择介入治疗，单发的可以选择消融治疗，多发的首选

TACE，并根据患者的具体病情及经济状况，选择合适的栓塞术，常用的有碘油、载药微球等，以达到最佳的治疗效果。

四、专家点评

本例患者 10 年前发现乙肝"大三阳"，曾应用拉米夫定、阿德福韦等治疗，因上腹部隐痛，间断呕血、黑便，上腹部增强 CT 提示肝癌并门静脉癌栓而入院。肝脏超声造影和增强 MRI 提示肝右叶肝癌，门静脉主干及左右分支癌栓形成。仍为乙肝"大三阳"、HBV DNA $2.21×10^2$IU/ml，AFP 正常。诊断为肝癌并门静脉癌栓形成、慢性乙肝。给予恩替卡韦抗病毒，肝癌切除、门静脉取癌栓+放射性 ^{125}I 粒子植入+门静脉置管化疗+化疗泵植入+胃冠状静脉结扎术，随后加用靶向药物索拉非尼，肝动脉造影+载药微球化疗栓塞（DEB-TACE）。术后病理为中分化肝细胞癌（HCC）。术后 3 个月出现新生病灶，6 个月肿瘤复发并肝内转移，继续综合治疗并加用门静脉化疗泵局部灌注化疗，疗效不明显；于术后 1 年突发消化道出血而死亡。

针对该病例需要强调的几个问题：①本例患者虽然诊断明确，但属中晚期。在医疗和经济方面付出巨大，但仅能延长生存期。所以应追求可以治愈的 HCC 早期（直径＜3～5cm）和极早期（直径＜3cm）诊断。本例患者虽进行了抗病毒治疗，但未及时并定期复查和进行疗效的判定，直至出现上消化道出血和发生 HCC。在定期随访中，除 AFP 外还应该检测 DCP、新型的 HCC 标志物及 B 超等影像学。②针对 HCC 的治疗包括肝移植、外科手术、肝脏病灶射频或微波消融术、TACE、放疗和系统化疗、分子靶向、免疫治疗等，其中肝移植、外科手术、肝脏病灶射频或微波消融术属于可根治疗法，但要早发现。本例患者经 MDT 讨论，根据《原发性肝癌诊疗规范（2017 年版）》，结合患者的具体情况制定较合理的治疗方案，无奈已属中晚期，即使是门静脉局部灌注化疗，也出现了明显的不良反应并且 HCC 对化疗也不敏感。③我国 80% 以上的 HCC 与乙肝相关，故乙肝相关 HCC 的抗病毒治疗可减少 HCC 治疗后的复发、HBV 再激活，提高总体生存率，是实现 HCC 顺利治疗和避免肝功能失代偿的重要保障与基础治疗。2019 年版《中国慢性乙型肝炎防治指南》的抗病毒治疗更加积极。针对 HBV 相关 HCC 患者的推荐意见为：若 HBsAg 阳性，推荐应用 ETV、TDF 或 TAF 抗病毒治疗。抗病毒治疗可减少乙肝相关 HCC 的发生，但不能杜绝，尤其是乙肝肝硬化。抗病毒治疗 24～48 周，若存在应答不佳，应及时调整药物。

作者：李陆鹏（河南省人民医院介入科）
点评者：王磊（山东大学第二医院）

参 考 文 献

[1] Torre LA, Bray F, Siegel RL, et al. Global cancer statistics, 2012 [J]. CA Cancer J Clin, 2015, 65 (2): 87-108.

[2] Chen W, Zheng R, Baade PD, et al. Cancer statistics in China, 2015 [J]. CA Cancer J Clin, 2016, 66 (2): 115-132.

[3] Zhang BH, Yang BH, Tang ZY. Randomized controlled trial of screening for hepatocellular carcinoma [J]. J Cancer Res Clin Oncol, 2004, 130（7）: 417-422.

[4] Zeng MS, Ye HY, Guo L, et al. Gd-EOB-DTPA-enhanced magnetic resonance imaging for focal liver lesions in Chinese patients: A multicenter, open-label, phase III study [J]. Hepatobiliary Pancreat Dis Int, 2013, 12（6）: 607-616.

[5] Lee YJ, Lee JM, Lee JS, et al. Hepatocellular carcinoma: Diagnostic performance of multidetector CT and MR imaging—a systematic review and meta-analysis [J]. Radiology, 2015, 275（1）: 97-109.

[6] Ichikawa T, Saito K, Yoshioka N, et al. Detection and characterization of focal liver lesions: A Japanese phase III, multicenter comparison between gadoxetic acid disodium-enhanced magnetic resonance imaging and contrast-enhanced computed tomography predominantly in patients with hepatocellular carcinoma and chronic liver disease [J]. Invest Radiol, 2010, 45（3）: 133-141.

[7] Boellaard R, Delgado-Bolton R, Oyen WJ, et al. FDG PET/CT: EANM procedure guidelines for tumour imaging: Version 2.0 [J]. Eur J Nucl Med Mol Imaging, 2015, 42（2）: 328-354.

[8] Yoo SH, Choi JY, Jang JW, et al. Gd-EOB-DTPA-enhanced MRI is better than MDCT in decision making of curative treatment for hepatocellular carcinoma [J]. Ann Surg Oncol, 2013, 20（9）: 2893-2900.

[9] Chen CZ, Rao SX, Ding Y, et al. Hepatocellular carcinoma 20 mm or smaller in cirrhosis patients: Early magnetic resonance enhancement by gadoxetic acid compared with gadopentetate dimeglumine [J]. Hepatol Int, 2014, 8（1）: 104-111.

[10] Chen BB, Murakami T, Shih TT, et al. Novel imaging diagnosis for hepatocellular carcinoma: Consensus from the 5th Asia-Pacific Primary Liver Cancer Expert Meeting（APPLE 2014）[J]. Liver Cancer, 2015, 4（4）: 215-227.

[11] Merkle EM, Zech CJ, Bartolozzi C, et al. Consensus report from the 7th International Forum for Liver Magnetic Resonance Imaging [J]. Eur Radiol, 2016, 26（3）: 674-682.

[12] Park JW, Kim JH, Kim SK, et al. A prospective evaluation of ^{18}F-FDG and ^{11}C-acetate PET/CT for detection of primary and metastatic hepatocellular carcinoma [J]. J Nucl Med, 2008, 49（12）: 1912-1921.

[13] Lin CY, Chen JH, Liang JA, et al. ^{18}F-FDG PET or PET/CT for detecting extrahepatic metastases or recurrent hepatocellular carcinoma: A systematic review and meta-analysis [J]. Eur J Radiol, 2012, 81（9）: 2417-2422.

病例 11　肝癌合并 MVI 及胆管癌栓的前序治疗 1 例

关键词： 肝癌；胆管癌栓；微血管癌栓；治疗选择；前序治疗

一、病例介绍

患者男性，48 岁，因"体检发现肝脏占位"于 2013 年 5 月第一次入院，既往多年乙型肝炎病史，术前 HBV DNA 定量 1.0×10^4IU/ml，AFP > 1210ng/ml，肝功能正常，TBil 14.2μmol/L，Alb 38.5g/L，CT 提示肝脏右后叶上段可见直径 1.6cm 的占位。

二、临床诊治思维过程

术前超声造影提示右肝后叶小肝癌，有经皮穿刺射频消融路径，全科讨论后决定行经皮肝癌射频消融术（图 11-1、图 11-2）。

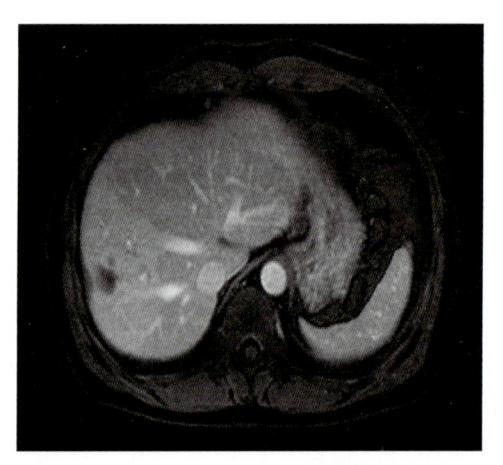

图 11-1　术前 CT 表现

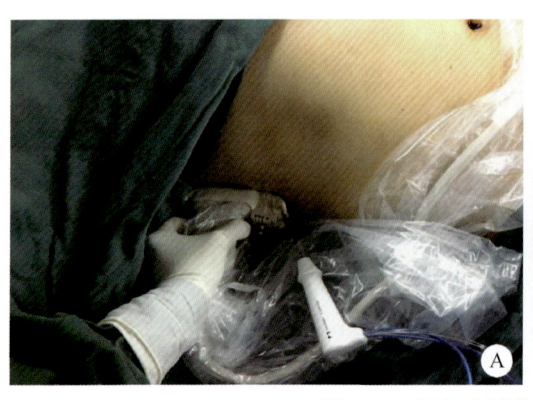

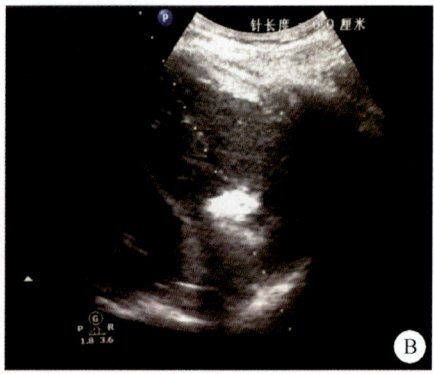

图 11-2　行经皮肝癌射频消融术

第 1 次术后患者恢复顺利，术后第 2 天出院，术后 1 个月复查 AFP 降至 16ng/ml。2 年后复发，2015 年 5 月，患者 AFP 增高至 440ng/ml，术前上腹部增强 CT 及肝脏超声造影均提示肝脏右后叶下段发现直径约 2cm 的占位，考虑术后复发（图 11-3）。

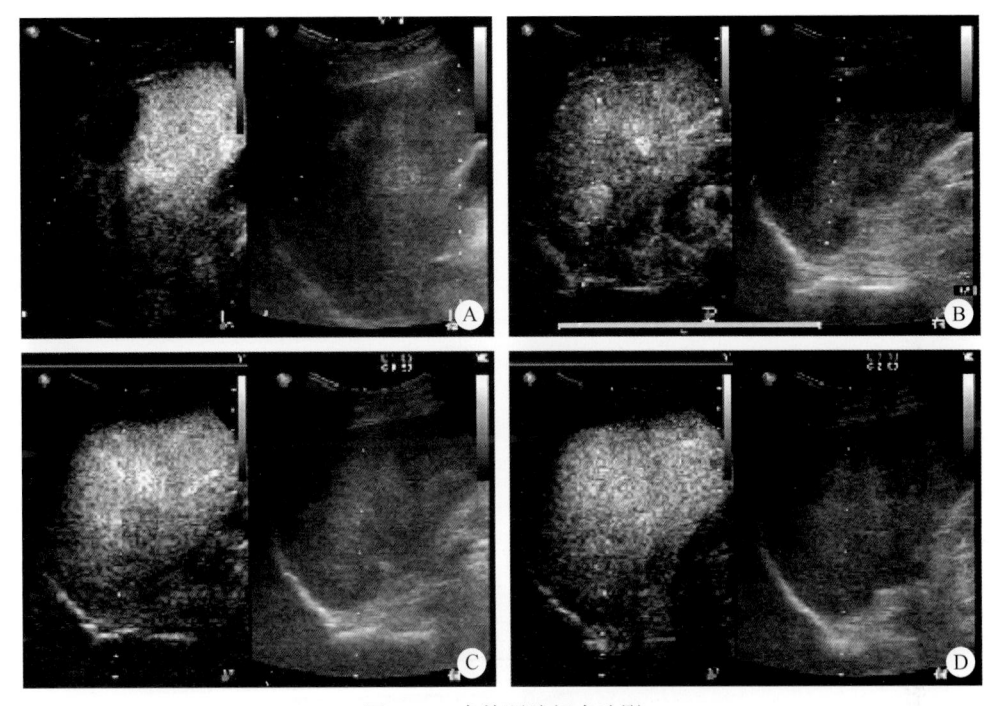

图 11-3　术前肝脏超声造影

A. 右肝后叶上段，造影后动脉期；B. 右肝后叶下段，造影后动脉期；C. 右肝后叶下段，造影后门静脉期；D. 右肝后叶下段，造影后实质期

进行第 2 次射频消融术，术后患者顺利恢复，第 2 天出院。术后 1 个月复查 AFP 降至 12ng/ml，复查 CT 提示肿块无强化。

19 个月后再次复发，复查发现 AFP 增高至 85ng/ml，术前 CT 及肝脏超声造影均提示肝脏左内叶包块，直径约 1.6cm，考虑复发（图 11-4）。

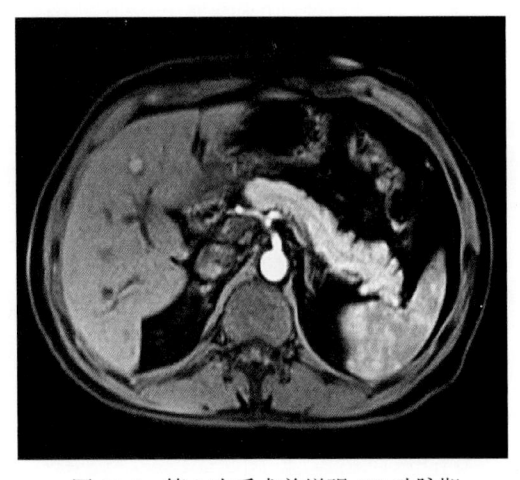

图 11-4　第 3 次手术前增强 CT 动脉期

第3次手术情况：术中彩超确定左内叶包块为复发，同时发现右肝前叶有局部强回声区（图11-5），约1.5cm，予射频消融处理，左内叶包块予腹腔镜下切除术，手术顺利，术中出血约200ml，手术历时4小时。术后处理及恢复：术后予抗感染、保肝治疗，患者术后无胆瘘，体温最高37.6℃，术后第5天拔除引流管，第6天出院。术后病理：中分化肝细胞癌，伴微血管侵犯（MVI）。术后1个月复查AFP，提示降至14ng/ml。

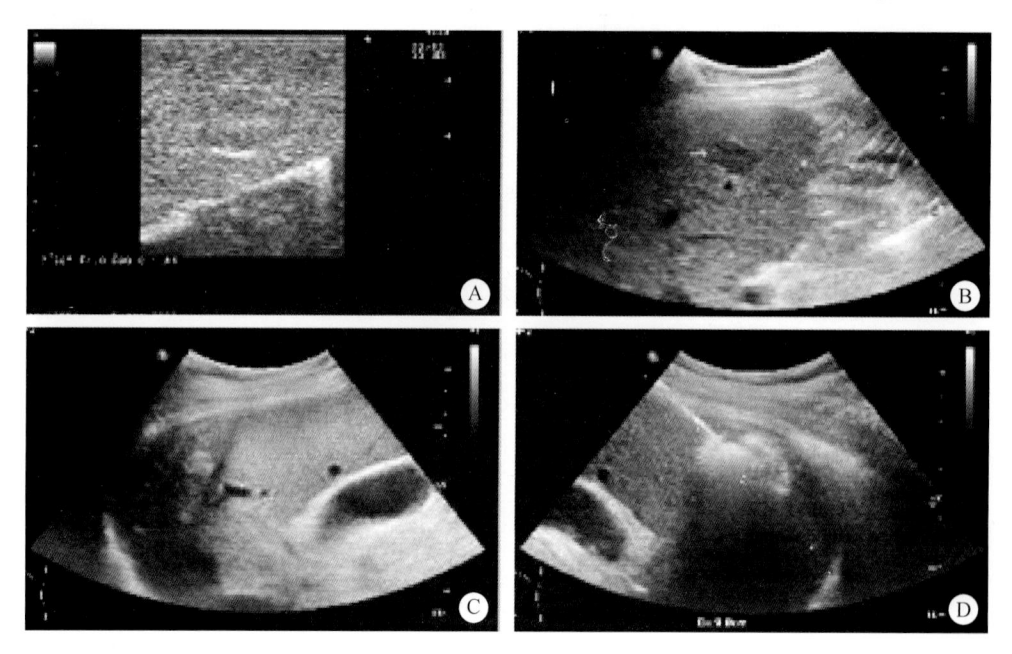

图11-5　第3次手术中肝脏超声表现
A.左、右肝交界区；B.左、右肝交界区；C.肝右前叶；D.消融中

第3次手术后5个月再次复发，AFP增高至81.19ng/ml，CT提示右肝前叶强化包块，3.2cm×2.4cm，肝内胆管扩张，肝内胆管癌栓，胆总管及左右肝管内栓子：性质待定（图11-6）。术前患者出现黄疸，总胆红素最高达120μmol/L。

第4次手术情况：术中彩超确定右前叶包块为复发，左内叶包裹性积液，予右半肝切除术，术中见肝脏淤胆，打开胆道证实胆总管及左右肝管内栓子为血栓，手术顺利，术中出血约600ml，手术历时4.5小时。

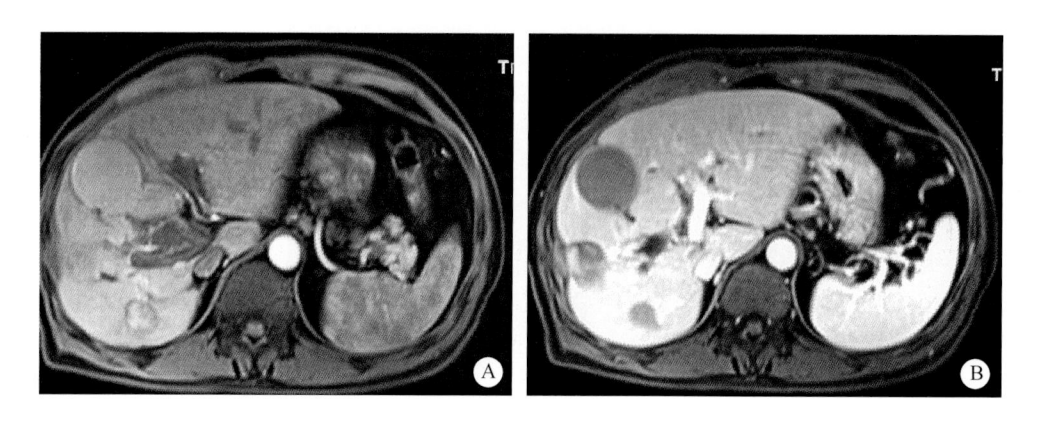

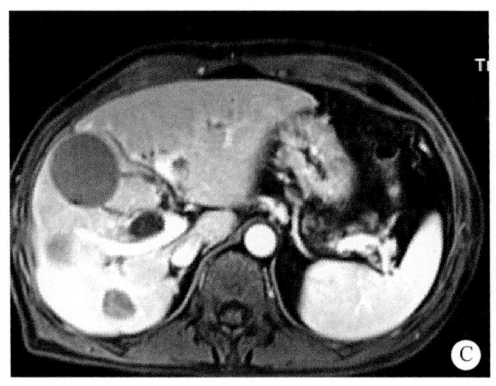

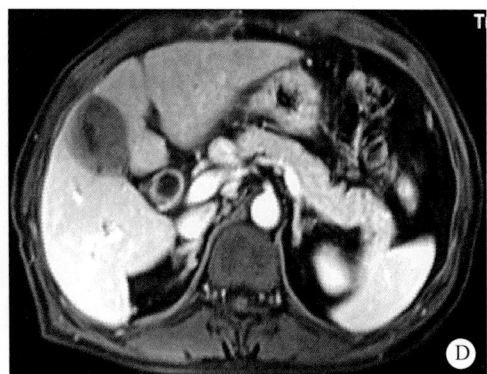

图 11-6　第 4 次术前 CT 表现

肝癌合并微脉管癌栓术后复发率高，复发时间短，本例患者仅术后 5 个月就复发。同时本例患者术前合并黄疸、胆管栓子，最后病理学检查证实为从上一次的微癌栓进展到肝内胆管癌栓。临床上对门静脉癌栓关注多，对胆管癌栓关注少，尤其是从微脉管进展至肝内胆管癌栓。

三、诊疗体会

本例患者特点：初次因小肝癌就诊，前两次均行经皮射频消融术，消融后 AFP 恢复正常，复发后第 3 次腹腔镜下行肝切除术，术中粘连较轻，前两次微创治疗为第 3 次肝切除术提供了方便及机会，第 4 次行开腹右半肝切除术，由于第 3 次为微创手术，术中粘连仍然较轻，第 3 次手术为第 4 次手术提供了机会。

肝癌目前根治性手术后复发率仍较高，尤其是合并 MVI，首次手术方式的选择除了考虑本次手术方便外应该为以后手术留好退路，经皮射频消融、腹腔镜等微创技术是较好的前序选择，对于首发小肝癌患者，在能保证手术效果的情况下，手术治疗以对腹腔的扰动越小越好，经皮肝癌射频消融、腹腔镜下射频消融、腹腔镜下切除等为不错的选择。首次手术应该为患者术后复发再次手术留下后路。本例患者如果第 1 次及第 2 次均为开腹肝切除术，则第 3 次手术会非常困难，第 4 次甚至会失去手术切除机会。

四、专家点评

微血管侵犯（MVI）定义为在肝脏血管内存在转移性的肝细胞癌（HCC）微栓子，是 HCC 早期复发和患者生存的决定性因素。尽管手术和消融是治愈 HCC 的手段，然而，超过一半 R0 切除的患者可能会经历复发。术后 2 年内的早期复发与存在残留的微转移灶有关。本例患者肝癌经过多次消融治疗后反复复发，笔者考虑可能存在微血管侵犯，第 3 次手术病理提示微血管侵犯。

对不适合手术的 BCLC-0 期或 A 期肿瘤患者，建议进行消融治疗。主要方法是经皮射频消融术和微波消融术，即通过诱导瘤内高温实现肿瘤坏死。该方法导致的肿瘤坏死程度与肿瘤大小呈负相关，且在直径大于 3cm 的肿瘤中显著下降。与切除术相比，消融具有较少的并发症，但对较大的肿瘤局部控制能力较差。在一些直径小于 2cm 且位于肝实体内的有利位置的孤立性肿瘤患者中，射频消融与切除术竞争作为一线治疗的推荐选择。

早期（BCLC-0 期或 A 期）患者一般行切除术，这些患者无论肿瘤大小如何，其表现状态良好，肝功能保存良好，且无门静脉高压症。对于这些患者行切除术与 5 年生存率高于 60% 相关，术后病死率低（< 3%）；多达 70% 的患者在 5 年内肿瘤复发。目前没有任何辅助治疗可以减少复发。尽管在接受切除术的患者中使用基因特征分层改善了预后，但这种方法尚未成为常规临床实践的一部分。

肝移植可以在肿瘤负荷有限且不适合切除术的患者中进行。除了能移除肿瘤，肝移植还具有治愈肝脏疾病的优点。由于肿瘤复发的高风险，大血管肿瘤侵犯或肝外扩散是肝移植的禁忌证。符合米兰标准的肿瘤患者行肝移植的 5 年生存率为 60%～80%，10 年生存率为 50%，移植后肿瘤复发率低于 15%。

作者：刘非（四川大学华西医院肝脏外科）
点评者：牛俊奇（吉林大学第一医院）

病例 12　MDT 助力十年抗癌路

关键词：肝细胞癌；神经内分泌瘤；淋巴瘤

一、病例介绍

患者男性，78 岁，教师，因"肝癌切除术后 9.5 年，下腹痛 1 个月"入院。9.5 年前，患者因"上腹部不适 1 周"就诊于笔者所在医院，行上腹部增强 CT（图 12-1）及血液学检查并诊断为：①右肝占位，肝细胞癌；②慢性乙型病毒性肝炎。遂行右半肝切除 + 胆囊切除术，术后病理检查证实为中分化肝细胞癌（脉管内癌栓等情况不详），术后予肝动脉化疗灌注、抗 HBV 治疗、免疫调节治疗（胸腺肽 α1），并定期随诊。9 年前（手术后半年）复查发现 AFP 升高至 56ng/ml，进一步查腹部及胸部 CT 未见确切复发或转移灶，遂行经肝动脉化疗栓塞（TACE）术，术中见残肝小结节影，并予栓塞，介入术后 1 个月复查 AFP，提示下降至 7.36ng/ml，在此后规律复诊过程中，未见确切复发征象。1 个月前，患者无明显诱因出现下腹痛，呈持续性钝痛，无确切加重或缓解因素，无乏力、纳差、厌油腻等不适，精神、睡眠尚可，大小便正常，体重无明显变化。

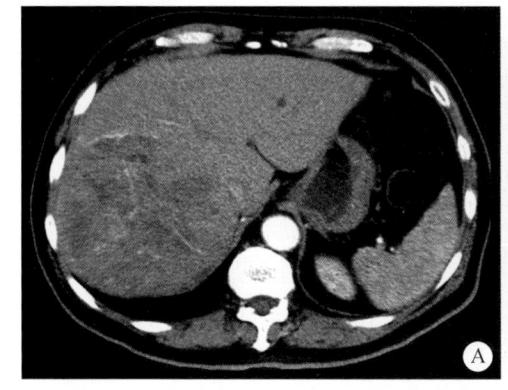

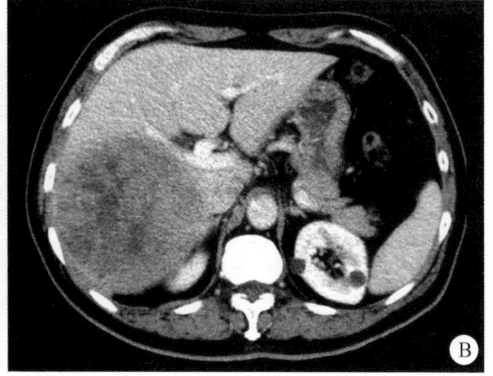

图 12-1　肝切除术前 CT 表现
A. 动脉期；B. 静脉期

入院查体：生命体征平稳，慢性肝病面容，无肝掌及蜘蛛痣，皮肤、巩膜无黄染，心肺查体无异常。腹部可见肋缘下手术瘢痕，腹平软，肝脾不大，移动性浊音阴性，双下肢无水肿。

辅助检查：上腹部增强 MRI 示肝右叶术后缺失，切缘稍强化，残肝囊肿，未见确切肿瘤复发征象（图 12-2）。血常规：血小板 $233×10^9$/L，白细胞 $5.5×10^9$/L，血红蛋白 126g/L。肝功能：TBil 17.5μmol/L，Alb 42.7g/L，ALT 28U/L，AST 35U/L。肝炎系列：HBsAg（+），抗-HBs（-），HBeAg（-），抗-HBe（+），抗-HBc（+），HCV（-），HBV DNA < 10^3IU/ml。肿瘤标志物：AFP 3.16ng/ml，PIVKA-Ⅱ 15.00mAU/ml，CEA 2.94ng/ml。无

痛结肠镜检查提示直肠黏膜隆起，距肛门 3cm 及 5cm 处可见直径约 0.7cm、0.5cm 黏膜隆起，表面光滑；超声内镜提示病灶向腔内突起，边界清楚，内部回声较均匀，性质：神经内分泌瘤？

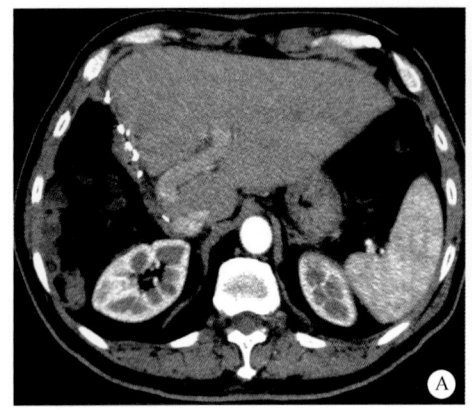

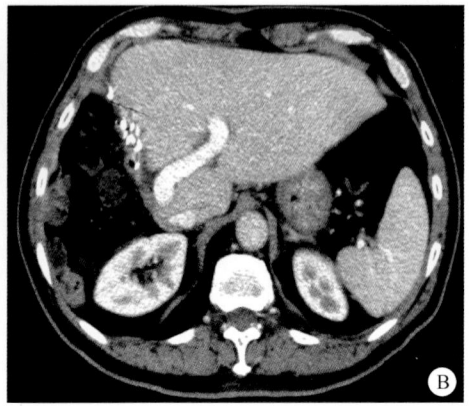

图 12-2 直肠黏膜剥离术前 MRI 表现

A. 动脉期；B. 静脉期

入院诊断：①腹痛待诊——直肠息肉？②肝癌切除术后；③慢性乙型病毒性肝炎（复诊）。

二、临床诊治思维过程

（1）直肠黏膜剥离术：患者入院后行内镜下直肠黏膜剥离术。术中所见：距肛门 5cm 处有一直径约 0.5cm 隆起，表面光滑，触之质中，无活动；距肛门 3cm 处有一直径约 0.7cm 隆起，表面充血、发红，触之质中，无活动。术后创面干净，无病变残留，无出血，无肌层损伤及穿孔。病理检查结果：直肠（距肛门 3cm）内镜切除标本组织学类型为神经内分泌瘤（G1），水平及垂直切缘局灶查见肿瘤。直肠（距肛门 5cm）内镜切除标本组织学类型为神经内分泌瘤（G1），水平及垂直切缘未见肿瘤。免疫组化：两处肿瘤 PCK（弱+）、CK8（弱+）、Syn（+）、CgA（+）、CD65（+）、AFP（-）、HCC（-）、Ki-67 阳性率 2%。直肠黏膜剥离术后患者腹痛症状持续加重，1 个月后复查腹部增强 MRI：肝右叶术后缺失，切缘稍强化，残肝囊肿，肝内未见确切肿瘤复发征象，腹主动脉旁及左侧网膜区胰尾和脾门多发肿块影，考虑为转移瘤（图 12-3）。复查肿瘤标志物：AFP 2.86ng/ml，PIVKA-Ⅱ 22.00mAU/ml，CEA 1.42ng/ml。

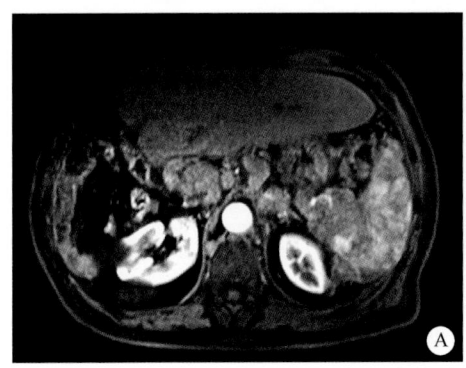

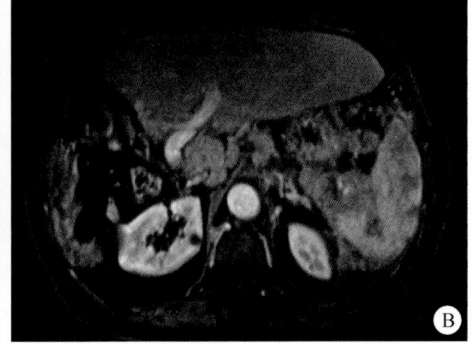

图 12-3 直肠黏膜剥离术后 1 个月 MRI 表现

A. 动脉期；B. 静脉期

（2）肝癌MDT讨论：患者直肠黏膜术后MRI发现腹腔多发占位，首先应明确其性质。①神经内分泌肿瘤术后广泛转移。患者本次因腹痛起病，1个月前因直肠息肉行直肠黏膜剥离术，且术后病理检查提示切缘阳性，术后腹痛症状持续加重，因此应警惕神经内分泌瘤术后腹腔广泛转移，但从病理结果来看，其神经内分泌瘤为G1期，尚属于良性肿瘤，术后1个月病情进展发生腹腔广泛转移的可能性极小。②肝癌复发并腹腔转移。患者有慢性乙型肝炎及肝癌切除术病史，此次发现腹腔占位还应警惕肝癌复发并腹腔转移的可能性，但仔细剖析病史可以发现，患者首次手术时AFP明显升高，而本次发病后肝癌肿瘤标志物AFP及PIVKA-Ⅱ均正常，且肝脏本身并未发现复发灶，该患者的腹腔占位发病模式与肝癌常见的复发转移模式有明显不同。③其他性质的恶性肿瘤。患者系老年男性，腹腔占位可能与肝癌、神经内分泌瘤均无关，而是新发肿瘤，患者腹痛可能并非直肠息肉所致，而是该新发肿瘤在早期的非特异性表现。

（3）穿刺活检：鉴于MRI可见大量弥漫性病灶，为进一步明确诊断，遂行超声引导下穿刺活检，病理检查结果证实为非霍奇金淋巴瘤（大B细胞性）。

（4）R-CHOP化疗：患者随后转入血液科予R-CHOP方案化疗，化疗3个周期后复查腹部增强CT，可见腹腔病灶明显缩小，部分消失（图12-4）。化疗6个周期复查PET-CT，全身未见活性淋巴瘤组织残留征象（图12-5）。随访至今，患者无瘤生存。

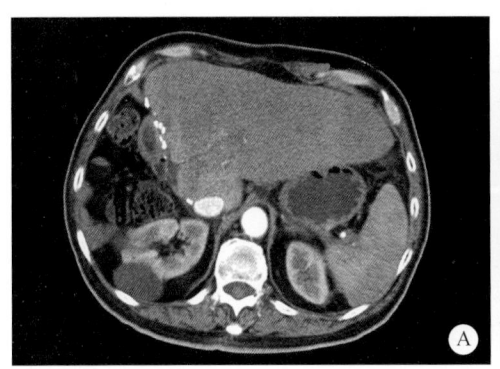

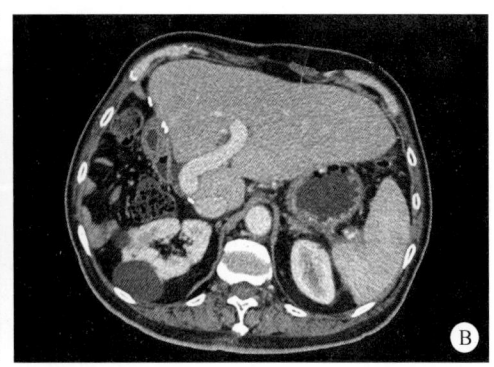

图12-4　化疗3个周期后CT表现

三、诊疗体会

（1）多学科综合治疗可以为肝癌患者带来生存获益[1]。在本例患者的治疗过程中，涵盖了肝切除、介入治疗、免疫调节、抗病毒治疗等多种治疗手段，为患者带来了近10年的生存期。

（2）HBV相关性肝癌患者全程/规范的抗病毒治疗可以改善短期及长期预后。已有较多文献报道，肝切除术前抗病毒治疗可降低术后肝衰竭发生风险、减少治疗费用、缩短住院时间[2]。同样，抗病毒治疗在肝切除术后降低复发风险方面亦有较多证据[3]。而对于抗病毒药物的选择，目前推荐恩替卡韦或替诺福韦，新近文献甚至提示接受替诺福韦治疗的慢性乙型肝炎患者有更低的肝癌发生率[4]。

（3）非霍奇金淋巴瘤是血液系统恶性肿瘤，HBV感染与非霍奇金淋巴瘤的发生密切相关[5]，而HBV感染同样是肝癌发生的主要危险因素，因此二者具有相同的危险因素[6]，

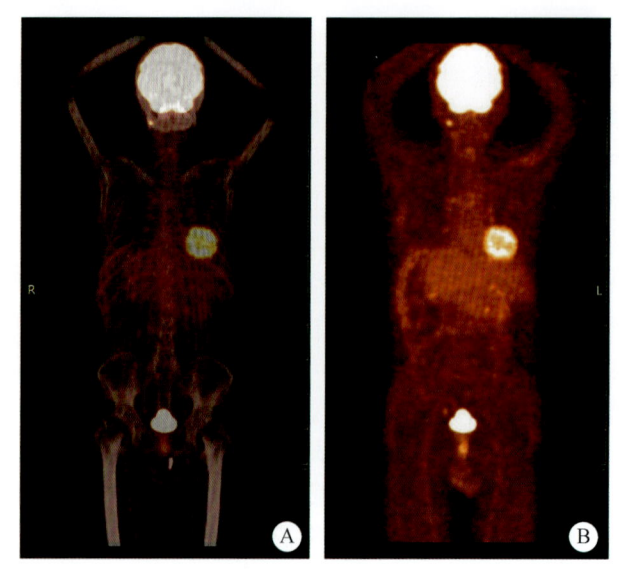

图 12-5　化疗 6 个周期后 PET-CT 表现

国内外亦有数篇关于非霍奇金淋巴瘤与肝癌的文献报道[7]，因此在乙型肝炎相关性肝癌患者同时或序贯出现脾脏占位时，应警惕非霍奇金淋巴瘤可能。

（4）患者 9.5 年前行右半肝切除时术后肝衰竭的风险评估尚不足，当然这其中存在时代的局限性。按照目前精准肝切除理念，对于右肝巨大肝癌的患者，术前还应进行肝功能储备检查（如 ICG-R15）及残肝体积测量等以评估术后肝衰竭的风险。

四、专家点评

神经内分泌肿瘤是一组起源于肽能神经元和神经内分泌细胞的异质性肿瘤，过去 30 年间，神经内分泌肿瘤发病率增加了 5 倍。消化道是神经内分泌肿瘤最常见的原发部位。根据 WHO 2010 年对神经内分泌肿瘤的最新命名规定，以 neuroendocrine neoplasm（NEN）泛指所有源自神经内分泌细胞的肿瘤，将其中高分化神经内分泌肿瘤命名为 neuroendocrine tumor（NET，神经内分泌瘤），低分化神经内分泌肿瘤命名为 neuroendocrine carcinoma（NEC，神经内分泌癌）。本例患者直肠神经内分泌瘤为 G1 期，G1 期神经内分泌瘤通常进展缓慢，生存期为 3 年到 20 年不等。

非霍奇金淋巴瘤（NHL）是具有很强异质性的一组独立疾病的总称。NHL 是主要发生在淋巴结、脾脏、胸腺等淋巴器官，也可发生在淋巴结外的淋巴组织和器官的淋巴造血系统的恶性肿瘤。依据细胞来源将其分为三种基本类型：B 细胞、T 细胞和 NK/T 细胞 NHL。临床大多数 NHL 为 B 细胞型，占总数的 70%～85%。随着对 NHL 的免疫学、细胞遗传学和分子生物学特点等的不断研究和认识，新药的研发，完善的临床分期，淋巴瘤国际预后指数（IPI）等综合因素的分析，对治疗的个体化要求越来越高，治疗也越来越复杂。目前主要的治疗手段包括全身化疗、局部放疗、生物免疫学治疗、手术切除部分或全部病灶、造血干细胞移植术或针对引起胃黏膜相关组织淋巴瘤的幽门螺杆菌的抗感染治疗等。

本例患者病情相对复杂，先后经历多种疾病，多学科会诊团队在患者疾病的诊断、治疗过程中起到了重要作用，整个诊断治疗过程及时、准确、规范。

作者：彭伟　李川　文天夫（四川大学华西医院肝脏外科）
点评者：牛俊奇（吉林大学第一医院）

参 考 文 献

[1] Bruix J, Reig M, Sherman M. Evidence-based diagnosis, staging, and treatment of patients with hepatocellular carcinoma [J]. Gastroenterology, 2016, 150（4）：835-853.

[2] Huang G, Lau WY, Shen F, et al. Preoperative hepatitis B virus DNA level is a risk factor for postoperative liver failure in patients who underwent partial hepatectomy for hepatitis B-related hepatocellular carcinoma [J]. World J Surg, 2014, 38（9）：2370-2376.

[3] Huang G, Li PP, Lau WY, et al. Antiviral therapy reduces hepatocellular carcinoma recurrence in patients with low HBV-DNA levels: A randomized controlled trial [J]. Ann Surg, 2018, 268（6）：943-954.

[4] Choi J, Kim HJ, Lee J, et al. Risk of hepatocellular carcinoma in patients treated with entecavir vs tenofovir for chronic hepatitis B: A Korean Nation Wide Cohort Study [J]. JAMA Oncol, 2019, 5（1）：30-36.

[5] Ulcickas YM, Quesenberry CP Jr. Incidence of non-Hodgkin's lymphoma among individuals with chronic hepatitis B virus infection [J]. Hepatology, 2007, 46（1）：107-112.

[6] Chen CJ, Yang HI, Su J, et al. Risk of hepatocellular carcinoma across a biological gradient of serum hepatitis B virus DNA level [J]. JAMA, 2006, 295（1）：65-73.

[7] Andersen ES, Omland LH, Jepsen P, et al. Risk of all-type cancer, hepatocellular carcinoma, non-Hodgkin lymphoma and pancreatic cancer in patients infected with hepatitis B virus [J]. J Viral Hepat, 2015, 22（10）：828-834.

病例 13 3D 打印辅助复杂肝尾状叶肿瘤精准切除 1 例

关键词：肝尾状叶肿瘤；精准肝切除；3D 打印

一、病例介绍

患者男性，46 岁，因"体检发现右肝占位 1 周"入院，无腹痛、腹胀、无皮肤、巩膜黄染，无畏寒、发热。乙型肝炎病史 10 年余。

入院查体：T 36.8℃，P 78 次 / 分，R 18 次 / 分，BP 125/80mmHg，神志清楚。全身皮肤、巩膜无明显黄染，全身浅表淋巴结不大，未见肝掌、蜘蛛痣，四肢偏瘦，心脏查体未见异常，双肺呼吸音清，腹部平软，未见腹壁静脉曲张，未见胃肠型及蠕动波，全腹无明显压痛及反跳痛，未触及肿块，肝脾肋下未触及，移动性浊音阴性，肠鸣音正常，3 次 / 分。

辅助检查：血常规、尿常规、大便常规未见明显异常。肝功能：Alb 48.3g/L，TBil 23.5μmol/L，DBil 9.6μmol/L。肾功能、电解质及凝血功能未见明显异常。AFP 227.9ng/ml，ICG-15 定量 7.9%。HBV 血清学标志物 HBsAg、抗 -HBe、抗 -HBc 均为阳性，HBV DNA 7×10^2 拷贝 /ml。腹部彩色 B 超（2017-06-02）：肝实质弥漫性病变，右肝实质性结节，脾脏多发钙化灶。肝脏三期增强 CT（图 13-1，2017-06-05）：肝右前叶肿块，考虑肝癌可能性大，肝动脉右支供血于肿块，肝中静脉及肝右静脉受压，脾脏多发钙化灶，胆囊炎。

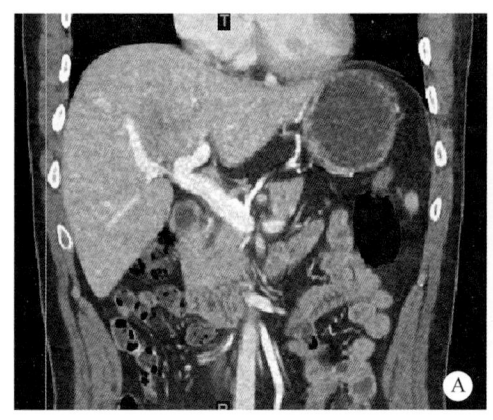

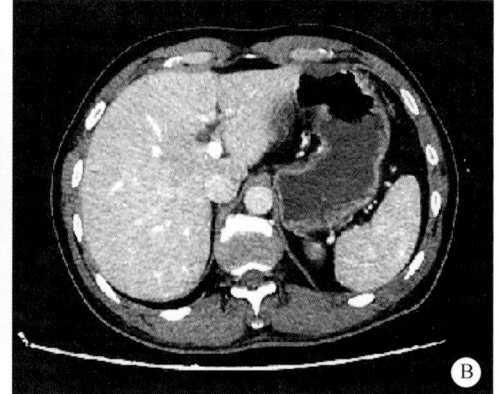

图 13-1　肝脏三期增强 CT 表现

入院诊断：①肝尾状叶占位——原发性肝癌，BCLC B 期；②慢性乙型肝炎；③肝炎后肝硬化；④胆囊炎；⑤脾脏多发钙化灶。

经过影像学评估，标准肝体积计算及术前评估，术前肝储备功能综合评估，考虑为原发性肝癌并肝中静脉可疑侵犯。术前检查未发现其他远处转移证据，有手术指征，无明显手术禁忌，计划手术方案为"正中入路肝尾状叶肿瘤切除术"。

术中所见：肝脏表面呈肝硬化结节样改变，肿瘤位于尾状叶靠近第二肝门处，大小约 5.5cm×5.0cm。切除胆囊，切断肝圆韧带、镰状韧带、右冠状韧带、右三角韧带、肝结肠韧带和肝肾韧带。钝性分开肝裸区直达下腔静脉，显露肝门切迹和右纵沟。在下腔静脉右壁到胆囊切迹切开肝包膜，超声刀离断肝实质，将左右肝劈离，自肝中静脉右侧逐步向第二肝门方向分离，充分显露肿瘤，离断部分肝中静脉右侧分支。自肿瘤下方开始逐步离断肿瘤周围血管，小心处理肝短静脉，避免损伤肝中静脉主干及门静脉右干，离断门静脉右支Ⅷ段分支，充分游离肿瘤右侧缘，逐步向肿瘤后方游离，离断数支下腔静脉与肿瘤间肝短静脉，逐步向第二肝门方向游离，离断数支小的肝静脉分支，最后将肿瘤自肝中静脉右侧缘分离，完整切除肿瘤（图 13-2）。

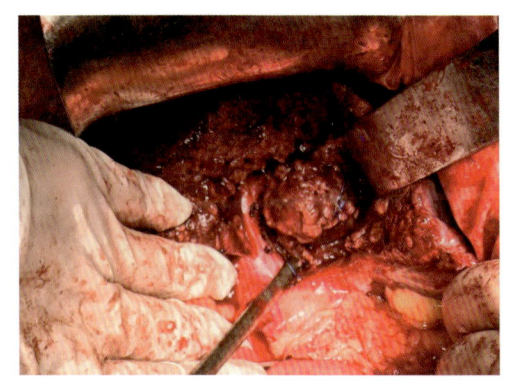

图 13-2　行正中入路将左右肝劈离可清晰显露尾状叶肿瘤

术后病理及免疫组化结果（图 13-3）：右肝中分化肝细胞癌（肿块呈多结节状，大小 5.5cm×5.0cm×4.5cm），未见肿瘤性坏死，可见微血管侵犯（MVI）2 个（M1），癌旁组织呈肝硬化改变，慢性胆囊炎；免疫组化示 AFP（+），CK19（散在 +），HepPar-1（+），Ki-67（55%）。

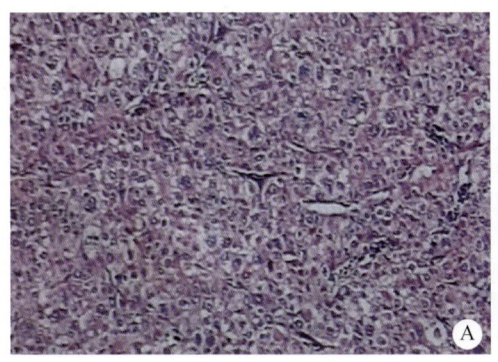

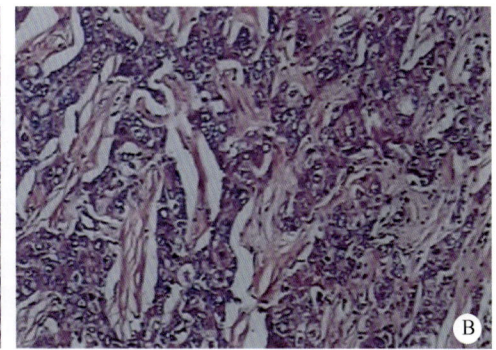

图 13-3　术后病理及免疫组化结果

患者为肝癌术后复发高危，术后密切随访，长期服用抗病毒药物恩替卡韦。患者术后 AFP 呈持续下降趋势，术后第 5 天 AFP 降为 13.37ng/ml。术后第 10 个月行常规复查时发现 AFP 升高（246.2g/ml），结合影像学表现诊断为肝癌复发。肝脏三期增强 CT（2019-04-16）：肝右叶、肝左外叶新发多发结节灶，复发可能性大。2018 年 4 月 23 日在介入科行经肝动脉化疗栓塞（TACE）[1]术。术后予口服阿帕替尼0.25g/d，至2018年8月再次复查时发现肝内新发病灶，考虑肝癌术后复发并肝内转移，TACE治疗术后。建议患者再次行TACE治疗，但患者因个人原因，拒绝治疗，并自行停用阿帕替尼。2019年7月患者出现胸腔积液，于当地医院行胸腔闭式引流术后症状缓解。截稿前患者已生存26个月。

二、临床诊治思维过程

1. 初步诊断

患者因体检发现肝占位入院，既往有长期乙型肝炎病史。AFP 227.9ng/ml，术前B超及CT提示肝右前叶肿块，增强CT有典型快进快出的表现，肝右动脉分支供血，肝中静脉受压变窄，局部与病灶分界不清，肝右静脉受压移位。患者合并肝炎后肝硬化。结合上述资料，临床诊断为右肝原发性肝癌。术前标准肝体积评估首先使用Stevenson公式计算体表面积（body surface area，BSA），本例BSA=$0.0061×H+0.0128×W-0.1529=1.64663$。基于亚洲人群的标准公式[2]计算标准肝体积（standard liver volume，SLV）=$706.2×BSA+2.4$（H为身高，167cm；W为体重，61kg）得出本例SLV=$1305.6cm^3$。术前肝储备功能综合评估：Child-Pugh A级，MELD评分8分，ICG-15 7.9%，患者SLV $1305.6cm^3$。

2. 充分的术前评估及手术方式的选择

患者为中年男性，一般情况好，HBV DNA定量不高，Child-Pugh分级为A级。但患者合并肝硬化，考虑肝中静脉受侵、尾状叶肿瘤体积大、肿瘤位置深在，不易切除，手术困难、风险大。及时准确地评估肿瘤切除可能的风险及手术预案显得尤为重要，为此我们组织了MDT[3]，广泛听取不同学科专家的意见，并利用3D建模/打印技术提出了三种可能的手术方案（图13-4）：①左侧入路，即扩大左半肝联合尾状叶切除；②右侧入路，即扩大右半肝联合尾状叶切除；③正中入路，即左右肝劈离肝脏肿瘤切除术。利用3D打印技术术前精确测算不同手术方案的残肝体积（standard remnant liver volume，sRLV）：左侧入路预计sRLV为41.8%，虽可满足手术要求，但因肿瘤可能侵犯肝右静脉，仍然难以保证充分的R0切缘；右侧入路预计sRLV仅为32.6%，术后发生肝衰竭的可能性较大。利用3D打印模型可以充分与患者沟通，经过再次科室会诊讨论，结合之前ALPPS（associating liver partition and portal vein ligation for staged hepatectomy）的手术经验[4]，最终选取了正中入路肝尾状叶肿瘤切除的方式，首先将左右肝劈离，在充分显露尾状叶肿瘤的情况下将肿瘤完整切除，最大限度地保留了患者残肝体积。

3. 术中注意事项

术中超声的应用是非常必要而且有价值的[5]，不仅可以应用术中超声定位MHV、RHV和肿瘤位置，避免不必要的血管损伤，而且可以判断是否有残存病灶或者转移病灶。术中Pringe阻断并非必需，在术中超声引导下，沿肝中静脉左侧缘劈离肝脏直达第一肝门及肝后下腔静脉，避免损伤MHV及RHV的主干，要小心处理肝短静脉，确切缝扎止血，避免影响视野或慌乱之中导致副损伤。术中发现肿瘤有假包膜，可据此将其完整切除，避免因损伤包膜而导致肿瘤种植转移或扩散。

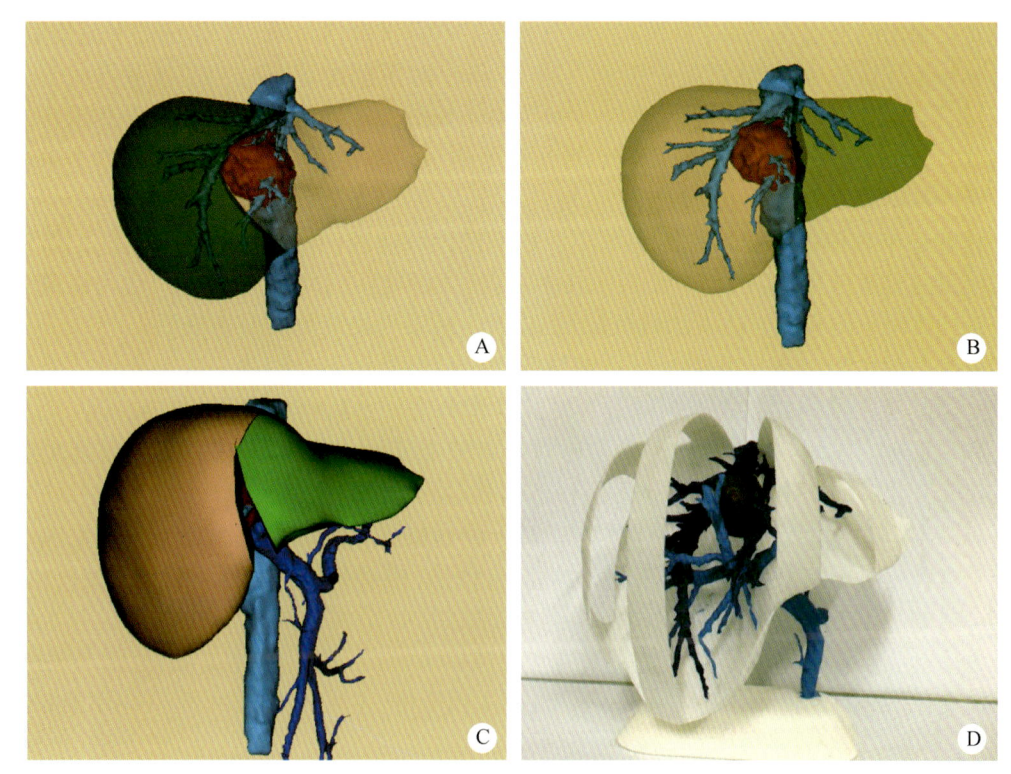

图 13-4 3D 模拟不同入路肝切除方案
A. 左侧入路；B. 右侧入路；C. 正中入路；D. 3D 打印模型

4. 术后辅助治疗及随访

患者术后病理为中分化肝细胞癌，有血管侵犯，MVI 2 个。BCLC 分期为 B 期，预后较差。术后 10 个月 AFP 上升至 246.2g/ml，CT 提示新发结节灶。在介入科行肝癌 TACE 术，并予阿帕替尼口服 3 个月。术后 AFP 持续下降，但 TACE 术后 2 个月复查再次出现 AFP 上升，MRI 提示再次出现新发病灶及肝内转移灶。患者因经济原因拒绝行再次介入手术及后续靶向治疗。截稿前 1 个月，患者因胸腔积液入当地医院治疗，予对症处理，现已出院。

三、诊疗体会

肝尾状叶肿瘤切除术一直以来都是肝胆外科领域的"珠峰"，由于尾状叶多位于肝脏深面，毗邻下腔静脉和第一肝门，其结构复杂，周围重要管道繁多，显露困难，因而手术难度极大。在本例中应用了 3D 建模/打印技术重构了肿瘤模型，充分了解了肝尾状叶肿瘤与毗邻血管的位置关系，考虑到了可能的血管侵犯、扩大切除范围等问题，提出了三种可能的切除预案，组织 MDT 先后两次对患者病情及手术方案进行了讨论。也将加速康复外科（ERAS）的理念贯穿于患者治疗的全过程[6]，例如：①短半衰期麻醉药（如瑞芬太尼等）的应用；②术中患者体温的维持，使用输液加热装置、保温毯、温热盐水冲洗腹腔；③术中控制性输液，低中心静脉压，减少术中出血量，避免输血；④精准肝切除，保留非必须离断肝血管，不过分游离、挤压肝脏；⑤精准肝门解剖，个体化的肝血流阻断，慎行 Pringle 阻断；⑥双套管腹腔引流，24～48 小时早期拔管，24 小时拔除导尿管，不常规留置胃管；⑦术后早期下床活动，术后第 1 天进食流质；⑧常规镇痛；⑨良好的围术期营养支持。ERAS 理念的应用使患者达到了最小创伤和快速康复的和谐统一，患者术后 5 天即基本康复出院也是其价值的体现。

随着近年来精准肝切除理论的提出，如何最大可能地切除肿瘤、减小创伤，体现了术前决策的重要性[7]。3D 建模 / 打印技术不仅可以模拟手术切除的过程，也可以最大程度精确计算出不同切除方法下的残肝体积 sRLV，为手术决策提供最佳依据。

患者肿瘤位置特殊，肝中及肝后静脉受压，但诸静脉走行清晰，未见血栓，未见肝内及肝外其他转移病灶，故本例以外科切除手术为主。术后病检发现 MVI 2 个，为术后复发高危征兆[8]。告知患者病情，术后对患者加强随访，术后 10 个月发现肝癌复发，行 TACE 联合靶向药物治疗，但患者因经济困难等原因未能坚持治疗。

总结本例患者的诊疗过程可以发现，对于肿瘤位置特殊的肝癌患者，不仅要求术前充分了解肿瘤毗邻的重要血管，进行围术期综合评估，准确判断肝脏储备功能和残肝体积，拟定合适的手术方案，也要利用大型综合性医院的医疗资源，积极开展 MDT，对术后复发高危的肝癌患者，加强术后随访，及早开展包括 TACE、靶向药物或免疫治疗等在内的综合性治疗措施，从而延长患者生存期，提高生活质量。

四、专家点评

原发性肝癌是我国发病率较高的恶性肿瘤之一，大多与 HBV 感染相关，肝硬化是肝癌发生的独立危险因素，因此多数 HBV 相关的原发性肝癌存在肝硬化的基础。手术切除仍是原发性肝癌治疗的主要有效手段，由于肝硬化肝脏储备功能显著降低，肝脏储备功能差或肝脏切除术后残肝体积过小，均可能导致患者术后发生肝功能失代偿，甚至肝衰竭，影响患者的生存与预后。如何实现最大可能地切除肿瘤，同时减少肝脏损伤，做到术前对肝脏储备功能、肝脏体积、肿瘤大小与位置的准确评估及切除后残肝大小的精准预测，对决策手术方式、降低手术风险显得尤为重要。

本病例诊断明确，系 HBV 相关的原发性肝癌，位于肝尾状叶，手术难度大，且合并有肝硬化。本病例在充分评估肝脏储备功能及肝脏体积的基础上，依据精准肝切除理论，应用 3D 建模 / 打印技术重构了肿瘤模型，充分了解了肝尾状叶肿瘤与毗邻血管的位置关系，考虑到了可能的血管侵犯、扩大切除范围等问题，提出了三种可能的切除预案，在此基础上，进一步综合分析，最终为患者制定了个体化的手术方案，最大限度地保留患者残肝体积，取得了良好的手术效果。

使用 3D 建模 / 打印技术不仅可以模拟手术切除的过程，也可以最大程度精确计算出不同切除方法下的残肝体积 sRLV，为手术决策提供了最佳依据。3D 打印技术能协助医生做到个体化、精准化设计更加合理的手术方案，从而使患者获益最大化，同时降低手术风险，值得借鉴和推广。

作者：刘刚　周文炫　龚连生（中南大学湘雅医院肝胆胰外科）

点评者：蔺淑梅（西安交通大学第一附属医院）

参 考 文 献

[1] 武健,尹芳,罗贯虹,等.经肝动脉化疗栓塞术联合阿帕替尼治疗中晚期原发性肝癌的效果及安全性分析[J].临床肝胆病杂志,2018,34(4):775-778.

[2] Kokudo T, Hasegawa K, Uldry E, et al. A new formula for calculating standard liver volume for living donor liver transplantation without using body weight [J]. J Hepatol, 2015, 63 (4): 848-854.

[3] Labadie KP, Schaub SK, Derek K, et al. Multidisciplinary approach for multifocal, bilobar hepatocellular carcinoma: A case report and literature review [J]. World J Hepatol, 2019, 11 (1): 119-126.

[4] 周承汇,罗慧,李嘉荣,等.腹腔镜辅助与开腹ALPPS治疗肝癌的近期疗效比较[J].中国普通外科杂志,2019,28(3):366-370.

[5] Yang W, Yan K, Wang S, et al. Differential diagnosis of arterial phase enhanced hepatic inflammatory lesions and hepatocellular carcinomas with contrast-enhanced ultrasound [J]. Ultrasound Med Biol, 2016, 42 (1): 82-91.

[6] Michael JH, Stephen M, Stephen JW. Enhanced recovery following liver surgery: A systematic review and meta-analysis [J]. HPB, 2014, 16 (8): 699-706.

[7] Qiu YD, Zhu XH, Zhu RX, et al. The clinical study of precise hemihepatectomy guided by middle hepatic vein [J]. World J Surg, 2012, 36 (10): 2428-2435.

[8] Banerjee S, Wang DS, Kim HJ, et al. A computed tomography radiogenomic biomarker predicts microvascular invasion and clinical outcomes in hepatocellular carcinoma[J]. Hepatology, 2015, 62(3): 792-800.

病例 14　肝细胞癌伴胆管癌栓 2 例 MDT 讨论

关键词：肝细胞癌伴胆管癌栓；诊断；治疗；文献复习

一、病例介绍

病例 1

患者男性，46 岁，因"腹胀、腹痛 2 个月，加重伴皮肤黄染 7 天"入院。2 个月前患者无明显诱因出现上腹部阵发性胀痛，进食后有所加重。7 天前上述症状加重，伴大便颜色变浅和小便深黄。患者有多年乙肝病史，未正规诊疗。

入院查体：患者全身皮肤及巩膜中度黄染；腹部稍膨隆，腹壁见散在蜘蛛痣，右上腹及剑突下深压痛，无反跳痛及肌紧张，Murphy 征阴性，全腹未扪及明确的包块，肝脾肋缘下未触及，移动性浊音阴性。

辅助检查：血常规示中性粒细胞 2.92×10^9/L，白细胞 4.31×10^9/L，血红蛋白 132g/L；血清生化示 ALT 75.0U/L，AST 54.7U/L，TBil 175μmol/L，DBil 161.1μmol/L，Alb 43g/L；凝血功能未见明显异常；乙肝血清学标志物示 HBs Ag > 150ng/ml，抗 -HBs > 1.6PEIU/ml；抗 -HBc > 8.0PEIU/ml；HBV DNA 定性阳性，HBV DNA 荧光定量为 1.04×10^3U/ml；肿瘤学标志物 AFP 357.17ng/ml，CA19-9 357.53U/ml。腹部彩超：左肝内及肝门部见占位灶，肝内外胆管扩张明显。磁共振胰胆管成像（MRCP）：肝内及肝门部见多发占位影，T_1 加权像显示左肝外叶及肝门部占位呈低信号，T_2 加权像显示左肝外叶及肝门部占位呈高信号，胆管水成像示肝门部充盈缺损，肝内胆管扩张明显。PET/CT 检查：肝内及肝门部见局部糖代谢增高，病灶边界欠清晰，考虑肝门部胆管癌可能，伴多发肝脏转移可能（图 14-1）。

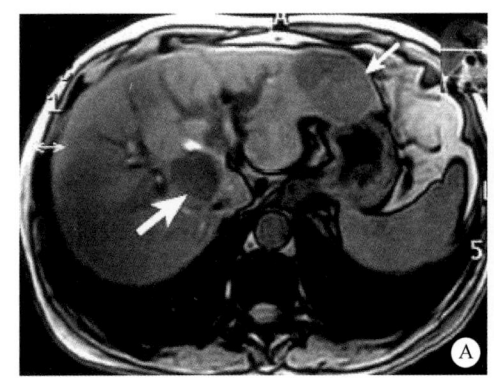

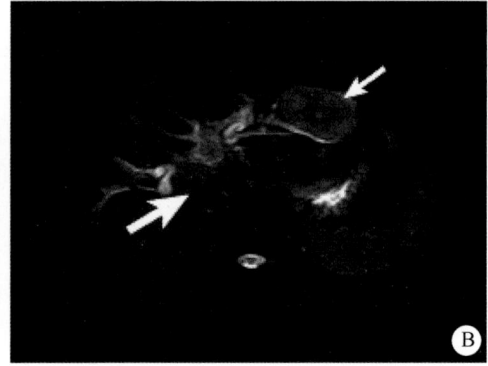

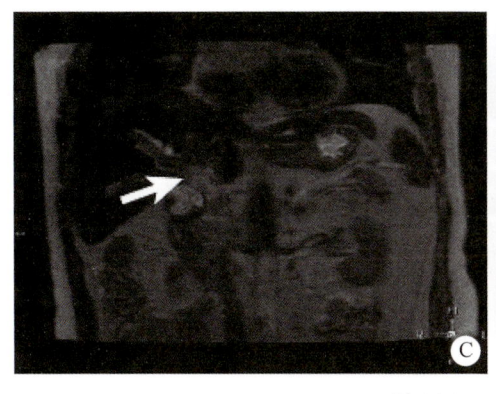

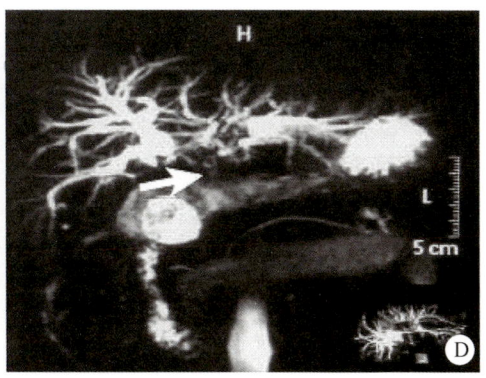

图 14-1 MRCP 表现

A. T₁ 加权像示左肝外叶及肝门部占位呈低信号；B. T₂ 加权像示左肝外叶及肝门部占位呈高信号；C. 冠状位图像示肝内及肝门部软组织占位影；D. 胆管水成像示肝门部充盈缺损，肝内胆管扩张明显；粗白箭指示肝门部胆管内占位，细白箭指示左肝外叶占位

入院诊断：左肝癌；肝门部胆管癌。

患者以腹痛、腹胀及黄疸为主诉入院，既往患者有肝炎病史，结合实验室及影像学检查，患者 AFP 357.17ng/ml，CA19-9 357.53U/ml，相较 AFP 而言，CA19-9 升高明显，故考虑肝门部胆管癌伴肝内转移可能性大，结合 PET-CT 所示，患者右肝及其他部位未见明显转移。术前检查未见明显禁忌，行"左半肝、左侧尾状叶及肝外胆管切除+肝肠吻合+肝门淋巴结清扫术"，术后病理诊断"左半肝、尾状叶：低分化肝细胞癌；胆管内癌栓：肝细胞肝癌巢团"。该患者术后终身服用抗病毒药物治疗，随访至今未见肿瘤复发（图 14-2～图 14-4）。

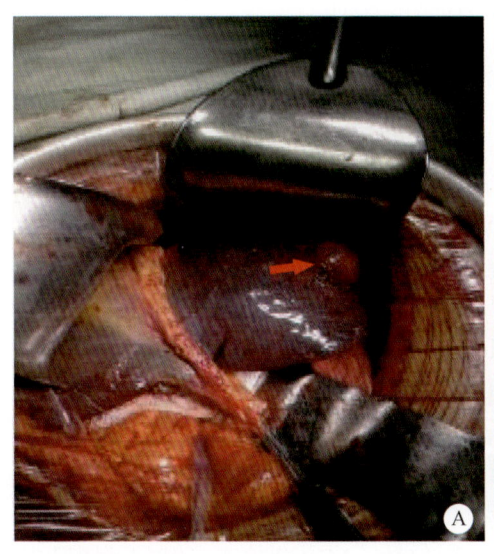

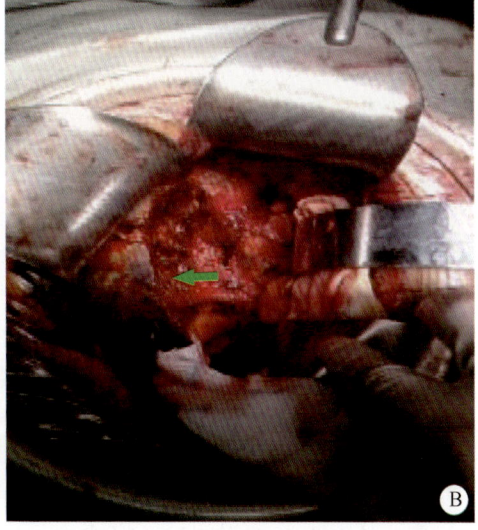

图 14-2 左半肝+左侧尾状叶+肝外胆管切除+肝肠吻合+肝门淋巴结清扫术中操作

A. 开腹后探查，红箭指示左肝外叶占位；B. 术中切除左半肝，绿箭指示肝断面

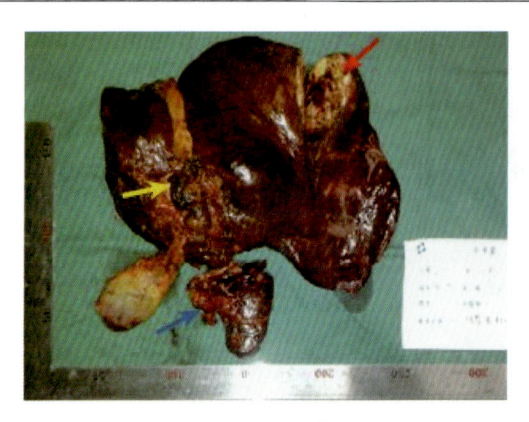

图 14-3 术后大体标本

黄箭指示肝门部胆管内癌栓，红箭指示左肝癌，蓝箭指示左侧尾状叶

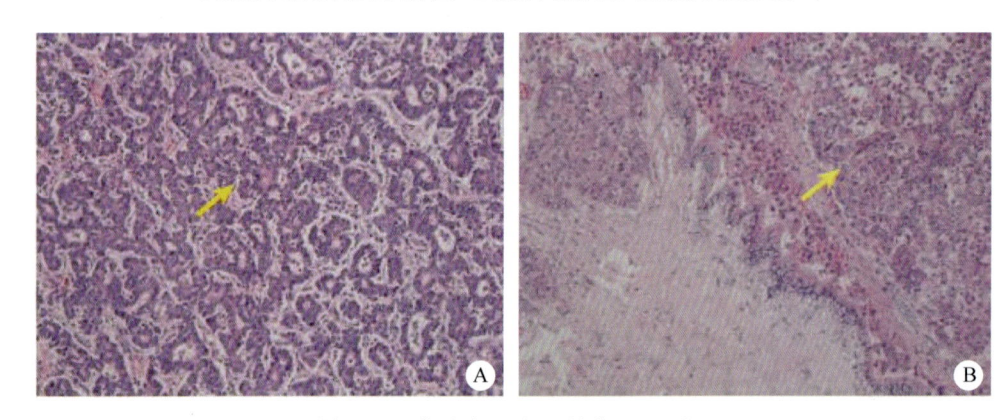

图 14-4 术后病理（HE 染色×200）

A. 左肝外叶占位切片行 HE 染色，可见组织内大量 HCC 巢团（黄箭）；B. 胆管及胆管内癌栓切片行 HE 染色，可见癌栓内 HCC 巢团（黄箭）

病例 2

患者男性，50 岁，因"腹胀半年，加重伴皮肤黄染 15 天"入院。半年前患者无明显诱因出现上腹部胀痛，伴烧灼感、小便黄，15 天前上述症状加重，并伴皮肤黄染和瘙痒，小便深黄，大便发白。患者述有多年"乙肝病毒携带"病史，未进行相关抗病毒治疗。

入院查体：患者皮肤及巩膜黄染明显。腹平坦，无胃肠型及蠕动波，无腹壁静脉曲张，腹部柔软，无压痛、反跳痛及肌紧张，Murphy 征阴性，全腹未扪及异常包块，肝脾肋缘下未触及，肝区和双肾区无叩击痛，移动性浊音阴性，肠鸣音正常。

辅助检查：肝功能检查示 ALT 168U/L，AST 122U/L，Alb 40g/L，TBil 216μmol/L，DBil 187μmol/L；HBV DNA 定性阳性，HBV DNA 定量为 2.17×10^4 U/ml；肿瘤标志物 AFP＞1000ng/ml，CA19-9 324U/ml。增强 CT 检查：肝门部见软组织占位影，约 2cm×1cm，肝内胆管扩张明显，肝内未见明显占位灶。MRCP 检查：肝门部胆管内结节状异常信号影伴高位胆管梗阻，肝内胆管扩张明显，肝内见多发小结节影（图 14-5），考虑肿瘤或其他疾病。PET/CT 检查：肝门部局部糖代谢增高，考虑肝门部胆管癌。

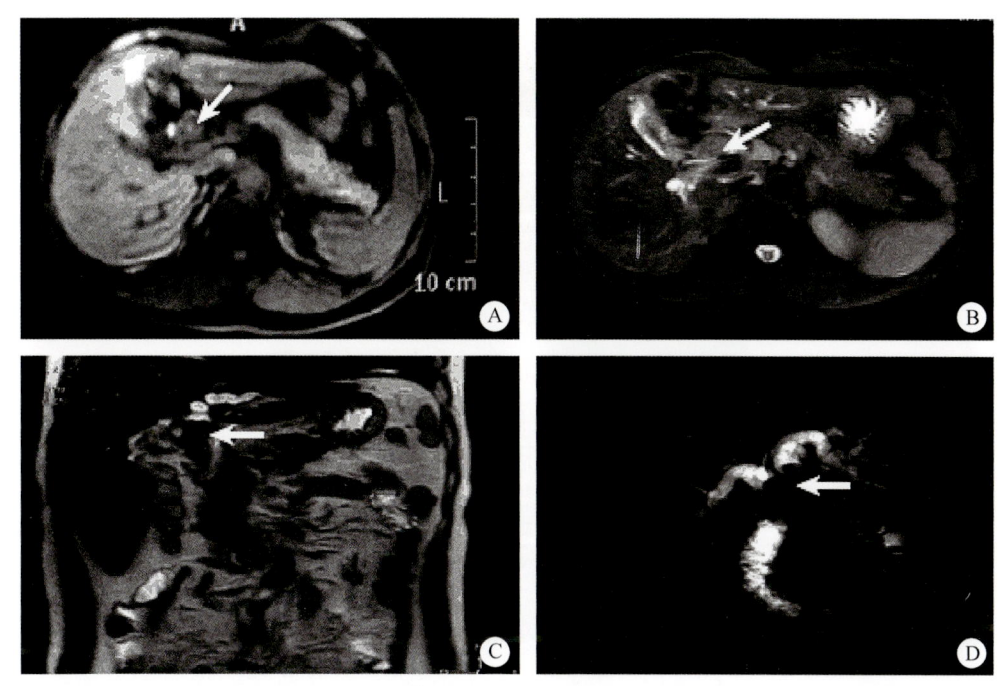

图 14-5　MRCP 表现

A. T₁ 加权像肝门部见较低信号的占位灶；B. T₂ 加权像肝门部见较高信号的占位灶；C. 冠状位图像肝门部见稍低信号的软组织肿块；D. 胆道水成像示肝门部充盈缺损，肝内胆管扩张明显；白箭指示肝门部占位

入院诊断：肝门部胆管癌？

患者以腹痛、腹胀及黄疸为主诉入院，既往有肝炎病史，结合实验室及影像学检查结果，AFP > 1000ng/ml，升高明显，但同时伴 CA19-9 升高明显（324U/ml），结合影像学结果考虑肝门部胆管癌伴肝内转移，不排除肝癌伴肝门部胆管内癌栓形成可能。术前辅助检查未发现手术禁忌证，遂行"左半肝及肝外胆管切除＋肝肠吻合＋肝门淋巴结清扫术"，术后病理结果：左半肝、尾状叶中分化肝细胞癌，胆管内癌栓——肝细胞癌巢。患者术后终身服用抗病毒药物治疗，随访至今未见肿瘤复发（图 14-6～图 14-8）。

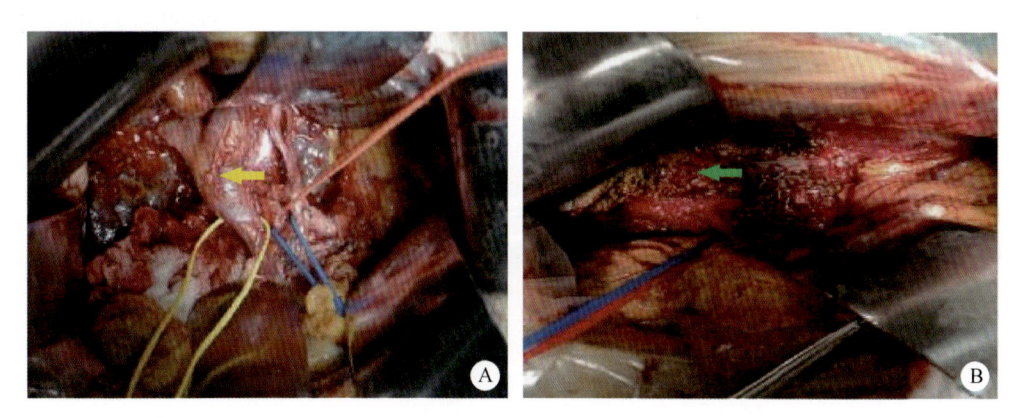

图 14-6　左半肝及肝外胆管切除＋肝肠吻合术＋肝门淋巴结清扫术中操作

A. 术中胆道探查，黄箭指示癌栓；B. 术中切除左半肝，绿箭指示肝断面

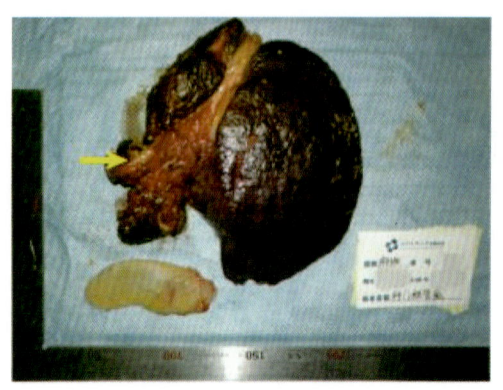

图 14-7　术后大体标本

黄箭指示胆管内癌栓

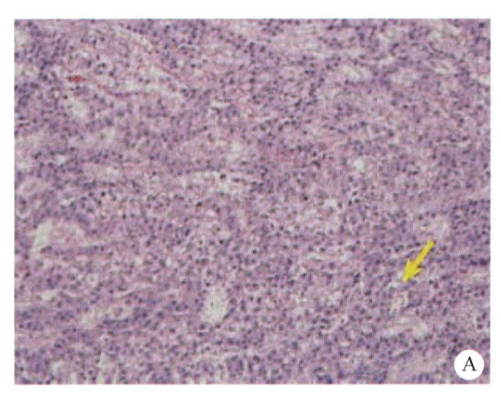

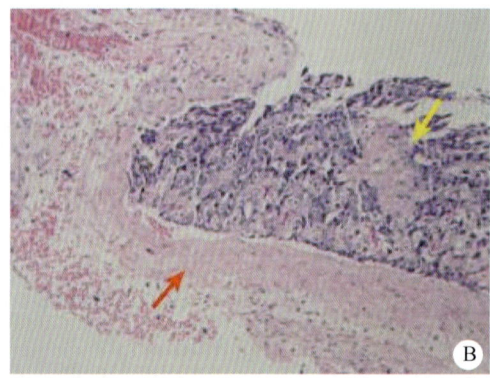

图 14-8　术后病理学检查结果（HE 染色，×200）

A.肝癌组织切片行 HE 染色，组织内见大量 HCC 巢团（黄箭）；B.胆管及胆管内癌栓切片行 HE 染色，示癌栓内 HCC 巢团（黄箭），红箭指示胆管壁

二、临床诊治思维过程

两例患者均以腹痛、腹胀及黄疸为主诉入院，既往有肝炎病史，结合实验室及影像学检查结果，考虑肝门部胆管癌伴肝内转移，不排除肝癌伴肝门部胆管内癌栓形成可能。患者入院后，主管医师组织医院影像科、肿瘤科、感染科、介入科及肝胆外科等进行 MDT 讨论，MDT 讨论总结：患者以腹痛、腹胀及黄疸为主诉入院，既往有肝炎病史，结合实验室及影像学检查，两例患者 AFP＞1000ng/ml，升高明显，同时伴 CA19-9 升高明显（＞300U/ml），结合影像学结果，考虑肝门部胆管癌伴肝内转移，不排除肝癌伴肝门部胆管内癌栓形成可能。根据两例患者一般状况和肝功能情况，可行"肝外胆管切除＋左半肝切除＋肝肠吻合＋肝门淋巴结清扫术"，根据术中超声确定肝切除范围，根据术中冰冻病理结果确定肝外胆管切除范围。两名患者术后均终身抗病毒治疗，由于该病的发生率低，临床上对其认识不够，需要长期随访观察预后。

三、诊疗体会

HCCBDTT（肝细胞癌伴胆管癌栓）由 Lin 等[1]于 1975 年首次报道，Lin 等将伴有梗阻性黄疸的 HCC 命名为"淤胆型肝癌"。该病通常以无痛性进行性黄疸或以腹痛、发热、黄疸等胆道感染症状为首发表现，也可由于癌栓坏死脱落致胆道再通而呈波动性黄疸。癌栓在胆管内并不具备良好的生长环境，因胆汁偏碱性，具有一定的腐蚀性，且胆管内缺乏充分的血供，但癌栓仍能保持较快的速度生长，说明癌栓具有较强的"生存能力"。李江等[2]报道，伴 BDTT 形成的肝癌原发灶结节的直径大多＞5cm。然而，目前普遍认为，是否存在 BDTT 与肝癌病灶的大小和分期无关，甚至有报道术前与术中均未发现肝内原发灶，却发现胆管内癌栓，这可能与原发肿瘤的高浸润性有关。Pang 等[3]报道，HCCBDTTT 较不伴 BDTT 的 HCC 有更强的淋巴及微血管侵犯能力，而前者的肝癌干细胞标志物，包括 CD133、CD90、上皮细胞黏附分子（EpCAM）、细胞角蛋白 19（CK19）、血管内皮生长因子（VEGF）和酪氨酸激酶受体蛋白（C-kit），较后者有更高的表达。Ueda 等[4]将 HCCBDTT 分为 4 型：Ⅰ型，癌栓位于右或左肝管，但未及汇合部；Ⅱ型，癌栓位于左或右肝管，已超过汇合部；Ⅲ型，癌栓已达到肝总管或胆总管；Ⅳ型，左右肝管及肝外胆管均有癌栓。而 Satoh 等[5]将其分为三型：Ⅰ型，癌栓位于胆管的一级分支，未及汇合部；Ⅱ型，癌栓延伸超过左右肝管汇合部；Ⅲ型，癌栓游离于原发肿瘤，在胆总管腔内生长。笔者认为，Satoh 分型更简洁实用，对于外科手术方式的选择更具指导意义。按照 Satoh 分型，本组两例患者均属于 Satoh Ⅱ型，癌栓延伸超过左右肝管汇合部，其中病例 1 的 CA19-9 升高程度较 AFP 更为明显，MRCP 检查示肝门部充盈缺损明显，故更易误诊。

由于该病的发生率低，临床上对其认识不深，且常以无痛性梗阻性黄疸或胆道感染为主要临床表现，易误诊为胆道结石、胆管癌、壶腹周围癌等，尤其对于超声或 CT 等影像学检查未发现肝内病灶、AFP 阴性及 CA19-9 异常升高的患者，诊断更为困难，因此该病的术前误诊率较高。据 Chen 等[6]报道，HCCBDTT 的术前误诊率高达 50%。据崔宏等[7]报道，对于 HCCBDTT 患者，术前超声、CT、MRI、经内镜逆行胰胆管造影（ERCP）和经皮肝穿刺胆道造影（PTC）的检出率分别为 46%、59%、64%、75% 和 90%（共计 148 例患者）。据谭蔚锋等[8]报道，对于 HCCBDTT 患者，ERCP/MRCP 的检出率为 92%，较超声及 CT/MRI 的检出率均有明显提升。MRCP 因其无创性，在显示胆管方面优势明显，可直接观察胆管管径、分布、形态及管腔内充盈缺损影，也可更好地观察梗阻端周围的肿块或结石，以及胆管壁增厚强化情况，帮助梗阻水平的定位诊断和梗阻病因的定性诊断，可作为疑似该病时的首选检查。而 ERCP 及 PTC 均为有创性检查，可导致出血、感染等相关并发症，笔者认为一般不作为常规检查。术中癌栓易于剥除，肉眼观呈棕黑色或紫黑色，送术中冰冻病理检查可确诊，同时应用术中超声可发现术前影像学检查未发现的肿瘤和观察癌栓是否取净，也可结合胆道镜观察癌栓对胆管壁的侵犯情况，并指导手术方式的选择。笔者认为，加深临床医师及影像医师对该疾病的认识，结合肝炎病史和 AFP 异常升高结果，合理选择影像学检查，有助于降低误诊率。

HCCBDTT 并非属于晚期肝癌，这已成为共识，外科手术治疗能延长患者的生存期，提高生活质量[9,10]。HCCBDTT 的手术治疗原则为根治性切除肝癌病灶、取净癌栓、解除梗阻及通畅引流[11,12]。笔者认为，对于 HCC 伴肝门部胆管内癌栓形成的患者，应行规则肝切除＋肝外胆管切除＋胆管成形＋胆管、空肠吻合术，能使患者获得更好的预后。而当术前、术中未发现原发病灶或患者因各种原因无法耐受大手术时，可行胆管切开取

栓 +T 管引流术。对于术前评估无法耐受手术的患者，也可行减黄手术，以肝动脉导管化疗栓塞为基础的新辅助化疗可以有效延长生存期。

四、专家点评

胆管内癌栓形成并造成梗阻性黄疸的肝细胞肝癌是一种临床少见的特殊类型，其发生率为 1.5%～10%，胆管癌栓一般认为由以下途径形成：①肝癌细胞直接侵犯肝内胆管并在其中形成癌栓阻塞胆道；②肝癌细胞脱离原发灶种植于肝内外胆道的管腔而形成胆管阻塞；③癌细胞先侵入门静脉或淋巴管，再侵入胆管壁；④门静脉癌栓侵入邻近的胆管；⑤癌细胞经神经鞘间隙侵入胆管壁；⑥癌细胞侵入胆管壁上的滋养细胞，再突破胆管上皮进入胆管腔内。临床上如果以阻塞性黄疸或胆道感染的症状为表现，容易误诊为胆石症及胆管癌，需要注意鉴别。AFP 增高、慢性肝炎病史伴不同程度肝硬化、肝内肿瘤、胆管扩张等是原发性肝癌合并胆管癌栓的共同特点。本文两例患者以上 4 条均符合，由于两例患者除了 AFP 增高外，CA19-9 都有明显增高，容易造成胆管癌的假象，故初步诊断未能准确判断是肝癌伴胆管癌栓形成还是胆管癌伴肝内转移，最终均依靠病理得以证实，确诊为肝细胞癌伴胆管癌栓。

两例患者的诊治经过也提示临床医生应该正确掌握实验室检查的意义，以免得出错误的判断而影响最终的诊断。对于 CA19-9，除了胰腺和胆道肿瘤时可以增高外，胆道炎症及梗阻时均可以增高，在有长期 HBV 感染的背景下出现 AFP 明显增高，肝内占位胆管扩张应首先考虑肝细胞癌合并胆道癌栓。

此外，这两个病例在发现肝内占位前均有长期的 HBV 携带史，HBV DNA 均为阳性，都未进行抗病毒治疗，这是肝癌发生的重要原因。大量的临床研究已证实，抗病毒治疗可以降低肝癌的发生率；对于已经发生肝癌的患者，在外科及介入治疗的同时积极给予强效低耐药抗病毒药物治疗，有助于减少肝癌复发，改善生活质量、延长生存期。

MDT 模式在疑难危重病例的诊断及治疗的优势与重要性已经得到广泛认同，患者及医生都可以从中获益。这两个病例在入院后经过 MDT 模式，得到及时诊断和合理治疗，值得肯定及借鉴。

作者：李波　胡浩文　舒强　彭方毅　淦宇　苏松（西南医科大学附属医院肝胆外科）
点评者：左维泽（石河子大学第一附属医院）

参 考 文 献

[1] Lin TY, Chen KM, Chen YR, et al. Icteric type hepatoma [J]. Med Chir Dig, 1975, 4 (5-6): 267-270.

[2] 李江, 侯宇, 刘斌, 等. 肝细胞癌合并胆管癌栓的诊疗现状与展望 [J]. 中华肝胆外科杂志, 2005, 11 (12): 857-859.

[3] Pang YB, Zhong JH, Luo XL, et al. Clinicopathological characteristics and liver stem cell marker expression in hepatocellular carcinoma involving bile duct tumor thrombi [J]. Tumour Biol,

2016, 37 (5): 5879-5884.

[4] Ueda M, Takeuchi T, Takayasu T, et al. Classification and surgical treatment of hepatocellular carcinoma (HCC) with bile duct thrombi [J]. Hepatogastroenterology, 1994, 41 (4): 349-354.

[5] Satoh S, Ikai I, Honda G, et al. Clinicopathologic evaluation of hepatocellular carcinoma with bile duct thrombi [J]. Surgery, 2000, 128 (5): 779-783.

[6] Chen MF, Jan YY, Jeng LB, et al. Obstructive jaundice secondary to ruptured hepatocellular carcinoma into the common bile duct. Surgical experiences of 20 cases [J]. Cancer, 1994, 73 (5): 1335-1340.

[7] 崔宏, 高琴琴, 黄长山, 等. 肝癌伴胆管癌栓148例分析 [J]. 中国误诊学杂志, 2006, 6 (23): 4629.

[8] 谭蔚锋, 冉荣征, 杨昊玉, 等. 原发性肝癌伴胆管癌栓误诊分析 [J]. 第二军医大学学报, 2013, 34 (4): 411-415.

[9] Qiao W, Yu F, Wu L, et al. Surgical outcomes of hepatocellular carcinoma with biliary tumor thrombus: a systematic review [J]. BMC Gastroenterol, 2016, 16: 11.

[10] Orimo T, Kamiyama T, Yokoo H, et al. Hepatectomy for hepatocellular carcinoma with bile duct tumor thrombus, including cases with obstructive jaundice [J]. Ann Surg Oncol, 2016, 23 (8): 2627-2634.

[11] 王庆新, 严以群, 吴孟超. 肝细胞性肝癌伴胆管癌栓的手术治疗 [J]. 中华肝胆外科杂志, 2009, 15 (5): 385-386.

[12] Yu XH, Xu LB, Liu C, et al. Clinicopathological characteristics of 20 cases of hepatocellular carcinoma with bile duct tumor thrombi [J]. Dig Dis Sci, 2011, 56 (1): 252-259.

病例 15　肝内胆管细胞癌的综合诊治 1 例

关键词：肝内胆管细胞癌；多学科诊治；诊治思路

一、病例介绍

患者女性，54 岁，主因"HBsAg 阳性 40 年，发现肝占位 1 年"入院。40 年前，患者体检发现 HBsAg 阳性，肝功能正常，无不适症状，未行进一步诊治，此后每 2～3 年复查一次，均无异常。1 年前于笔者所在医院门诊复查 MRI 提示肝 S4 段 4.9cm×3.0cm 占位性病变（图 15-1），AFP 正常，肿瘤标志物正常，诊断考虑肝内胆管细胞癌可能。患者于外院先后两次行射频消融术，术后 3 个月、6 个月复查均未见复发。1 周前于笔者所在医院门诊再次复查提示肝 S4 原病灶旁新发占位性病灶，大小 2.9cm×2.0cm（图 15-2），符合恶性肿瘤表现，考虑肝内胆管细胞癌。

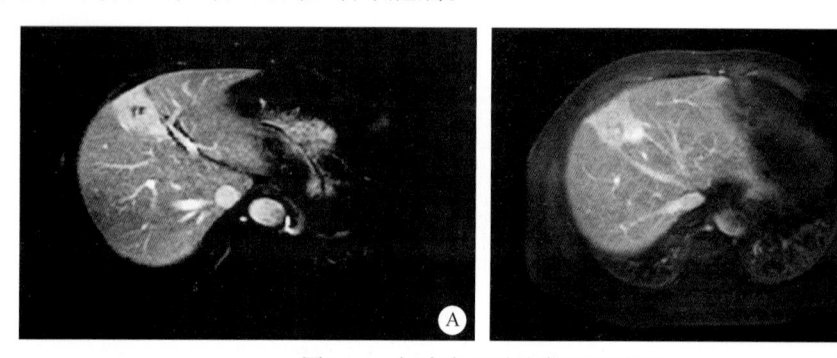

图 15-1　初次发现时肿瘤 MRI 表现

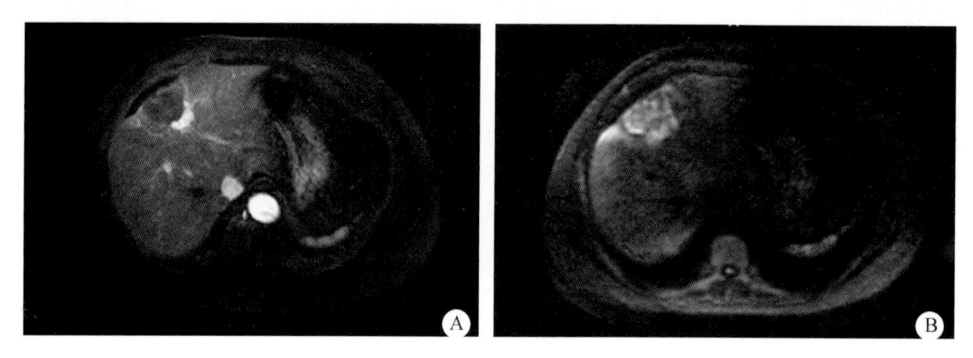

图 15-2　入院时 MRI 表现

二、临床诊治思维过程

入院后查肿瘤标志物 CA19-9、CEA、AFP，提示正常，ECOG-PS 1 分，肝功能

Child-Pugh 评分 A5，肿瘤分期 Ⅰa 期，依据《原发性肝癌诊疗规范（2017 年版）》可选择治疗方案包括手术切除或者消融术。因患者既往曾行消融术，术后复发，故与患者充分沟通后拟行手术切除（左半肝切除）治疗。手术后病理：（左半肝）肝内胆管细胞癌，中分化（GⅡ），大小 6cm×5cm×4.5cm，大胆管周围神经可见肿瘤侵犯，血管内未见癌栓形成，切缘未见癌组织，T3NxMx；背景肝组织为慢性病毒性肝炎，乙型，G2S2，肝细胞中度脂肪变性。术后未给予特殊抗肿瘤药物治疗，每 2～3 个月复查一次。

术后第 14 个月复查时腹部 MRI 提示肝脏未见肿瘤复发，但是左侧腹膜后可见肿大淋巴结，不排除转移。查肿瘤标志物 CA19-9、CEA、AFP 正常，建议患者行腹膜后淋巴结放射治疗，患者拒绝，遂定期复查。

术后 17 个月复查腹部 MRI 提示肝脏切缘异常信号影，直径分别为 1.1cm、0.5cm，左侧腹膜后淋巴结未见明显增大。查肿瘤标志物 CA19-9、CEA、AFP 正常，PET-CT 检查未见异常高代谢病灶，不支持肿瘤复发诊断。遂建议患者密切随访观察。

术后 20 个月复查腹部 MRI 提示肝脏切缘异常信号影增大，分别为 2.2cm×1.5cm、1.3cm×1.2cm（图 15-3），左侧腹膜后淋巴结未见明显增大。复查肿瘤标志物 CA19-9、CEA、AFP，提示正常。经第一次多学科综合讨论，认为肝内有肿瘤复发，肝外淋巴结不能完全排除转移。建议给予"局部与整体并举"的治疗策略，也就是经肝动脉化疗栓塞术序贯细胞治疗方案。局部治疗即肝脏行肝动脉化疗灌注（洛铂 20mg）2 次，整体治疗即细胞免疫治疗（CIK 细胞疗法 2 个周期），治疗持续 1 个月，治疗后 2 个月复查影像学未见肝脏及腹膜后淋巴结病灶进展，评估治疗效果为 CR。

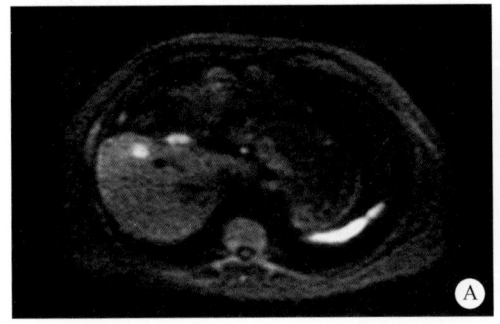

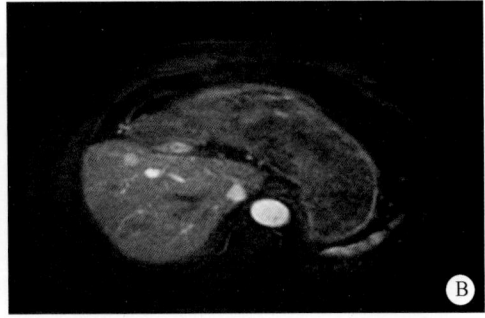

图 15-3 术后 20 个月 MRI 表现

术后 24 个月复查腹部 MRI 提示肝脏切缘异常信号影进一步增大，分别为 3.1cm×2.5cm，1.5cm×0.9cm，腹膜后淋巴结未见显示。复查肿瘤标志物 CA19-9、CEA、AFP 提示正常。肝功能 Child-Pugh 评分 A5。依据《原发性肝癌诊疗规范（2017 年版）》建议选择消融术治疗，但患者拒绝，要求观察。

术后 25 个月复查腹部 MRI 提示肝脏切缘异常信号影进一步增大，最大为 3.5cm×3cm（图 15-4），腹膜后淋巴结未见显示。复查肿瘤标志物 CA19-9、CEA、AFP 提示正常。经第二次多学科综合讨论，认为肝内肿瘤有两处复发，但局限在肝右前叶，肝外淋巴结基本排除转移。建议给予"治疗与预防并举"的治疗策略，即在手术根治性切除基础上给予靶向药物治疗预防肿瘤再发。第一步先行肝右前叶手术切除，术后病理：（肝右前叶）肝内胆管细胞癌，中分化伴坏死形成，大小 2.5cm×1.3cm×1.3cm，3cm×1.7cm×1.7cm；

切缘未见癌组织；T3NxMx。背景肝组织为慢性病毒性肝炎，乙型，G2S2。第二步行基因检测，寻找变异靶基因，以实现精准治疗。经检测，发现变异的基因为 p.E726K 活化突变，对 MTOR 抑制剂依维莫司敏感，遂在术后加用依维莫司抗肿瘤治疗。

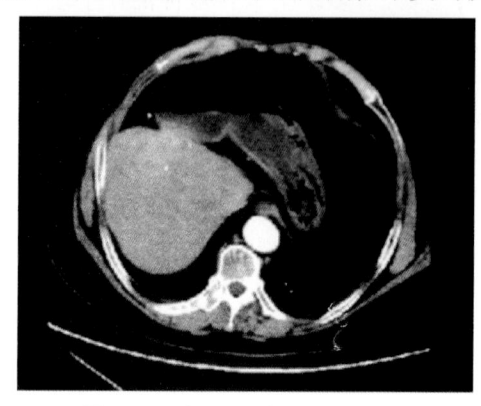

图 15-4　术后 25 个月 MRI 表现

第二次术后连续随访 1 年，腹部增强影像学及肿瘤标志物复查未见异常。第二次术后 15 个月复查腹部增强 MRI 未见明确异常；肿瘤标志物中 CEA 升至 9.8ng/ml，遂行 PET-CT 检查，提示肝脏切缘可见异常高摄取信号区，不排除肿瘤切缘复发。经第三次多学科综合讨论，认为肝脏切缘肿瘤复发可能性大，建议给予积极整体治疗。依据 NCCN 指南肝内胆管细胞癌治疗策略，给予标准一线化疗方案（吉西他滨 1000mg/m² d1+ 奥沙利铂 100mg/m² d2），化疗周期间隔半个月，连续 6 个疗程。化疗 3 个月后复查腹部增强 MRI 仍未见异常，CEA 降至正常值范围。此后每 2～3 个月复查一次，至截稿时间，患者已存活 5 年零 7 个月，最近一次复查未提示肿瘤复发（图 15-5）。

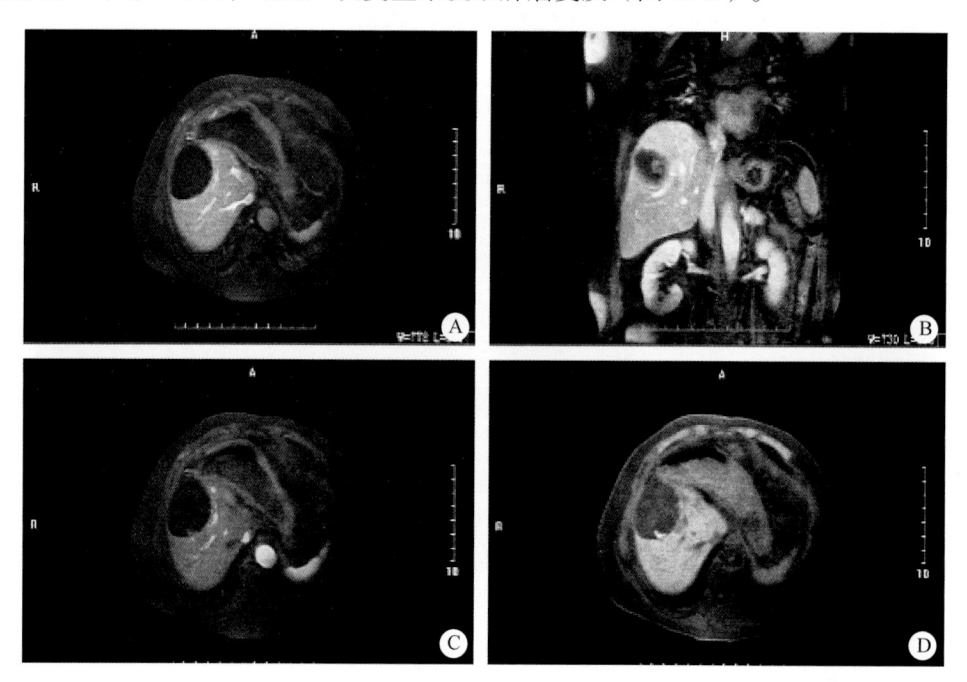

图 15-5　术后 67 个月 MRI 表现

三、诊疗体会

本病例肿瘤多次复发，经历了多次手术和多种治疗手段，但存活时间远远高于该病种平均生存期。本病例的诊治，笔者最大的收获就是认识到不要轻易放弃每一个患者。

本病例在具体的诊疗上给我们积累了不少宝贵的经验：①每次完善检查后都需要对患者病情进行精确评估，要突破专业局限性和思维惯性，结合指南制定个体化的治疗方案；②多学科之间的协作能够给患者的治疗带来最大的获益[1]；③整体和局部治疗是相辅相成的，不能顾此失彼；④靶向治疗是精准治疗的核心，在肿瘤的治疗中占据重要作用[2]；⑤精准的靶向治疗与标准的化疗、调整机体免疫力的细胞免疫治疗[1]之间并不冲突，互相补充使用会有意想不到的结果[3]。

同时本病例给予我们的教训也很多：①在第一次选择时，消融和手术都是指南可选方案，究竟该怎么选择？笔者认为本病例发病时肿瘤超过3cm，且影像学怀疑肝内胆管细胞癌，应考虑手术切除，并应行标准肝段或肝叶切除术[4,5]。②目前对于靶向药物的使用时机并无规范，大多数靶向药物仍未被批准用于手术后预防复发，所以导致本病例加用靶向药物比较被动。笔者认为本病例靶向药物使用时机应该再提前些，应该在第一次手术后就加用。

四、专家点评

结合患者肝脏病理可明确诊断为肝内胆管细胞癌（ICC）。本病例病史特点如下：①患者为中年女性，有慢乙肝病史。②患者1年前体检时确诊肝癌，先后两次行射频消融术，术后1年复发，后患者又经历了多次手术和多种治疗手段，患者肿瘤多次复发。③患者在疾病初期并无不适临床表现，多次化验提示肿瘤标志物CA19-9、CEA、AFP正常，随着病情进展CEA出现轻度增高，治疗有效后CEA恢复正常。

国内外相关的肝内胆管细胞癌指南中指出：①乙肝病毒感染是致癌因素之一。②肿瘤标志物不足以诊断或排除该病。③射频消融、经肝动脉化疗等局部治疗方法对ICC患者都有效，但都有自身局限性和/或缺乏持久抗肿瘤作用。手术切除是唯一可治愈ICC的方法，是可切除肿瘤患者的首要选择。④超过一半患者术后出现复发，其中61%为肝内复发。复发ICC的最佳治疗方法尚不明确，是否需要再次手术也无定论。⑤与肝门和远端胆管癌相比，ICC局部/区域和肝内复发是主要问题，全身复发次之。局部和全身治疗都是非常必要的辅助方式。

本例患者虽然在3年多的病程中肿瘤多次复发，但在第一次复发后每次均根据指南及患者的病史特点制定了个体化治疗方案，使患者预后得到了明显改善，生存期及生活质量均有效提高。本病例给了我们很好的启示：面对恶性度较高及易复发的肝内胆管细胞癌，在条件允许的情况下应首选手术切除，同时建议辅以局部和全身的辅助治疗（靶向治疗），术后还应长期密切随访，随访内容应以MRI等影像学为主。随着目前肿瘤多学科诊疗模式的发展，针对肿瘤患者制定个体化的治疗方案可有效提高患者预后。

作者：肖朝辉　王兆海（解放军总医院第五医学中心肝胆外科）

点评者：鲁晓擘（新疆医科大学第一附属医院）

参 考 文 献

[1] Balitzer D, Joseph NM, Ferrell L, et al. Immunohistochemical and molecular features of cholangiolocellular carcinoma are similar to well-differentiated intrahepatic cholangiocarcinoma [J]. Mod Pathol, 2019. 10. 1038/s41379-019-0290-0.

[2] Cheng Z, Lei Z, Shen F. Coming of a precision era of the staging systems for intrahepatic cholangiocarcinoma [J]. Cancer Lett, 2019, 460: 10-17. 10. 1016/j. canlet. 2019. 114426.

[3] Ahn KS, O'Brien D, Kang YN, et al. Prognostic subclass of intrahepatic cholangiocarcinoma by integrative molecular-clinical analysis and potential targeted approach [J]. Hepatol Int, 2019. 10. 1007/s12072-019-09954-3.

[4] Martin SP, Drake J, Wach MM, et al. Resection and chemotherapy is the optimal treatment approach for patients with clinically node positive intrahepatic cholangiocarcinoma [J]. HPB (Oxford), 2019. 10. 1016/j. hpb. 2019. 06. 007.

[5] Oliverius M, Havluj L, Hajer J, et al. Surgery for cholangiocarcinoma [J]. Cas Lek Cesk, 2019, 158 (2): 73-77.

病例16　以低血糖发作性癫痫为首要表现的原发性肝癌1例

关键词：原发性肝癌；癫痫发作；低血糖；经肝动脉化疗栓塞术

一、病例介绍

患者男性，47岁，因"发作性意识丧失3周，加重1周"就诊于神经内科。患者3周前"感冒"后出现发作性意识丧失，伴上肢不自主运动、胡言乱语，每次发作数秒至数分钟不等，清醒后无特殊，无大小便失禁、无口吐白沫。起初每周一次，近一周每天发作一次。于笔者所在医院门诊查脑电图，提示异常脑电图，发作间期醒-睡各期双侧颞区可见多量痫样波发放，左右不同步，以左侧为甚，部分波及前头部；颅脑 MRI 平扫 +T_2 Flair 未见明显异常。既往体健，否认乙肝、肝硬化、糖尿病、颅脑外伤、吸烟饮酒史。

入院查体：T 36.4℃，P 70次/分，R 18次/分，BP 147/86mmHg，神志清楚，语言清晰，对答切题，查体合作。神经专科查体未见明显异常，心肺查体未见明显异常。腹软，无压痛，肝脾肋下未触及，双下肢无水肿。入院后患者突然出现双眼茫然凝视，呼之不应，可闻及鼾声，身体抽搐，双侧瞳孔等大等圆，对光反射灵敏，四肢肌张力正常，无强直及阵挛，考虑癫痫发作，予地西泮静脉推注后意识较前稍好转，查随机静脉血糖 1.66mmol/L，予静脉推注高糖溶液后患者意识恢复。

辅助检查：尿常规提示尿糖（+++）。血生化：ALT 26.00U/L、AST 83.00U/L、GGT 365.00U/L、TBA 152.68μmol/L、钾 3.03mmol/L。乙肝血清学标志物：HBsAg（+）、抗-HBe（+）、抗-HBc（+）。血糖 0 小时 0.78mmol/L，胰岛素 0 小时＜ 0.5mU/L，C 肽 0 小时 0.12ng/ml。血常规、降钙素原、凝血功能、促肾上腺皮质激素、皮质醇、糖化血红蛋白、颅脑 MRI 增强 + 海马 MRI 平扫 + 功能成像均未见明显异常。全腹 CT 平扫 + 增强（图 16-1）：①肝内多发结节及肿块，考虑恶性肿瘤性病变并肝内转移；②左侧肾上腺增粗，转移可能性大。AFP ＞ 200 000.00ng/ml，CA125、CA19-9、CEA 未见明显异常。

入院后予抗癫痫（地西泮、丙戊酸钠）、营养神经、升高血糖、护肝、补钾等治疗。患者家属要求办理出院，出院时血钾 3.04mmol/L、空腹指尖血糖 2.2mmol/L、ALT 20U/L、AST 90U/L。出院诊断为：①低血糖昏迷性脑病；②肝恶性肿瘤；③低钾血症；④慢性乙型病毒性肝炎；⑤肾上腺增生。出院后电话随访，患者发作低血糖昏迷 2 次，2019 年 2 月 15 日于华中科技大学同济医院行经肝动脉化疗栓塞（TACE）术治疗，术中肝动脉造影（外院检查仅可见报告单）提示：肝左、右动脉主干略增粗、迂曲，分支增多、紊乱；实质期，肝内可见多发片状异常染色灶，密度不均，边界不清晰；门静脉主干及分支显影延迟。经 TACE 治疗，术后空腹血糖波动在 7 ～ 8mmol/L，TACE 治疗至术后半年未有癫痫发作及低血糖情况。

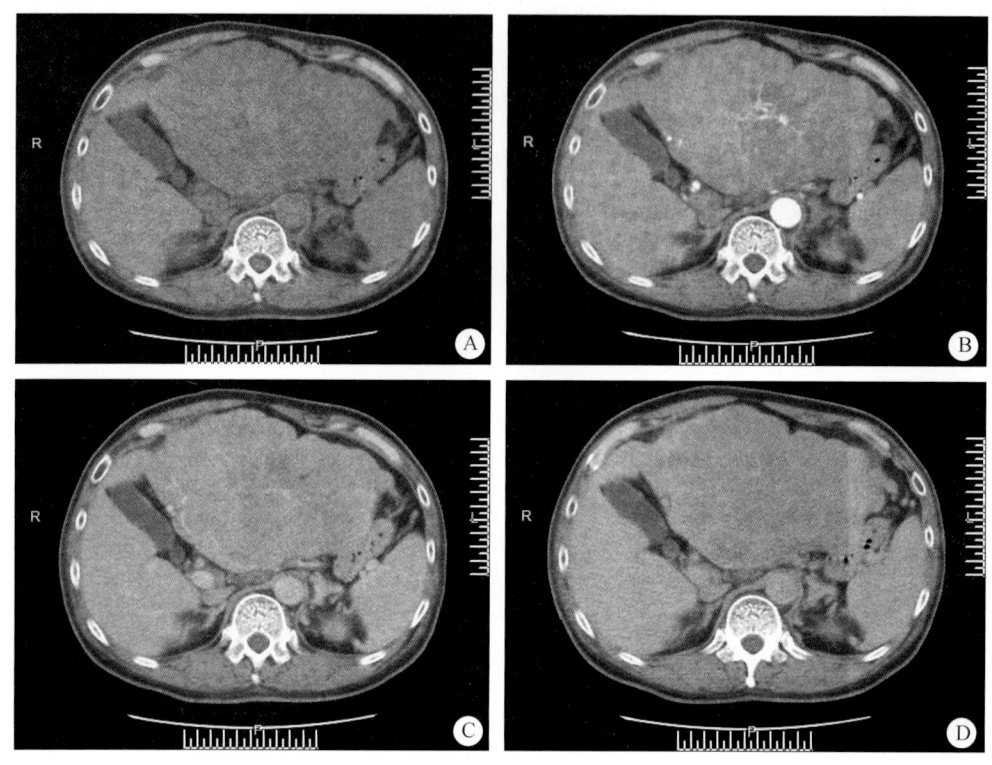

图 16-1　腹部 CT 平扫及增强表现

平扫（A）示肝左叶体积明显增大，边缘凹凸不平，肝内弥漫性分布大小不等结节、肿块影，内密度不均；动脉期（B）病灶呈不均匀轻度强化，肝内动脉供血；门脉期及延迟期（C、D）强化程度减低

二、临床诊治思维过程

结合患者为中年男性，主要因发作性意识丧失就诊，3 个月前有"感冒"病史，否认糖尿病、颅脑外伤史，否认乙肝、肝硬化病史，否认吸烟饮酒史。初始查体腹部及神经专科查体、颅脑 CT 及 MRI 均未见明显异常，脑电图提示颞区多量痫样波，以左侧为主；肝功能轻度异常伴血脂异常，反复低钾血症，发作性意识丧失时伴低血糖，补充葡萄糖后意识恢复。乙肝两对半提示"小三阳"，CT 腹部平扫及增强提示肝内多发结节及肿块。后查 AFP 提示升高，再次查体发现腹部触诊稍硬，肋下可触及肝脏。外院 TACE 提示：肝内可见多发片状异常染色灶，密度不均，边界不清晰。

初步考虑：癫痫；颅内感染待排；胰岛素瘤待排。但患者空腹胰岛素及 C 肽不高，同时腹部 CT 提示肝脏恶性肿瘤性病变，肝癌肿瘤标志物 AFP 增高，再次仔细查体发现，腹部尤其是肝脏体征阳性。患者外院行 TACET 治疗，术中支持肝细胞癌诊断，术后半年低血糖未发作。最终诊断：①低血糖昏迷性脑病；②肝脏恶性肿瘤；③低钾血症；④慢性乙型病毒性肝炎；⑤肾上腺增生。

三、诊疗体会

1. 治疗心得

经典的 Wipple 三联征至今仍对胰岛素瘤诊断具有重要意义，即自发性周期性发作低血糖症状，昏迷及其精神神经症状；发作时血糖低于 2.2mmol/L；口服或静脉注射葡萄糖后，症状可立即消失，90% 以上的胰岛素瘤患者可根据 Wipple 三联征得到正确诊断。其机制在于胰岛素分泌过量导致低血糖发生，但是 Wipple 三联征也可发生于伴癌综合征中。目前胰岛细胞瘤定性诊断共识是伴有 Wipple 三联征并满足以下条件：①血糖 ≤ 2.2mmol/L；②血清胰岛素 ≥ 6μU/ml；③血清 C 肽水平 ≥ 200pmol/L；④血清胰岛素原 ≥ 5pmol/L；⑤血 β- 羟丁酸 ≤ 2.7mmol/L；⑥血浆和 / 或尿液中不存在磺酰脲（代谢物）[1]。癫痫发作是指脑神经元过度、同步化异常放电活动所造成的一过性临床表现。不同年龄段癫痫病因不同，在成人期常见病因有海马硬化、头颅外伤、脑肿瘤、中枢神经系统感染性疾病等，老年期有脑血管意外、脑肿瘤、代谢性疾病、变性病等，应该寻找具体原因[2,3]。低血糖作为原发性肝癌伴癌综合征的一种表现，发生率为 4%～27%，但以癫痫发作为首发表现的原发性肝癌非常罕见。在我国，乙型肝炎病毒感染是原发性肝癌主要的致病因素，40 岁以上男性风险增加，AFP、肝脏超声检查是早期筛查的主要手段。AFP 是诊断肝癌实用的指标，在排除慢性或活动性肝炎、肝硬化、睾丸或卵巢胚胎源性肿瘤及妊娠外，AFP ≥ 400μg/L 是肝癌诊断标准之一[4]。本例患者有慢性乙型病毒性肝炎，年龄 > 40 岁，就诊前从未行肝脏超声检查及 AFP 检查，故发现较晚。

原发性肝癌以癫痫发作为首发表现的根本原因在于低血糖，低血糖猝死机制之一在于引起癫痫发作，导致呼吸骤停，因此预防癫痫发作对于预防低血糖引起的猝死极为重要[5,6]。低血糖性癫痫发作和非低血糖性癫痫发作主要区别在于：①临床特征上，低血糖引起的癫痫发作常呈发作性，在凌晨或空腹时易发作，可有神经过度兴奋症状，如心悸、乏力、苍白、冷汗、震颤，神经系统低糖症状，如言语迟钝、头晕、黑矇、步态不稳、幻觉、躁狂、行为怪异，甚至抽搐、昏迷、瘫痪；而非低血糖引起的癫痫发作可有意识障碍，常呈反复性、刻板性、无规律性。②血糖及脑电图上，前者发作时血糖常低于 2.8mmol/L，供糖后症状迅速缓解，发作期脑电图可呈现异形波，但在发作间期脑电图常无特异性改变；后者发作期一般无明显血糖变化，发作期和发作间期易见脑电图异常波形[7]。

原发性肝癌引起的低血糖癫痫发作，是一种罕见且严重的伴癌综合征。原发性肝癌合并伴癌综合征患者比非伴癌综合征患者 5 年生存率明显降低[8]，要控制低血糖，主要方法是手术切除或次全切除，但是多数条件下，癫痫发作为首发表现的患者多进入晚期，无法进行根治性治疗[9]。经肝动脉化疗栓塞（TACE）术，在国内亦称介入治疗，是经动脉内导管将栓塞物有控制地注入病变器官的供应血管内，使之发生闭塞，中断血供，以期达到控制出血、治疗肿瘤和血管性病变以及消除患病器官功能的目的。对不能接受根治性治疗如肝移植、肿瘤切除术或经皮射频消融术的肝癌患者，疗效显著。适用于多发结节型肝癌，在治疗原发性肝癌诱导的低血糖癫痫发作患者中有确切的疗效[10]。目前 TACE 被公认为肝癌非手术治疗的最常用方法之一，是晚期肝癌的伴癌综合征所导致的低血糖的姑息治疗方式[11]。本例患者采用 TACE 治疗后血糖恢复正常，证明 TACE 对肝癌引起的低血糖治疗是成功的。

2. 经验教训

本病例启发我们：①以癫痫发作为首发表现的患者除了考虑神经系统疾病外，也要想到恶性肿瘤引起低血糖癫痫发作的可能，应首先进行血糖监测[12]；②低血糖和低血钾均为伴癌综合征的表现，低血糖也在胰岛细胞瘤中存在，两者的重要区别是肝癌引起低血糖时胰岛素和C肽均受到抑制，而后者胰岛素和C肽常异常增高；③恶性肿瘤会使许多慢性疾病复杂化，要注重病史搜集和查体，肝癌筛查要重视AFP和肝脏超声检查；④考虑抗癫痫药的肝毒性作用及低血糖的致死性，升糖治疗比抗癫痫治疗更安全；⑤TACE是肝癌非手术治疗的最常用方法之一，对晚期肝癌低血糖的治疗有效。

四、专家点评

本病例是一个原发性肝癌伴癌综合征的诊断范例，提供了一个逆向推断与鉴别的路径和方法。本病例提示我们在临床上遇到癫痫样发作的患者，尤其是神经科相关检查不支持癫痫时，应想到其他原因所致癫痫样发作。其中低血糖所致癫痫样发作是常见的原因之一；而发作性低血糖原因众多，逐一排除糖尿病及相关降糖药物所致及胰岛素瘤等因素后，肝源性低血糖逐渐显露。据此线索进行鉴别和检查，则诊断可最后聚焦于肝脏恶性肿瘤伴癌综合征。TACE治疗除了是本病例的最佳治疗方法之外，另一个重要作用是反证了伴癌综合征致低血糖性癫痫发作诊断的正确性，同时与可能的肝硬化低血糖性发作做出了鉴别。这个病例的价值不在于TACE能否治疗肝癌引起的低血糖，其实，任何消瘤或减瘤的措施只要能进行，都能达到这一效果；其重要性是它所提供给我们的逆向分析鉴别的思路，这在临床上价值可能更大。当然，报告中如有更多的化验、影像学资料描述，更清晰地排除肝硬化所致低血糖，则会使本病例报道更加完善丰满。

作者：程玉（武汉大学第一临床医学院消化内科）
　　　谭诗云（武汉大学人民医院消化内科）
　　　黄世雪（武汉大学人民医院肾内科）
　　　宋之琰（武汉大学人民医院放射科）
点评者：阎明（山东大学齐鲁医院）

参 考 文 献

[1] Jensen RT, Cadiot G, Brandi ML, et al. ENETS Consensus Guidelines for the management of patients with digestive neuroendocrine neoplasms: Functional pancreatic endocrine tumor syndromes [J]. Neuroendocrinology. 2012, 95 (2): 98-119.

[2] Scheffer, Berkovic. ILAE classification of the epilepsies: Position paper of the ILAE Commission for Classification and Terminology [J]. Epilepsia: Journal of the International League against Epilepsy, 2017, 58 (4): 512-521.

[3] Uk NCGC. The Epilepsies: The Diagnosis and Management of the Epilepsies in Adults and Children in Primary and Secondary Care: Pharmacological Update of Clinical Guideline 20 [M]. London: Royal

College of Physicians（UK）. 2012.

［4］Zhou J, Sun HC, Wang Z, et al. Guidelines for Diagnosis and Treatment of Primary Liver Cancer in China（2017 Edition）［J］. Liver Cancer. 2018, 7（3）：235-260.

［5］Reno CM, Skinner A, Bayles J, et al. Severe hypoglycemia-induced sudden death is mediated by both cardiac arrhythmias and seizures［J］. Am J Physiol Endocrinol Metab, 2018, 315（2）：E240-E249.

［6］Florez CM, Lukankin V, Sugumar S, et al. Hypoglycemia-induced alterations in hippocampal intrinsic rhythms：Decreased inhibition, increased excitation, seizures and spreading depression［J］. Neurobiol Dis, 2015, 82：213-225.

［7］全妍. 低血糖症与癫痫的临床鉴别及视频脑电图表现［J］. 世界最新医学信息文摘, 2019, 19（21）：154.

［8］Qu Q, Wang S, Chen S, et al. Prognostic role and significance of paraneoplastic syndromes in hepatocellular carcinoma［J］. Am Surg, 2014, 80（2）：191-196.

［9］Bodnar TW, Acevedo MJ, Pietropaolo M. Management of non-islet-cell tumor hypoglycemia：A clinical review［J］. J Clin Endocrinol Metab, 2014, 99（3）：713-722.

［10］Tsai CY, Chou SC, Liu HT, et al. Persistent hypoglycemia as an early, atypical presentation of hepatocellular carcinoma：A case report and systematic review of the literature［J］. Oncol Lett, 2014, 8（4）：1810-1814.

［11］Whitsett M, Lindenmeyer CC, Shaw CM, et al. Transarterial chemoembolization for palliation of paraneoplastic hypoglycemia in a patient with advanced hepatocellular carcinoma［J］. J Vasc Interv Radiol, 2013, 24（12）：1918-1920.

［12］Wu L, Wu J, Zhang H. Hypoglycemia-induced convulsive status epilepticus as the initial presentation of primary hepatic carcinoma［J］. Neurol Sci, 2012, 33（6）：1469-1471.

病例 17　肝脏上皮样血管内皮细胞瘤 1 例

关键词：血管内皮细胞瘤，上皮样；肝内多发占位；病例报告

一、病例介绍

患者男性，41 岁，因"发现肝内多发占位 7 个月"于 2015 年 12 月入院。患者 7 个多月前无明显诱因出现乏力，皮肤、巩膜黄染，于当地医院查 HBsAg 阳性，肝脏生化指标示 ALT 1000U/L、TBil 105μmol/L，凝血功能正常，予保肝治疗 2 周后症状好转。复查肝脏生化指标提示恢复正常、HBsAg 转阴。完善肝脏 B 超检查，结果提示肝内数个低回声结节，符合恶性改变（考虑转移）。为进一步诊治收入笔者所在科室病房。

既往史：高血压病史 10 余年，规律服用硝苯地平控释片、替米沙坦，血压控制可。糖尿病病史 10 余年，规律服用瑞格列奈、盐酸二甲双胍片，血糖控制可。无明显肝炎病史，无寄生虫病史。

个人史：饮酒 20 余年，主要饮白酒（≥42 度），10 次/周，约每次半斤（250g），现戒酒半年。否认吸烟史。

入院查体：营养可，全身浅表淋巴结未触及，皮肤、巩膜无黄染，无出血点，无肝掌、蜘蛛痣，心肺正常，腹部平软，肝区叩击痛阴性，无压痛及反跳痛，肝脾肋下未触及，Murphy 征阴性，腹部移动性浊音阴性，双下肢无水肿。

辅助检查：实验室检查示 HBsAg（-）、抗 -HBs（+）、HBeAg（-）、抗 -HBe（+）、抗 -HBc（+）；HBV DNA 未检测到；甲、丙、戊型肝炎病毒学标志物均阴性；肝肾功能、血常规、血生化、凝血项、肿瘤学标志物均在正常范围内。腹部增强 CT：平扫肝实质密度均匀，CT 值约 53HU，增强动脉期肝实质内未见明显异常强化灶，静脉期及延迟期见肝内多发结节状低密度灶，最大直径约 12mm，病灶边缘隐约见轻度环状强化，不除外恶性。肝内外门静脉显影良好，门静脉主干直径约 14mm，脾脏增大，占 7 个肋单元（图 17-1A、B）。胸部增强 CT 结果未见异常。肝脏增强 MRI：肝表面光整，各叶比例轻度失调，平扫 T_2WI 及压脂序列肝实质内见多发小结节状高信号灶，T_1WI 呈低信号，较大者直径约 12mm，DWI 均可见弥散受限改变，反向位肝实质信号无明显减低，增强扫描肝实质内多发病灶可见动脉期、平衡期环状强化，不除外恶性占位（图 17-1C）。PET-CT：肝内可见多发低密度区，以肝脏 S5 段为著，未见 FDG 摄取增高，其余部位常规显像及延迟显像未见类似低密度区及局限性 FDG 摄取增高灶。

二、临床诊治思维过程

患者为中年男性，主因"发现肝内多发占位 7 个月"就诊，既往有高血压、糖尿病病史，有饮酒史，无特殊药物服用史，入院查甲、乙、丙、戊型肝炎病毒学标志物阴性，肝肾功能、

肿瘤标志物均正常，B 超、腹部增强 CT、肝脏增强 MRI 检查结果均提示肝内多发占位，但性质不能明确。PET-CT 检查排除了肝脏外其他部位类似占位情况。这些情况与常见的肝内多发占位疾病如肝内多发囊肿、肝内多发血管瘤、原发性肝癌、肝内多发转移癌有所不同，为进一步明确诊断，需行肝内占位穿刺活组织病理检查，但多次建议患者行穿刺术，患者均拒绝，遂嘱患者定期复查。患者约每半年复查一次肝脏增强 MRI，占位病灶较前无显著变化，肝脏功能无异常。2017 年 11 月再次复查肝脏增强 MRI：肝脏表面光整，各叶比例轻度失调，肝右叶可见多发结节状 T_1 低 T_2 稍高或等信号灶，DWI 弥散受限，增强扫描动脉期呈环形强化，较大者直径约 14mm，部分较前略增大，平衡期持续强化，其余肝内未见明显异常信号改变，考虑恶性占位可能（图 17-1D）。遂患者同意行超声引导下经皮肝脏结节穿刺活检术，活检病理：穿刺组织内可见纤维组织增生，肿瘤细胞呈圆形或不规则，有的形成含红细胞的管腔，周围肝窦内或腔隙内可见乳头状肿瘤细胞；免疫组化：瘤组织 CD34（++），GPC-3（-），Hepatocyte（-），CK19（-），Ki-67（+5%），P53（-）；肝组织 HBsAg（-），HBcAg（-）（图 17-2）。病理学诊断：肝脏上皮样血管内皮瘤。

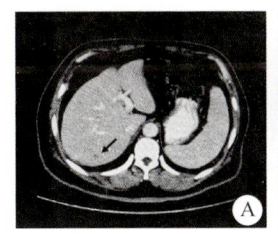

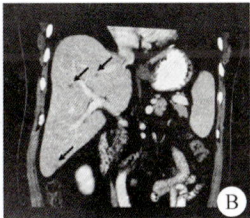

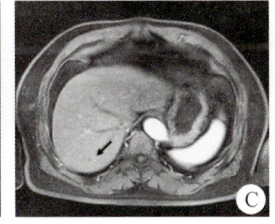

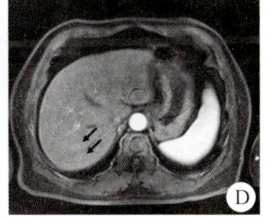

图 17-1 肝脏增强 CT 与 MRI 表现

A、B. 增强 CT（2015-12-11）显示静脉期肝内多发结节状低密度病灶，边缘隐约环状强化；C. 增强 MRI（2015-12-25）显示动脉期病灶周边轻度强化；D. 增强 MRI（2017-11-23）显示动脉期病灶环形强化，较前略有增大、增多

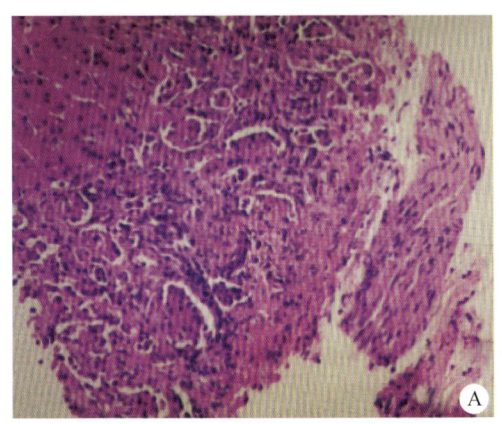

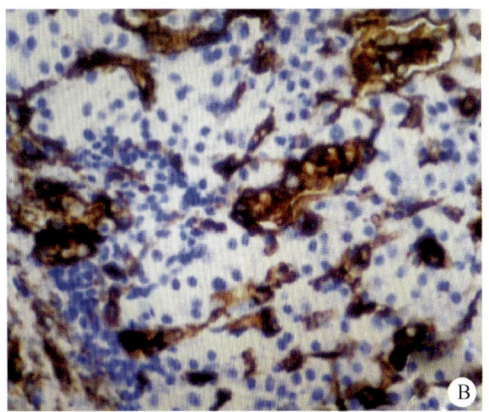

图 17-2 肝脏病理学检查

A. 肿瘤组织（HE×200）；B. CD34 阳性（免疫组化×400）

三、诊疗体会

上皮样血管内皮细胞瘤（HEHE）是一类来源于血管内皮细胞的肿瘤，临床较少见，其恶性程度介于血管瘤和血管内皮肉瘤之间，属于低度恶性肿瘤，WHO 将 HEHE 归类为

具有转移潜能的局部侵袭性肿瘤[1]，多发生于浅表或深部软组织，也可见于骨骼、肺、脑、小肠等，原发于肝脏的HEHE罕见，人群年发病率低于0.1/10万[2]，其中女性多见，平均发病年龄为43.5岁[3,4]。HEHE病因尚不明确，有学者总结可能与口服避孕药、性激素失调、氯乙烯接触史、肝脏外伤、饮酒、病毒性肝炎及肝移植后长期服用免疫抑制剂等因素有关[5]。HEHE起病隐匿，多为慢性临床过程，临床表现缺乏特异性，可有全身症状（乏力、纳差、间断性呕吐、右上腹痛、体重下降）和肝脾肿大，严重时可出现黄疸、门静脉高压症和肝衰竭等，如果肿瘤侵犯肝静脉可出现布-加综合征[6]。

HEHE超声表现大多为多发病灶，呈等回声、低回声改变，病灶中心常因合并间质黏液变、囊变和/或坏死而出现更低回声或无回声。CT和MRI的表现[7,8]主要与肿瘤细胞的分布特点、纤维硬化区的多少及原始血管的成熟度密切相关。早期可见肝内单发或多发的软组织结节，边界尚清晰。MRI平扫T_2WI呈高信号、T_1WI呈低信号，CT和MRI动态增强扫描呈延迟强化是HEHE较为典型的影像学表现。少数为动脉期周边呈显著强化，静脉期及延迟期对比剂不消退，呈现由边缘向中央递进强化，部分病灶与其边缘的肝静脉或门静脉相连形成"棒棒糖"征。随着病情进展，肝内病灶可增多、相互融合成片、纤维化，最终导致继发性肝硬化。本例患者HEHE尚属早期，CT及MRI可见肝内多发小结节影，增强CT动脉期未见明显异常强化灶，静脉期及延迟期病灶边缘隐约见环状强化，增强MRI动脉期病灶周边可见强化，静脉期及延迟期持续强化，基本符合HEHE常见影像学表现。

HEHE病理学检查镜下可见肿瘤组织由伴纤维硬化的少细胞区和富细胞区相间构成，肿瘤呈条索状、小巢状生长，浸润周围肝组织，可在脉管内形成乳头状或肾小球状结构；肿瘤细胞由圆形、卵圆形上皮样细胞和梭形、多角形树突状细胞构成，瘤细胞胞质丰富，嗜酸性，具有特征性的胞质内空泡血管腔，内可见单个或数个红细胞。间质可呈玻璃样变、黏液样变，HE染色呈粉红色，免疫组化显示肿瘤细胞CD31、CD34和Ⅷ因子阳性有助于诊断[4,9]。本例患者就诊期间联合多种影像学检查均无法明确诊断，行超声引导下肝内病灶穿刺活检，病理符合HEHE组织形态学和免疫组化表达，最终得以确诊。

鉴于HEHE的罕见性及病因尚不明确，目前尚无标准的治疗方案。根据目前研究，手术切除和肝移植应当作为HEHE的首要治疗选择[2]，而对于肝内有多发病灶且无条件行移植手术的患者，可以采用经肝动脉化疗栓塞、射频/微波消融、放射性粒子植入、抗血管生成药物、化疗或放疗等治疗方式，根治性切除术患者5年存活率可达到55%，而放疗、化疗等治疗效果尚不确切，也有个别报道HEHE不予任何治疗，患者病情稳定，长期存活，甚至病灶自行消退[10,11]。Mehrabi等[2]发现HEHE不采取任何治疗措施，其病死率超过50%，认为不治疗或静待观察的态度不可取。本例患者肝内多发病灶，尚无临床症状，但患者拒绝相应治疗，嘱其严密随访复查，酌情及时行相应介入或药物治疗，必要时需行肝移植。

总结：HEHE是一种较为罕见的生物学行为恶性的血管源性肿瘤，大多为多发病灶，病因尚不明确，临床及影像学表现缺乏特异性，极易漏诊或误诊，主要依靠组织形态学和免疫组化确诊，目前以手术切除、肝移植为主要治疗方法，治疗前后均需长期密切随访。

四、专家点评

肝脏上皮样血管内皮细胞瘤是肝脏少见的恶性占位性病变,该病可见于全身各种脏器,因其恶性程度低,进展缓慢,无特异的临床表现,缺乏典型的影像学特征,故临床诊断困难。对于肝脏占位性病变,当缺乏典型影像学特征而不能明确诊断时,如无穿刺活检禁忌证,那么穿刺活检是明确诊断的重要方法。本文作者诊断思路非常清晰,在影像学不能明确诊断时即建议行肝脏占位穿刺活检,在患者依从性较差的情况下最终获得患者同意活检而明确诊断,体现了作者较高的医患沟通能力。本病例仍然有几点值得进一步讨论:①病史资料中7个月前HBsAg阳性,肝脏生化指标ALT 1000U/L,TBil 105μmol/L,经过给予保肝治疗达到治愈,尽管患者在住入作者所在医院时HBsAg阴性、抗-HBs阳性,但是仍然需要排除隐匿性乙肝病毒感染,需要检查HBV DNA,因为根据2015年中国肿瘤的流行病学资料,86%的肝癌是乙肝相关性肝癌。②既然作者将上述这点列入现病史,就应该分析其与肝脏多发性占位的关系(本人认为其可能为一次急性乙肝病毒感染),否则就没有必要列入现病史中。③由于很多恶性肿瘤有家族聚集倾向,因此作者应该提供患者的家族史。

总体而言,作者提供了一个很好的少见病例,诊断思路清晰明确,治疗方案合理,值得广大医师学习。

作者:李珊珊(首都医科大学附属北京佑安医院疑难肝病与人工肝中心)
点评者:江家骥(福建医科大学附属第一医院)

参考文献

[1] Jo VY, Fletcher CD. WHO classification of soft tissue tumours: An update based on the 2013 (4th) edition [J]. Pathology, 2014, 46 (2): 95-104.

[2] Mehrabi A, Kashfi A, Fonouni H, et al. Primary malignant hepatic epithelioid hemangioendothelioma: A comprehensive review of the literature with emphasis on the surgical therapy [J]. Cancer, 2006, 107 (9): 2108-2121.

[3] Miller WJ, Dodd GD, Federle MP, et al. Epithelioid hemangioendothelioma of the liver: Imaging findings with pathologic correlation [J]. Am J Roentgenol, 1992, 159 (1): 53-57.

[4] Makhlouf HR, Ishak KG, Goodman ZD. Epithelioid hemangioendothelioma of the liver: A clinicopathologic study of 137 cases [J]. Cancer, 1999, 85 (3): 562-582.

[5] 康锶鹏,谢飞来,郑智勇.肝脏上皮样血管内皮细胞瘤1例[J].世界华人消化杂志,2015,23(19):3166-3170.

[6] Hayashi Y, Inagaki K, Hirota S, et al. Epithelioid hemangioendothelioma with marked liver deformity and secondary Budd-Chiari syndrome: Pathological and radiological correlation [J]. Pathol Int, 1999, 49 (6): 547-552.

[7] 周丽莎,翟凤仪,董帜,等.肝脏上皮样血管内皮瘤的CT和MRI表现[J].临床放射学杂志,

2015, 34 (3): 402-405.

[8] Azzam RI, Alshak NS, Pham HP, et al. AIRP best cases in radiologic-pathologic correlation: Hepatic epithelioid hemangioendothelioma [J]. Radiographics, 2012, 32 (3): 789-794.

[9] Hsieh MS, Liang PC, Kao YC, et al. Hepatic epithelioid hemangioendothelioma in Taiwan: A clinicopathologic study of six cases in a single institution over a 15-year period [J]. J Formos Med Assoc, 2010, 109 (3): 219-227.

[10] Yousaf N, Maruzzo M, Judson I, et al. Systemic treatment options for epithelioid haemangioendothelioma: The Royal Marsden Hospital experience [J]. Anticancer Res, 2015, 35 (1): 473-480.

[11] Otrock ZK, Al-Kutoubi A, Kattar MM, et al. Spontaneous complete regression of hepatic epithelioid haemangioendothelioma [J]. Lancet Oncol, 2006, 7 (5): 439-441.

病例 18　肝脏炎性假瘤样滤泡树突细胞肉瘤 1 例

关键词：滤泡树突细胞肉瘤；炎性假瘤；肝肿瘤

一、病例介绍

患者男性，38岁，汉族，技术人员，因"发现肝脏占位2年余"于2016年1月18日入住笔者所在医院。患者2013年12月体检时血常规正常；肝功能示 TG 4.02mmol/L，其他正常；腹部B超提示轻度脂肪肝，肝右叶实质性包块，大小为7.3cm×6.3cm。未予进一步诊治。2014年12月体检时血常规示白细胞 $10.80×10^9$/L，中性粒细胞 $7.00×10^9$/L，其余在正常范围内；肝功能示 GGT 67.60U/L，ALP 161.17U/L，TG 4.2mmol/L，其余在正常范围内；腹部B超提示轻至中度脂肪肝，肝右叶实质性包块，由多个小光团融合而成，大小为11.4cm×8.0cm。仍未予进一步诊治。2015年12月体检时血常规示白细胞 $12.50×10^9$/L，中性粒细胞计数 $9.10×10^9$/L，中性粒细胞比例73.0%，其余在正常范围内；肝功能示 GGT、ALP 偏高（报告单遗失，具体数值不明）；腹部B超提示肝内实质性包块，大小为16.5cm×9.8cm，内见血流信号。病程中，患者无不适症状，上述3次体检查乙肝血清学标志物、AFP、CEA、CA19-9 等均为阴性或在正常值范围内。为进一步诊治至笔者所在医院就诊。患者2年前至泰国、1年前至内蒙古短期旅游，否认疫水接触史、生食史等。其余既往史、个人史、家族史等无特殊。内科学查体未见异常。入院查血常规：白细胞 $11.44×10^9$/L，嗜酸性粒细胞计数 $4.37×10^9$/L，嗜酸性粒细胞比例38.20%，嗜碱性粒细胞计数 $0.07×10^9$/L，嗜碱性粒细胞比例0.6%；肝功能：GGT 61.0U/L，ALP 187.1U/L，其余基本正常；外周血涂片分析：白细胞总数增高，嗜酸性粒细胞比例增高，形态正常；总免疫球蛋白（Ig）E>2000kU/L；淋巴细胞亚群：T淋巴细胞71.45%（正常范围56%～85%），$CD4^+$T淋巴细胞35.95%（正常范围30%～54%），$CD8^+$T淋巴细胞26.73%（正常范围15%～34%），$CD4^+$T淋巴细胞/$CD8^+$T淋巴细胞1.34（正常范围1.2～2.0），B淋巴细胞22.14%（正常范围6.4%～23%），NK细胞4.46%（正常范围5.6%～31%），NKT淋巴细胞9.51%（正常范围0.6%～6.4%）。其他实验室检查，如乙肝血清学标志物、丙肝抗体、EBV DNA、梅毒抗体、HIV抗体及寄生虫（血吸虫、弓形体、囊尾蚴、并殖吸虫、华支睾吸虫、棘球蚴、曼氏裂头蚴）抗体均为阴性；类风湿因子、抗链球菌溶血素"O"、免疫球蛋白（IgM、IgA、IgG）、补体（C3、C4）均在正常范围内，抗核抗体谱、抗中性粒细胞胞质抗体均为阴性；肿瘤标志物、血/尿 $β_2$-微球蛋白、尿κ轻链及λ轻链、骨髓细胞学检查未见明显异常，IgH、IgK、IgL重排及 TCRβ、TCRγ 和 TCRδ 重排检测结果为阴性；胃镜、肠镜检查未见明显异常。胸腹部CT：右肺上叶可见结节样高密度影，约5mm×10mm；胸11～12椎体右旁软组织密度影，较大者约6.1cm×2.4cm，界清，中央见液化坏死，动脉期呈不均匀强化改变；肝脏形态增大，平扫肝右叶见一约 12.4cm×9.4cm×11.2cm 类圆形混杂密度影，中心可见更低密度区，肿块边缘清楚，增强扫描病变呈不均匀强化，动脉期可见粗大供血动脉，静脉期病变造影剂退出；纵隔、两侧腋窝、食管下端前方、肝胃间隙、门腔静脉间、肠系膜见多发肿大淋巴结（图 18-1）。放射性核素骨显像：左侧第 7 前肋见一点状放射性增高影，胸 12 右侧椎弓根部位放射性略增高。患者进一步完善检查，行腹膜后淋巴结穿刺活组织检查，病理结果：淋巴组织增生，灶性中性粒细胞浸润和坏死；免疫组化结果显示增生的淋巴组织 CD163（++），CD68（++），CD43（++），CD3（++），ALK-1（-），CD117（散+），CD34（血管+），DOG-1（-），HMB45（-），CK-pan（+/-），CD20（灶+），Ki-67（+），CD31（血管+），Calretinin（-），CDla（灶+），EMA（-），S100（-），Pax-5（灶+），CD38（+），CD138（-），CD21（灶+），CD23（灶+），CD35（灶+），Vimentin（+），SMA（背景+），EBER 原位杂交（+）。结合 HE 切片，本例为淋巴组织高度增生伴坏死及组织细胞、嗜酸性粒细胞显著增生（图 18-2）。肝脏穿刺活组织病理：镜下见大片坏死，坏死周围见类上皮样细胞，存活组织示梭形细胞增生伴多量淋巴细胞浸润，散在中性粒细胞、泡沫细胞增生，未见明确肝组织。综合腹膜后淋巴结及肝脏穿刺

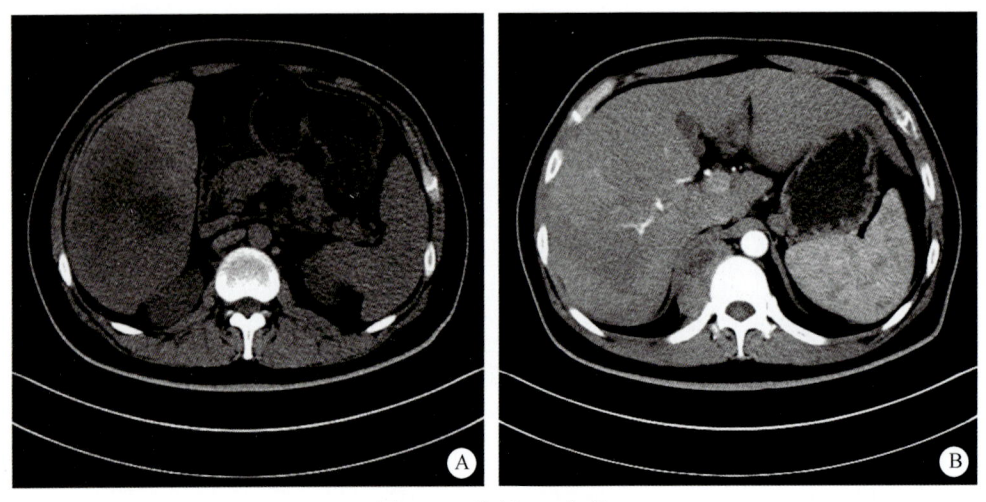

图 18-1　腹部 CT 表现

A. 平扫；B. 增强扫描

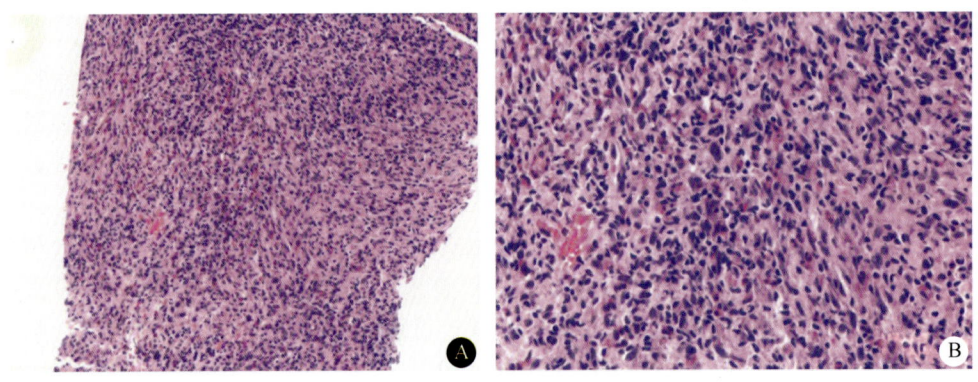

图 18-2　淋巴结组织病理学检查结果

A. ×100；B. ×200

组织病理，拟诊"滤泡树突细胞肉瘤"[1-5]。2016年2月18日行肝部分切除术联合纵隔肿物切除术，术后病理：梭形细胞肿瘤，伴出血、坏死，泡沫细胞反应及胆固醇结晶沉积，局灶坏死周围组织细胞反应，肉芽肿形成；免疫组织化学：肿瘤细胞CD21（局灶+），CD23（局灶+），CD35（局灶+），Ki-67（约15%+），SMA（弱+），CD163（+），EBER（+），S-100（-），CD1a（-），CD20（-），CD3（-），Desmin（-），CK-pan（-）。ALK1（-）。结合HE切片，本例最终诊断为"炎性假瘤样滤泡树突细胞肉瘤"（图18-3）。

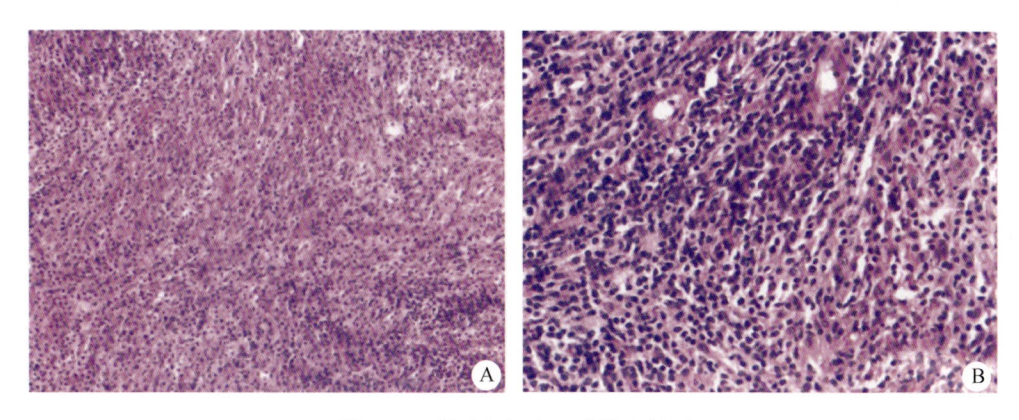

图18-3 肝脏组织病理学检查结果
A. ×100；B. ×200

二、临床诊治思维过程

本病例为年轻男性，无基础疾病，突出表现为肝脏占位、多发淋巴结肿大、嗜酸性粒细胞及IgE明显升高，但疾病进展缓慢，未见临床症状。从诊断的角度而言，临床诊断主要完成了定性、定起源两个过程。

定性过程主要是指鉴别感染性还是非感染性疾病，鉴别良性还是恶性疾病。正是考虑到患者疾病进展缓慢、无临床症状、嗜酸性粒细胞明显升高，我们常规性地完善了寄生虫抗体检测以鉴别感染性疾病，血清学结果显示寄生虫抗体均阴性，而且影像学提示肝脏病灶动脉期可见粗大供血动脉，这使我们更倾向于患者为非感染性的恶性病变。肝细胞肝癌、转移性肝癌、胆管细胞癌是肝脏最常见的恶性肿瘤[6]，但患者无原发性肝癌家族史、无慢性病毒性肝炎等基础疾病，疾病进展非常缓慢，肝脏巨大肿块伴多发淋巴结"转移"时临床仍无消耗等表现，淋巴结"转移"部位不典型，这些与原发性肝癌的一般临床表现不符，相关临床表现及影像学检查也不支持转移性肝癌。查阅相关文献，我们缩小诊断范围为除原发性、转移性肝癌外的肝脏其他恶性肿瘤，包括血管肉瘤、肝纤维肉瘤和平滑肌肉瘤、肝胚胎性横纹肌肉瘤、肝未分化肉瘤、肝癌肉瘤等[7,8]。

定起源过程主要是指鉴别是肝脏细胞起源的肝脏原发性疾病还是非肝脏细胞起源的肝脏原发性/继发性疾病。基于定性过程中我们认为非感染性的恶性疾病可能性大这样一个判断，同时结合患者肝脏穿刺活组织病理未见肝细胞及胆管上皮细胞、影像学提示多发淋巴结肿大，考虑肝脏病变不是起源于肝细胞或胆管上皮细胞，而是起源于造血系统细胞或免疫细胞。

三、诊疗体会

囿于滤泡树突细胞肉瘤（FDCS）十分少见且穿刺组织量较少，腹膜淋巴结穿刺、肝脏穿刺活组织病理早期未能给出诊断方向，经临床医师与病理科反复沟通，后疑诊 FDCS 并经手术标本最终明确为炎性假瘤样滤泡树突细胞肉瘤。炎性假瘤样滤泡树突细胞肉瘤罕见且无特异性的临床表现。临床工作中，对于进展缓慢、疑诊恶性疾病的肝脏占位性病变，需鉴别肉瘤；对于疑难肝病，可综合运用归纳法、排除法等，遵循先定感染性／非感染性及良性／恶性、再找起源的思路，加强临床与病理的沟通交流，不断拓展和完善诊断思路。

四、专家点评

肝脏炎性假瘤样滤泡树突细胞肉瘤是一种罕见的肝脏恶性肿瘤，该病在全身多脏器或组织均可发生，临床极为罕见，无特异的临床症状及体征，无典型的影像学特征，诊断十分困难。有几点需要讨论：①患者病史 2 年余，疾病进展非常缓慢，尽管之前患者就诊于其他医院，但是作为负责任的医师应该尽所有可能的努力，获取之前的就诊资料来帮助自己的诊疗，遗憾的是病例中没有体现这方面的努力。②此次就诊时除了肝脏巨大占位外，还有纵隔、胸 11～12 椎体右旁及多处淋巴结肿大，应该结合患者住院后的常规检查和之前的资料进行初步的诊断与鉴别诊断，从而分析可能的病因，再进行下一步的检查。而不应该盲目地做大量的检查，再根据检查结果去推测病因，这样的做法是不可取的。③作者在做淋巴结活检的同时行肝脏及腹膜后淋巴结活检是否有必要，如果一个部位的淋巴结活检足够，为什么要两个部位同时活检，这无疑增加了活检引起的不良反应的风险。④在进行肝脏穿刺活组织检查时没有交代是盲穿还是病灶旁边的肝组织，没有说明为什么没有做病灶的穿刺活检。

总体而言，作者提供了一个很好的少见病例，值得重视。

作者：金柯　陈念（南京医科大学第一附属医院感染病科）
点评者：李友炳　江家骥（福建医科大学附属第一医院）

参 考 文 献

[1] Monda L, Warnke R, Rosai J. A primary lymph node malignancy with features suggestive of dendritic reticulum cell differentiation: A report of 4 cases [J]. Am J Pathol, 1986, 122 (3): 562-572.

[2] Li L, Shi YH, Guo ZJ, et al. Clinicopathological features and prognosis assessment of extranodal follicular dendritic cell sarcoma [J]. World J Gastroenterol, 2010, 16 (20): 2504-2519.

[3] Ge R, Liu C, Yin X, et al. Clinicopathologic characteristics of inflammatory pseudotumor-like follicular dendritic cell sarcoma [J]. Int J Clin Exp Pathol, 2014, 7 (5): 2421-2429.

[4] Selves J, Meggetto F, Brousset P, et al. Inflammatory pseudotumor of the liver. Evidence for follicular dendritic reticulum cell proliferation associated with clonal Epstein-Barr virus [J]. Am J Surg Pathol, 1996, 20 (6): 747-753.

［5］Shek TW, Ho FC, Ng IO, et al. Follicular dendritic cell tumor of the liver. Evidence for an Epstein-Barr virus-related clonal proliferation of follicular dendritic cells［J］. Am J Surg Pathol, 1996, 20（3）: 313-324.

［6］Wu CH, Chiu NC, Yeh YC, et al. Uncommon liver tumors: Case report and literature review［J］. Medicine（Baltimore）, 2016, 95（39）: e4952.

［7］Chen TC, Kuo TT, Ng KF. Follicular dendritic cell tumor of the liver: A clinicopathologic and Epstein-Barr virus study of two cases［J］. Mod Pathol, 2001, 14（4）: 354-360.

［8］姚光弼. 临床肝脏病学［M］. 第2版. 上海: 上海科学技术出版社, 2011: 437.

病例 19　肝脏恶性孤立性纤维性肿瘤 1 例

关键词： 恶性孤立性纤维性肿瘤；肝脏；影像学；免疫组化

一、病例介绍

患者女性，17 岁，因"反复上腹部隐痛不适半年，发现腹部包块 2 个月"入院。患者入院半年前，无明显诱因出现上腹部隐痛不适，无进食饱胀、恶心呕吐，无腹泻、便秘等，于当地医院治疗后无明显好转，其间仍反复隐痛不适。入院 2 个月前，上腹部疼痛有所加重并发现腹部包块，伴厌油腻、进食后饱胀、呃逆、乏力等不适，患者于当地医院行上腹部 CT 检查，结果提示肝左叶巨大占位性病变，为进一步诊治至笔者所在医院。

入院查体：T 36.7℃，P 104 次 / 分，R 19 次 / 分，BP 116/76mmHg。皮肤、巩膜无黄染。中上腹部膨隆，脐周静脉无曲张。剑突至脐水平可扪及巨大肿块、质韧，腹部无明显压痛，肝脾未触及。

入院诊断：肝左叶巨大占位——肝母细胞瘤？肝脏血管肉瘤？肝海绵状血管瘤？原发性肝癌？肝腺瘤？肝脏局灶性结节增生？

因患者入院时食欲差，营养状况较差，肝左叶占位性质尚不明确，入院后仅予保肝、营养支持、补液等对症支持治疗，同时积极完善相关检查。

辅助检查：腹部增强 CT 血管造影及血管三维成像，结果提示肝左叶巨大肿块影，大小约 17.3cm×11.8cm，边缘较清，增强扫描不均匀强化，内见多发强化血管影；门静脉左支未见显示；肝脏、胰腺、胃腔受压，胰腺内密度未见确切异常（图 19-1、图 19-2），考虑肝母细胞瘤可能性大，并伴门静脉左支受侵犯。输血前检查、乙肝及丙肝表面标志物、血常规、凝血、肝肾功能及大便常规未见异常，血糖正常。肿瘤相关抗原检测：AFP 6.12ng/ml，CEA 1.66ng/ml，CA125 110.98U/ml，CA19-9 21.20U/ml。骨扫描提示左

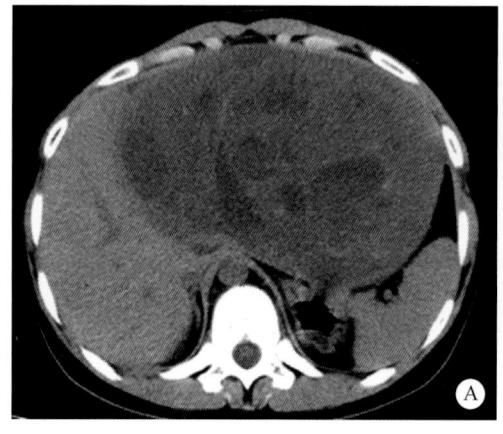

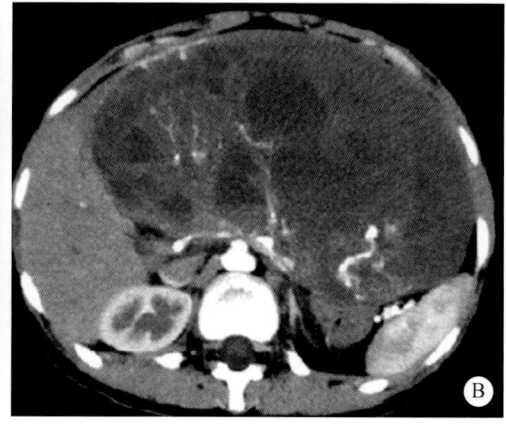

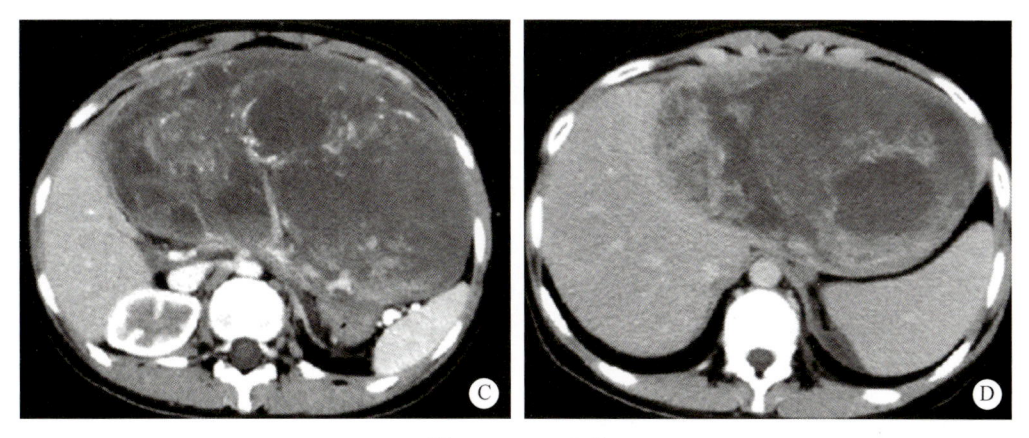

图 19-1　CT 表现

A. 平扫CT提示腹腔内有巨大占位性肿块，肿瘤与左肝叶界限不清，未突破包膜。肿瘤内可见低密度的囊肿，伴有出血；B. 增强CT示动脉期肿瘤周围固体成分轻度不均一强化，可见部分增强包膜，肿瘤内可见曲折的血管影；C. 增强CT示静脉期肿瘤增强物进一步扩大，左侧门静脉坏死区域不规则，未见造影剂；D. 增强CT延迟期示肿瘤密度不均匀，低密度区无增强，伴大量不规则坏死区

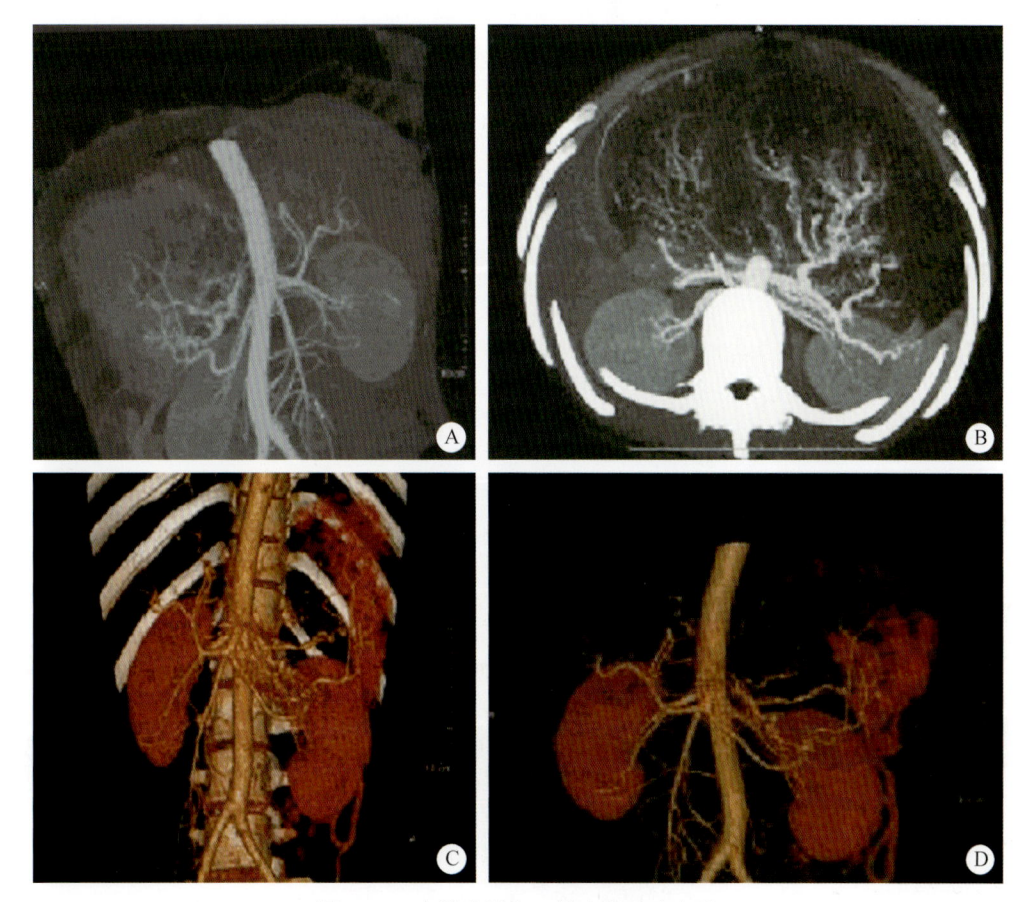

图 19-2　血管造影和三维血管重建表现

血管造影（A、B）及三维血管重建（C、D）提示肿瘤周围实体成分程度不均一强化，可见部分强化包膜，肿瘤内可见多发强化血管影，肿瘤未侵犯其他腹部器官

中上腹巨大囊实性混合性软组织肿块影，显像剂摄取稍增高，不排除左肝外叶来源肿瘤，全身骨显像未见确切异常。

结合辅助检查目前可以排除原发性肝癌、肝转移癌、肝血管瘤等常见疾病，但肝占位性质仍不能明确。评估患者肝脏穿刺活组织检查明确病理性质，但辅助检查提示瘤体有自发破裂出血可能，为避免穿刺引起肝占位继发性失血性休克及肿瘤播散，与患方沟通后患者拒绝行肝脏穿刺术。辅助检查提示腹腔包块体积巨大，压迫胃肠道及胰腺，患者出现进食饱胀、呃逆等消化道功能障碍，且瘤体有自发破裂出血可能，腹腔包块包膜结构完整，术前检查未提示远处转移，手术切除可能性大，为进一步治疗及明确诊断故行肝左外叶肿瘤切除术。术中所见：肿瘤来源于肝左外叶，包膜完整，约20cm×15cm×12cm，胃腔及胰腺受压明显，与胃部分粘连，瘤体表面光滑，可见血管怒张。剖开瘤体，切面呈鱼肉样，有数个大小不等分隔（图19-3）。术后病理检查结果：左肝外叶间叶组织恶性肿瘤，瘤体大小约21cm×15cm×10cm，紧邻肝被膜（未侵犯）。免疫组化结果：CK、CD117、Dog-1、S-100、F-8及CD34均为阴性，CD99、Bcl-2、P53阳性，Ki-67（+，20%），结果较支持肝脏恶性孤立性纤维性肿瘤（图19-4）。

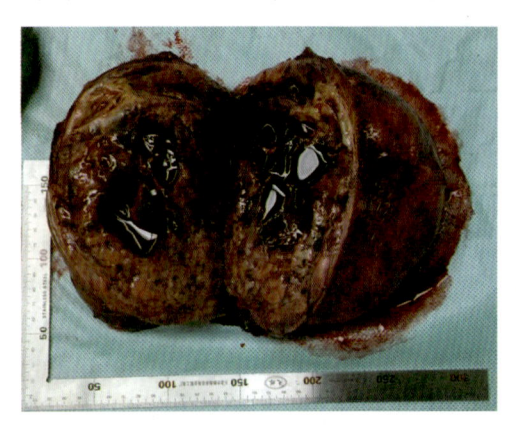

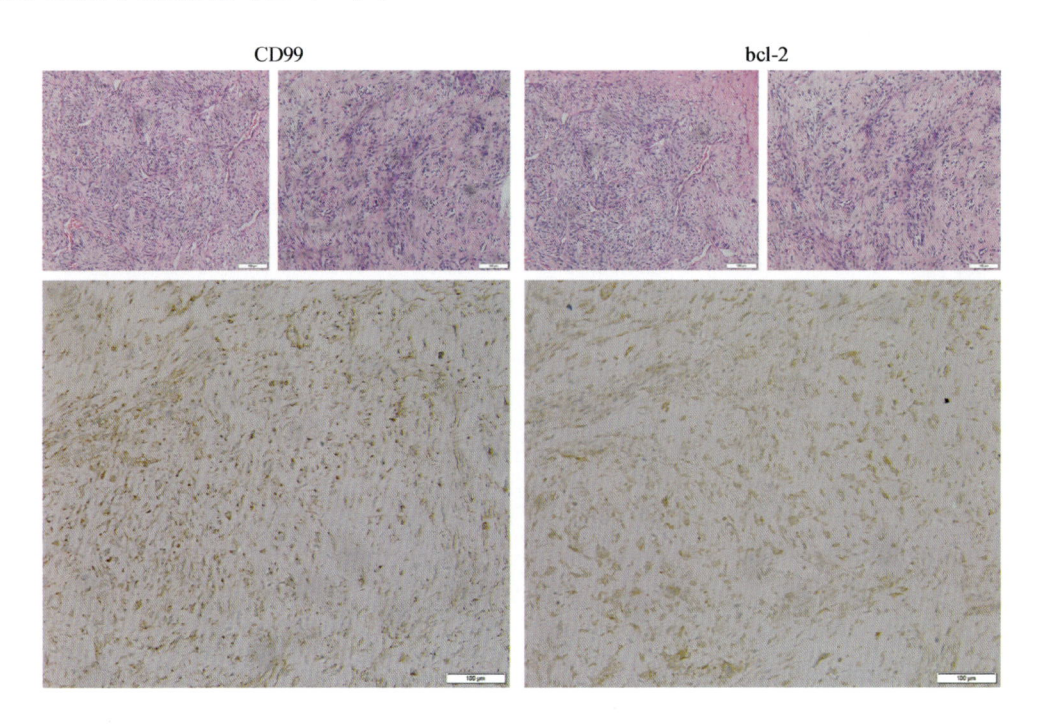

图19-3 完整肿瘤包膜切开大体观
完整的肿瘤包膜切开，切面呈鱼肉状。观察到大量的血管上皮细胞样膨大薄壁血管，肿瘤体内可见大小不等的多个腔室，中心液化坏死

CD99　　　　　　　　　　　　　　bcl-2

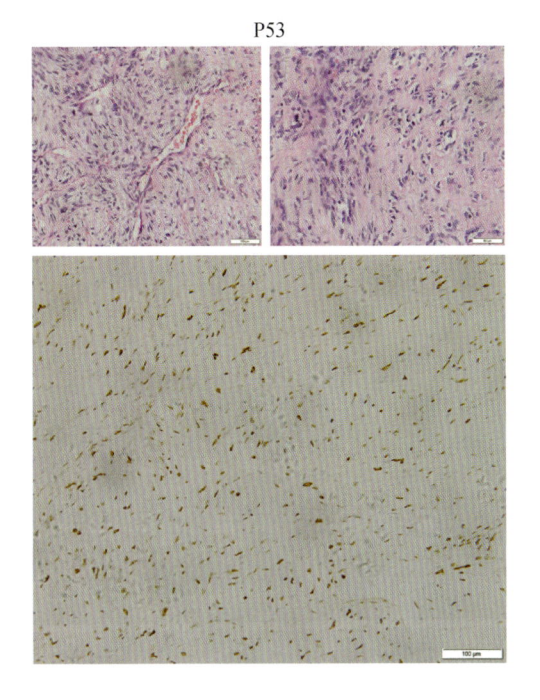

图19-4 病理学检查结果

提示"左肝外叶"为小叶间恶性肿瘤,大小21cm×15cm×10cm,毗邻肝包膜(无侵犯)。在显微镜下观察到大量梭形细胞和大量有丝分裂。CD99、Bcl-2、Desmin表达P53阳性,CD34表达阴性(HE染色,×400)

二、临床诊治思维过程

患者因"反复上腹部隐痛不适半年,发现腹部包块2个月"入院。病史短,结合查体及辅助检查,提示肝左叶巨大占位,应考虑的疾病有:肝母细胞瘤、肝脏血管肉瘤、肝海绵状血管瘤、原发性肝癌、肝腺瘤、肝脏局灶性结节增生。

(1)肝母细胞瘤:为具有胚胎组织特点的肝脏恶性实体瘤,由上皮及间质组成。特点为:①发病年龄多数在2岁以内[1,2],年龄越小,病死率越高。②常以右上腹出现巨大包块且增大迅速为其主要特征。③甲胎蛋白(AFP)阳性率可高达90%~100%;④肝母细胞瘤因发病年龄小,病程短,肝细胞再生能力强,一般不伴有肝硬化。手术切除肝脏肿瘤是唯一治疗方法,常辅以化疗、放疗或免疫治疗。该患者为青少年女性,肝脏肿块增长迅速,需考虑此诊断。

(2)肝脏血管肉瘤:由肝窦壁细胞异型增生的肝原发性恶性肿瘤,又称星形细胞肉瘤或库普弗细胞肉瘤。血管肉瘤的特点是,发病以成人多见,男女之比为1:3。起病方式为:①肝脏肿块增大迅速,可呈囊性,伴有肝区疼痛、腹水或有黄疸及肝功能异常,占62%。②肿瘤破裂后导致血性腹水引起急腹症的症状和体征。③脾肿大,伴有或不伴有全血细胞减少,占5%。④远处转移靶器官的症状和体征,占9%,影像学检查提示肿瘤多发,呈低回声暗区,内部呈蜂窝样改变。肿瘤内抽出不凝固性血性液体是其重要的临床特征。肝血管肉瘤恶性程度高,病程短,生存期仅数月,故在确诊后应尽可能手术切除,提高生存率。化疗可延长患者的生存期。

(3)肝海绵状血管瘤:是最常见的肝脏良性肿瘤,可能与先天发育异常有关,本病好发于30~50岁的成年人,女性多见。特点为:①发展慢,病程长,临床表现轻;②B超多为强回声光团,内有网状结构;③彩超检查并不显示丰富的彩色血流,少见动脉频谱；④CT增强扫描最具有鉴别特点，可见造影剂填充，周边向中心蔓延，延迟相仍为高密度，呈"快进慢出"特点；⑤肝血池扫描阳性。

（4）原发性肝癌：有乙/丙型病毒性肝炎病史或酒精性肝病的高危患者；有不明原因的肝区疼痛、消瘦、进行性肝脏肿大者，应考虑肝癌的可能。做血清AFP测定和有关影像学检查，必要时行肝脏穿刺活组织检查，可获得诊断。原发性肝癌临床诊断标准：①影像学标准，两种影像学检查均显示有＞2cm的肝癌特征性占位性病变。②影像学结合AFP标准，一种影像学检查显示有＞2cm的肝癌特征性占位性病变，同时伴有AFP≥400μg/L（排除妊娠、生殖系胚胎源性肿瘤、活动性肝炎及转移性肝癌）。③肝组织学检查证实原发性肝癌。对影像学尚不能确定诊断的≤2cm的肝内结节应通过肝脏穿刺活组织检查以证实原发性肝癌的组织学特征。此患者为青少年女性，有不明原因的肝区疼痛、进行性肝脏肿大，平扫CT提示肝左叶巨大包块，但乙肝及丙肝表面标志物未提示异常，AFP未见明显升高，故需鉴别诊断。

（5）肝腺瘤（HA）：约占肝脏所有肿瘤的0.6%。特点为：①多见于女性，发病原因不明，以肝右叶多见，呈单结节者约占71%。肉眼观可见瘤体表面光滑，有包膜或部分包膜。显微镜下可见由分化的肝细胞组成，但常较正常肝细胞体积大，无畸形核、核分裂象和侵入包膜或血管的证据。②发展缓慢、病程长，临床表现随肿瘤大小、部位及有无并发症而不同。该病早期多无任何症状，多在上腹部其他手术时发现或因其他疾病行B超或CT检查时发现。当肿瘤较大时，可有上腹部饱胀不适、隐痛等表现。如发生瘤内出血或破裂出血可有急腹症表现，甚至发生失血性休克。③影像学检查缺少特异性征象，B超可表现为混杂回声或不均质低回声或强回声，彩色多普勒显示肿块内有较丰富的门静脉样血流和低速动脉样血流，CT检查可发现瘤周有低密度环，增强扫描时更为清晰，此可作为一相对特异的征象。有时病灶内可见高密度出血区域，为肝腺瘤内出血所致。当肝腺瘤影像学表现不典型，与肝癌不易鉴别时，建议行肝脏穿刺活组织检查以明确诊断。

（6）肝脏局灶性结节增生（FNH）：约占肝脏原发性肿瘤的8%。特点为：①FNH是局部肝细胞对先天性血管畸形的反应性增生，而非真正的肿瘤。其病因尚不清楚，可发生于任何年龄，男女比例为1：（6～8），以20～50岁女性多见。临床上多数患者缺乏自觉症状，仅有少数患者由于肝脏局部肿块而感不适或疼痛。②FNH典型的影像学特征是病灶中央的星状瘢痕，其成因复杂。B超检查为低回声像，少部分可发现中央星状瘢痕。超声造影可以检测到病灶在动脉早期显著增强，且大都呈轮辐状特征；门静脉期部分病灶可检测到瘢痕征象，延迟期多数病灶表现为等增强或高增强，仅个别病灶表现为低增强。③CT平扫显示病灶呈略低密度或等密度，中央瘢痕组织为低密度；动态增强扫描动脉期病灶明显强化呈高密度，有时尚可显示供血动脉，需与HCC鉴别。但其强化均匀一致，无包膜，有时可见到中心呈低密度的瘢痕组织。其强化特点是"快进慢出"及瘢痕组织延迟强化。

三、诊疗体会

孤立性恶性纤维瘤（SFT）是一种少见的间叶组织来源的梭形细胞肿瘤，临床表现不典型，肿瘤主要位于胸腔或胸膜腔[1,2]。在肝脏，这种肿瘤的起源可能是间充质细胞。

由于 Glisson 鞘包膜或肝内结缔组织的增殖形成，可表现为带蒂肿瘤[3]。80% 的患者在诊断时无症状，但在本病例，存在腹部充盈和可触及肿块。当出现症状时，SFT 症状与肿瘤效应相关，包括疼痛、体重减轻和恶心。虚弱、发热、黄疸和低血糖是较少见的症状。实验室检查无特异性，对 SFT 的诊断没有帮助[4-13]。

SFT 影像学表现无特异性，肝细胞癌、Sar2310 肉瘤、炎性假瘤等占位性病变可能具有相似的影像学特征[14]。腹部超声可显示明显的实性不均匀肿块。在某些病例中，肿瘤呈均匀高回声，可表现为囊性区[2]。腹部 CT 平扫可显示明显的低密度、异质性肿瘤。注射造影剂后，CT 表现为高血管性肿瘤和进行性异质性增强。肿瘤内的囊性/坏死区和外部的假包膜可被区分。肿瘤常转移至邻近器官，压迫邻近的动脉和静脉，可引起胆管阻塞和扩张[4-11, 13]。使用造影剂后，MRI 表现与腹部 CT 表现相似，有坏死/囊性区域。在 T_1 加权像上，SFT 信号强度较低至中等，T_2 加权像上信号强度不均匀。T_2 信号强度低的区域对应于纤维化成分[4-11, 13]。Esteves 等[15]建议放射科医生应鉴别出具有纤维成分的孤立分叶状透明肿块（低信号强度和 T_2 加权像的渐进增强）。PET-CT 提示肿瘤对葡萄糖的摄取呈异质性，摄取越多，肿瘤恶性的可能性越大[6]。本例患者入院后未行 MRI 检查，腹部增强 CT 显示腹腔内有巨大占位性肿块，肿瘤与左肝叶界限不清，未突破包膜。肿瘤内可见低密度的囊肿区，认为伴有出血（见图 19-1A）。腹部增强 CT 显示动脉期肿瘤内血管增强不均匀，门静脉期肿瘤血管增强范围从外向中心扩大；低密度坏死区无增强，左门静脉侵犯（见图 19-1）。腹部血管造影及三维血管重建提示肿瘤周围实体成分程度不均一强化，可见部分强化包膜，肿瘤内可见多发强化血管影，肿瘤未侵犯其他腹部器官（见图 19-2）。

为了证实术前诊断和评价，有学者建议行肝脏穿刺活组织检查。然而，由于这种侵入性检查只能在肿瘤或部分边缘标本上进行，并且如果肿瘤正在增殖，可能会误诊。此外，还存在肿瘤沿活检道扩散的风险[8, 16]。因此，对于 SFT 的诊断和评估，不推荐肝脏穿刺活组织检查。

SFT 最终诊断依赖于组织学和免疫组化。CD34、CD99、Bcl-2 表达与 SFT 一致。免疫组化对 SFT 与其他疾病如平滑肌瘤（SMA 阳性、CD34 阴性）、炎性假瘤（波形蛋白阳性、CD34 阴性）、纤维肉瘤（CD34 阴性）、胃肠道间质瘤（CD117 阳性、CD34 阳性）[17]的鉴别有很大的帮助。组织学上，本例患者的肿瘤包膜完整，切面呈鱼肉状。观察到大量的血管上皮细胞样膨大薄壁血管，肿瘤体内可见大小不等的多个腔室，中心液化坏死（见图 19-3）。免疫组化显示大量梭形细胞和大量有丝分裂（每 10 个高倍视野中可以看到 5 个有丝分裂象）。CD99、Bcl-2、Desmin、P53 表达阳性，CD34 表达阴性（见图 19-4）。WHO 软组织肿瘤的分类标准可用来鉴别恶性 SFT。这些标准包括高细胞率、细胞异型性、肿瘤坏死、高有丝分裂率（每 10 个高倍视野中有 4 个或更多的有丝分裂象）和/或浸润性边缘。本病例中切除的肿瘤标本表现为细胞核密集性高，细胞中度至明显异型性，每 10 个高倍视野中最多有 5 个核分裂象，肿瘤坏死，符合 WHO 关于恶性 SFT 的标准。

肝 SFT 的治疗选择是完整手术切除。如果边缘阴性则切除成功，不需要进一步治疗。对于不能手术或不能完全切除的肿瘤，肝靶向治疗可以通过经肝动脉化疗栓塞实现，但没有强有力的证据支持这种疗法[18]。Beyer 等[19]描述了一位 SFT 患者，最初被认为是纤维瘤，在伊马替尼试验前接受了激素替代治疗，但没有反应。患者最终手术切除，没有发现明显的恶性肿瘤。Maccio 等[13]报道了两例肝 SFT 患者接受化疗，但转移到肺的病灶治疗不成功，两例患者均在 5 个月内死亡。手术完整切除仍是 SFT 的标准治疗方法[4-11, 13]。尚未完全切除或无法切除的情况下，需要行放疗、化疗和经肝动脉化疗栓塞治疗[4, 11, 13]。SFT 对常规化疗的敏感性较低[4, 11, 13]。一些使用抗血管生成剂酪氨酸激酶抑制剂（如舒尼替尼和帕唑帕尼）在不同部位 SFT 的治疗试验取得了有希望的结果[4, 20]。恶性 SFT 预后较差，强烈建议术后随访[4-13]。

肝脏 SFT 是一种罕见的肿瘤，对于影像学表现不典型的肝脏病变，应考虑鉴别诊断。治疗的最佳选择是手术完整切除，并根据组织学和免疫组化特征进行最终诊断。SFT 患者的肿瘤生物学特性尚不清楚，长期随访至关重要。

四、专家点评

孤立性纤维瘤（SFT）临床上较少见，多发生在胸膜、腹膜、纵隔、心包等，发生在肝脏的极少见。根据肿瘤的组织学形态，孤立性纤维瘤可分为良性孤立性纤维瘤、不典型孤立性纤维瘤及恶性孤立性纤维瘤。肝脏恶性孤立性纤维瘤临床罕见，发病年龄 16～83 岁，女性多于男性，临床表现不典型，可以因巨大占位压迫邻近脏器而出现相应的症状，影像学检查无特异性，故当患者年龄较小而又无慢性肝病背景时容易误诊为肝母细胞瘤，确诊有赖于组织学和免疫组化。恶性孤立性纤维瘤预后不良，治疗上手术切除是标准方法，但在无法切除或未完全切除的情况下，也可行放疗、肝动脉介入化疗栓塞治疗等，常规化疗疗效差。

本例患者肝脏巨大占位，通过手术切除行组织病理检查，确诊为肝脏恶性孤立性纤维瘤，由于本病预后差，手术切除后仍应密切随访。

作者：李波 舒强 郭兵 黄滔 彭方毅 苏松 淦宇（西南医科大学附属医院肝胆外科）

点评者：左维泽（石河子大学第一附属医院）

参 考 文 献

[1] Perini MV, Herman P, D'Albuquerque LA, et al. Solitary fibrous tumor of the liver: Report of a rare case and review of the literature [J]. Int J Surg, 2008, 6: 96-99.

[2] El-Khouli RH, Geschwind JF, Bluemke DA, et al. Solitary fibrous tumor of the liver: Magnetic resonance imaging evaluation and treatment with transarterial chemoembolization [J]. J Comput Assist Tomogr, 2008, 32: 769-771.

[3] Lehmann C, Mourra N, Tubiana JM, et al. Solitary fibrous tumor of the liver [J]. J Radiol, 2006, 87: 139-142.

[4] Beltrán MA. Solitary fibrous tumor of the liver: A review of the current knowledge and report of a new case [J]. J Gastrointest Cancer, 2015, 46: 333-342.

[5] Debs T, Kassir R, Amor IB, et al. Solitary fibrous tumor of the liver: Report of two cases and review

of the literature [J]. Int J Surg, 2014, 12: 1291-1294.

[6] Soussan M, Felden A, Cyrta J, et al. Case 198: Solitary fibrous tumor of the liver [J]. Radiology, 2013, 269: 304-308.

[7] Yilmaz S, Kirimlioglu V, Ertas E, et al. Giant solitary fibrous tumor of the liver with metastasis to the skeletal system successfully treated with trisegmentectomy [J]. Dig Dis Sci, 2000, 45: 168-174.

[8] Fuksbrumer MS, Klimstra D, Panicek DM. Solitary fibrous tumor of the liver: Imaging findings [J]. Am J Roentgenol, 2000, 175: 1683-1687.

[9] Chan G, Horton PJ, Thyssen S, et al. Malignant transformation of a solitary fibrous tumor of the liver and intractable hypoglycemia [J]. J Hepatobiliary Pancreat Surg, 2007, 14: 595-599.

[10] Brochard C, Michalak S, Aubé C, et al. A not so solitary fibrous tumor of the liver [J]. Gastroenterol Clin Biol, 2010, 34: 716-720.

[11] Jakob M, Schneider M, Hoeller I, et al. Malignant solitary fibrous tumor involving the liver [J]. World J Gastroenterol, 2013, 19: 3354-3357.

[12] Song L, Zhang W, Zhang Y. (18) F-FDG PET/CT imaging of malignant hepatic solitary fibrous tumor [J]. Clin Nucl Med, 2014, 39: 662-664.

[13] Maccio L, Bonetti LR, Siopis E, et al. Malignant metastasizing solitary fibrous tumors of the liver: A report of three cases [J]. Pol J Pathol, 2015, 66: 72-76.

[14] Ali SZ, Hoon V, Hoda S, et al. Solitary fibrous tumor: A cytologic-histologic study with clinical, radiologic, and immunohistochemical correlations [J]. Cancer, 1997, 81: 116-121.

[15] Esteves C, Maia T, Lopes JM, et al. Malignant solitary fibrous tumor of the liver: Airp best cases in radiologic-pathologic correlation [J]. Radiographics, 2017, 37: 2018-2025.

[16] Chen JJ, Ong SL, Richards C, et al. Inaccuracy of fine-needle biopsy in the diagnosis of solitary fibrous tumour of the liver [J]. Asian J Surg, 2008, 31: 195-198.

[17] Changku J, Shaohua S, Zhicheng Z, et al. Solitary fibrous tumor of the liver: Retrospective study of reported cases [J]. Cancer Invest, 2006, 24: 132-135.

[18] Shinde RS, Gupta A, Goel M, et al. Solitary fibrous tumor of the liver-an unusual entity: A case report and review of literature [J]. Ann Hepatobiliary Pancreat Surg, 2018, 22: 156-158.

[19] Beyer L, Delpero JR, Chetaille B, et al. Solitary fibrous tumor in the round ligament of the liver: A fortunate intraoperative discovery [J]. Case Rep Oncol, 2012, 5: 187-194.

[20] Maruzzo M, Martin-Liberal J, Messiou C, et al. Pazopanib as first line treatment for solitary fibrous tumours: The royal marsden hospital experience [J]. Clin Sarcoma Res, 2015, 5: 5.

病例 20 肝脏未分化胚胎性肉瘤 1 例

关键词：肝脏；未分化；胚胎性；肉瘤

一、病例介绍

患者女性，21 岁，因"右上腹疼痛 3 天，加重 2 小时"入院。3 天前患者腹部受硬物撞击后出现右上腹持续性刀割样疼痛，不伴肩部、腰背部放射痛，休息数分钟后未见明显缓解，无腹胀、恶心、呕吐，无发热、畏寒、寒战，无心悸、胸闷、呼吸困难，无皮肤、黏膜及巩膜黄染，无意识障碍，遂就诊于当地医院。行腹部 CT 检查，提示肝占位，性质待查，给予对症治疗（具体不详），症状较前缓解。2 小时前上述症状加重，当地医院建议转至上级医院，遂至笔者所在医院急诊科，以"肝占位：肝包虫？"为诊断收住入院。发病以来，患者神志清，精神差、纳差、睡眠差，大小便正常，体重无明显变化。

二、临床诊治思维过程

诊疗过程：入院后积极完善血液学及影像学检查。腹部彩色 B 超：肝内囊实性包块。腹部 CT：①肝左叶巨大占位，腺瘤破裂出血？恶性病变不除外。②肝右后叶下段结节影，肿瘤待排。根据病史、症状、体征、辅助检查及体格检查结果，结合患者既往有在新疆居住史，其 AFP 及肿瘤标志物明显升高，考虑肝包虫病及肝肿瘤占位可能性较大，占位性质需行进一步手术探查及病理检查明确。

积极术前准备，排除手术禁忌证，在全身麻醉下行左半肝切除、肝右叶肿块切除术。术中所见：肝脏颜色、大小正常，肝左内叶有一直径约 10cm 圆形混合肿块，肝左外叶有一直径约 5cm 包膜下血肿，内有少量血凝块，肝右叶Ⅵ段可见一直径约 1cm 的肿块结节。腹腔未发现肿大淋巴结及转移结节，脾脏、胃、十二指肠、大小网膜、结肠、小肠及系膜未见异常。术后病理检查：肝右叶符合局灶结节性增生，肝左叶符合未分化胚胎性肉瘤。2 个月后复查提示肿瘤复发，进行介入治疗，行肝动脉造影 + 载药微球化疗栓塞（DEB-TACE）术。3 个月后再次入院复查，超声引导下植入 ^{125}I 粒子。4 个月后复查至今。

三、诊疗体会

肝脏未分化胚胎性肉瘤是一种多发于儿童的恶性肿瘤，高发年龄 6～10 岁[1,2]。该疾病一旦确诊，其中位生存时间大多 < 1 年。虽然肝脏未分化胚胎性肉瘤当前没有明确的治疗规范，但是完整切除肿瘤十分必要[3-5]。本例患者肿瘤完整切除，结合介入治疗、化疗、放疗等，随访至今，患者整体情况较好，但仍需密切随访。

四、专家点评

结合患者肝脏病理可明确诊断为肝脏未分化胚胎性肉瘤，患者病史特点如下：①患者为青年女性，既往体健，无慢性肝病病史；②急性起病，临床表现以腹痛为主；③患者术前肝功能及肿瘤标志物均无特异性，诊断依靠术后病理组织学，根治性手术2个月后出现复发。

肝脏未分化胚胎性肉瘤是一种好发于儿童的恶性肿瘤，发病年龄多为6～10岁。该疾病中位生存时间大多<1年。目前相关的病因和发病机制尚不明确，肝脏未分化胚胎性肉瘤早期缺乏特征性的临床表现，大部分患者以上腹部疼痛不适为首发症状，该病的实验室检查亦无特异性，部分患者因肿瘤挤压周围正常肝组织，出现不同程度的肝功能异常，该病并没有特异性的血清肿瘤标志物。目前肝脏未分化胚胎性肉瘤的确诊依靠病理学检查。

由于该病恶性程度较高，并且术后复发率高，局部复发及远处转移较常见，预后较差。虽然肝脏未分化胚胎性肉瘤没有明确的诊疗指南及规范，目前认为，以手术完整切除肿瘤为基础的综合治疗是长期生存的关键，如联合全身多药化疗，可使肿瘤缩小，提高手术根治切除率，延长术后生存期。

本例患者及时得到了确诊，虽然在肿瘤完整切除后很快出现复发，根据患者病史特点制定了局部介入及微粒治疗方案，有效缓解了患者病情，延长了生存期。本例患者带给我们的启示：对于肝内占位不明的患者，尤其是临床表现和实验室检查均无特异性的情况下，病理检查是诊断的最为有效的方式，面对恶性肿瘤，除了积极有效的手术切除外，辅以个体化的局部和全身治疗，可以有效改善预后。

作者：贾江坤（河南省人民医院肝胆胰腺外科）
点评者：鲁晓擎（新疆医科大学第一附属医院）

参 考 文 献

[1] 董淑慧，徐瑾，熊光宜，等. 第459例 "肝癌" 手术史-椎体占位-转移性肝脏未分化胚胎性肉瘤[J]. 中华医学杂志，2019，99（9）：704-706.

[2] 马怡晖，黄培，高汉青，等. 小儿肝脏未分化（胚胎性）肉瘤临床病理学观察[J]. 中华病理学杂志，2018，47（6）：461-462.

[3] 吴新权，吴宝强，段云飞，等. 成人肝脏未分化胚胎性肉瘤伴囊内出血一例[J]. 中华肝胆外科杂志，2016，22（11）：765.

[4] 邱立军，罗琳，居红格，等. 肝脏未分化胚胎性肉瘤一例[J]. 临床放射学杂志，2017，36（1）：42-43.

[5] 曹卫刚，邱宝安. 成人肝脏未分化胚胎性肉瘤一例及文献分析[J]. 中华临床医师杂志（电子版），2012，（17）：5360-5361.

病例21　青少年不明原因脾肿大1例

关键词：肝脏；脾肿大；特发性弥漫性肝动静脉瘘

一、病例介绍

患者女性，学生，18岁，因"发现脾肿大、血三系减少5个月余"入院。患者5个月前因月经不调在外院就诊，检查发现脾肿大、血三系减少，无腹胀、腹痛，无恶心、呕吐，无黑便、呕血，无畏寒、发热，无盗汗、消瘦，无齿龈出血、鼻出血，无皮肤、黏膜出血，无头晕、胸闷、气促；无颜面水肿。先后在当地省级医院及外地血液病医院检查治疗，行骨髓检查，提示免疫分型正常，活检提示造血组织增生十分活跃，地中海贫血基因检测未见异常，排除血液系统疾病可能。但因严重脾肿大，血三系降低，收住笔者所在医院。否认既往高血压、糖尿病、冠心病等慢性病和重大疾病史，否认结核、伤寒、肝炎、血吸虫等其他传染病史，否认重大外伤、手术、中毒、输血史。否认酗酒史、特殊用药史。家族中患者母亲有肝功能异常，具体情况不详；患者小姨年幼时发现脾肿大，已切除，目前存在严重肝硬化，门静脉高压，消化道出血。因肝脏结构异常，无法行肝脏穿刺活组织检查。

入院查体：T 36.8℃，P 80次/分，BP 125/64mmHg，神志清楚，皮肤、巩膜无黄染，皮肤、黏膜未见毛细血管扩张，肝掌、蜘蛛痣（-），心肺听诊无特殊，腹软，腹壁静脉无显露，无压痛及反跳痛，肝区叩痛（-），肝肋下未触及，脾肋下平脐，质地偏硬，肝肾区叩击痛（-），移动性浊音（-），双下肢无水肿，神经系统查体（-）。

外院辅助检查：血常规示白细胞 2.3×10^9/L，血小板 82×10^9/L；血清生化检查示ALT 56U/L，AST 51U/L，TBil 43μmol/L；B超示胆囊多发结石，胆囊炎，右肝多发钙化灶，巨脾。自身免疫性抗体［抗核抗体（ANA）等］、抗人球蛋白试验、肝炎类指标、血清铁均正常；骨髓涂片、活检及地中海贫血基因检测报告均未见异常。

二、临床诊治思维过程

1. 诊断过程及依据

入院初步诊断：①脾肿大原因待查；②血三系降低原因待查；③胆囊结石、胆囊炎。

入院后完善检查，血常规：白细胞 2.4×10^9/L，红细胞 4.39×10^{12}/L，血红蛋白 129g/L，血小板 54×10^9/L。大便隐血试验阴性。血清生化检查：TBil 42.5μmol/L，ALT 118U/L，AST 125U/L，ALP 225U/L，GGT 124U/L。肝炎类指标、肿瘤标志物、ANA、铜蓝蛋白、甲状腺功能、尿常规、血清铁、铁蛋白、维生素 B_{12}、叶酸正常，总铁结合力 64.4μmol/L，轻度偏高。全腹部增强CT：脾脏增大，脾门周围静脉迂曲扩张；胆囊多发结石，胆囊炎，肝内胆管轻度扩张。MRCP：①胆囊结石伴炎症；②肝内胆管轻度扩张；③脾脏增大，脾门周围及后腹膜静脉曲张。胃镜：食管中下段静脉曲张，慢性非萎缩性胃炎伴糜烂，十二指肠球部霜斑样溃疡。B超：肝区回声欠均匀、慢性胆囊炎、胆结石、脾肿大、脾门区静脉曲张。腹盆腔未见积液。门静脉主干内径1.12cm，为向肝血流，流速峰值38.4cm/s，门静脉流速增高。肝动脉轻度扩张，流速轻度加快。心脏彩超、肺部CT检查未见特殊。眼科会诊未见K-F环。

治疗：异甘草酸镁注射液、丁二磺酸腺苷蛋氨酸针护肝退黄，利可君升血细胞。

患者青年期起病，无明显临床症状，脾脏明显肿大，家族中小姨有类似发病表现，检查提示肝功能损伤、血三系降低，肝内胆管扩张，食管中下段静脉曲张，需综合多方面考虑引起脾肿大的原因。

2. 鉴别诊断

综合患者病史、症状、实验室检查，嗜肝病毒阴性，ANA阴性，嗜酸粒细胞不高，无发热、皮疹、淋巴结肿大，无黑热病、吸虫及其他寄生虫感染症状，无饮酒史，无可疑药物服用史，结合相关骨髓检查，基本排除病毒、寄生虫感染，排除酒精、药物、自身免疫疾病所致肝病，排除血液疾病等导致的脾肿大，遗传代谢性肝病导致脾肿大的可能性较大，故重点应注意与肝豆状核变性、血色病、肝淀粉样变、先天性肝纤维化、先天性肝内胆管囊状扩张、肝脏遗传性出血性毛细血管扩张症等鉴别。

结合患者无神经系统症状，铜蓝蛋白不低，尿铜稍高，角膜未见K-F环，血清铁、不饱和铁结合力、铁蛋白正常，总铁结合力轻度偏高，影像学未见肝脏含铁血黄素沉积，因此肝豆状核变性、血色病不考虑。经科内病例讨论，予肝脏穿刺活组织检查。病理组织送上海某权威医院检查。病理结果：①肝动脉、门静脉血管畸形（肝动静脉瘘）；② CH-G2S2。肝动脉门静脉血管畸形是发育异常（可兄弟姐妹同患），高压的动脉血倒灌入门静脉引起门静脉高压、巨脾。肝脏DSA术：未发现明显的瘘口。

基于病理及DSA结果，诊断仍有疑虑，是肝脏遗传性出血性毛细血管扩张症还是肝动静脉瘘？为此我们组织了全院疑难病例会诊。最终考虑：本例患者影像学提示门静脉高压（食管静脉曲张、巨脾），临床表现与肝脏遗传性出血性毛细血管扩张症（HTT）虽然相似，但后者病理表现为毛细血管扩张、动静脉瘘、动脉瘤，可发生于全身各个部位，主要表现为体表皮肤、黏膜毛细血管扩张，发生于肝脏表现为弥漫性动静脉畸形。多发性皮肤、黏膜毛细血管扩张，反复鼻出血及阳性家族史被称为遗传性出血性毛细血管扩张症三联症。本例患者主要以末梢肝动脉-门静脉瘘为主，并形成门静脉高压的系列症状与体征，而无特征性的、典型的体表部位的毛细血管扩张，结合患者肝脏病理，考虑为先天性动静脉畸形，属弥漫性动静脉瘘可能。

3. 治疗与结局

本例患者影像学上未见明显瘘口，介入治疗难以奏效，肝移植是唯一的办法。然而肝移植术风险大，肝源稀缺，患者是家中独生女，家属既要考虑巨额费用，又要考虑手术的安全性及有效性，对肝移植尚存顾虑。经反复斟酌，决定选择肝动脉结扎术来降低肝动脉血流进入门静脉的速度，从而达到降低门静脉压力的目的。最终行肝总动脉缩扎+肝中动脉结扎+胆囊切除+脾切除术。

术后随访至今，患者胃镜检查未见食管静脉曲张，肝功能、血三系、门静脉血流速度均恢复正常。

三、诊疗体会

患者辗转于多家三甲综合医院，诊治过程一波三折，未能明确诊断，患者及家属耗费了大量的精力，最终来到笔者所在医院。诊疗体会总结如下：第一，详细询问病史，包括家族史，不放过任何一条线索。接诊患者，尤其是考虑疑难病例患者时，需详细询问病史，包括诱因、伴随症状，这很有可能成为整个诊断及鉴别诊断过程中的关键点。本病例中亲属的类似发病情况，给了我们启发。第二，全面、仔细的体格检查。完善的体格检查可以及时发现问题、注意鉴别诊断。第三，对诊断敢于质疑。有疑问才会有更深入的探究及对疑难少见疾病的认识。第四，建立多学科之间的合作。在临床思路既广又专的要求下，可以及时发现问题、讨论问题、解决问题。该患者的诊断、手术方式的确立，都是多学科相互讨论的结果。第五，医患之间的信任。本例患者经历了到多家医院就诊而诊断不明，对我们寄予了很大的希望，虽然从到笔者所在医院就医到最后明确诊断，也历时1个月余，但在整个诊疗过程中，家属全力配合。最后手术，也是笔者所在医院所施行的第一例该病手术，应该说也是尝试，结果无法预计。家属一句"我相信你们"使医务人员信心倍增，最终顺利完成手术。

四、专家点评

脾肿大是重要的病理体征，引起脾肿大的病因众多，每种疾病引起脾肿大的机制亦不尽相同。有时为一种病因，而引起脾肿大的机制则可能是多方面的。在临床上脾肿大与肝脏疾病的相关性最大，本例患者在肝脏穿刺活组织病理检查时发现肝动脉、门静脉血管畸形（肝动静脉瘘），而肝组织病理学分期为G2S2，表明本例患者是非肝硬化门静脉高压。后续的肝脏DSA术检查未发现明显的瘘口，这时使得该病的诊断陷入困境。后来经过层层剖析、抽丝剥茧，并进行了多种排除诊断，获得了最后的诊断，考虑先天性动静脉畸形，属弥漫性动静脉瘘可能。这是一罕见病例，患者辗转于多家三甲综合医院，诊治过程一波三折，最后经过医患双方的共同努力得到了最后的诊断并获得了较满意的治疗结果。从这例患者的诊治过程来看，在临床工作中，根据患者的症状、查体、辅助检查等不能获得诊断时，<u>应立即转换思路，寻找新的突破点</u>。对临床医生来说，开阔思路、拓宽眼界对提高临床诊疗技术至关重要，良好的医患关系是重要的保证。

作者：严颖（浙江省中医院感染科）
点评者：陆伦根（上海交通大学附属第一人民医院）

病例 22　肝脏局灶性结节性增生（混合性增生及腺瘤样型）1 例

关键词：肝肿瘤，肝局灶性结节性增生，肝细胞腺瘤，肝脏，紫癜

一、病例介绍

患者女性，48 岁，山西籍，因"发现上腹部包块进行性增大 6 年"入笔者所在医院消化内科。患者于 6 年前身体前屈时扪及上腹部类圆形质硬包块，大小约 6cm，无压痛，边界清楚，活动度差。患者平素无明显不适，近 1 年自觉上腹部有异物压迫感。到当地医院行 CT 检查，提示肝癌。既往史：口服左炔诺孕酮片 20 年，1 片 / 月。个人史、月经史、家族史无特殊。

入院查体：T 36.6℃，P 75 次 / 分，R 21 次 / 分，BP 128/70mmHg，体重指数 19.1kg/m^2，体表面积 1.49m^2。神志清楚，心肺查体未见明显异常。上腹部略膨隆，于剑突下 7cm、右侧肋缘下 5cm 触及肝下缘，表面可触及类圆形包块，无压痛，质地韧，边界不清。

辅助检查：血常规示白细胞 6.4×10^9/L，血小板 229×10^9/L，血红蛋白 125g/L。肝功能：AST 23U/L、ALT 20U/L、Alb 43g/L、TBil 11.4μmol/L。凝血功能：PT10.3s。肾功能、电解质、大便及小便常规未见异常。CEA 1.16g/L，AFP 1.52ng/ml，CA19-9 32.84U/ml。乙型、丙型肝炎标志物阴性。HIV、梅毒标志物阴性。腹部 B 超：肝左叶可见囊实混合性占位性病变，建议进一步检查。上腹部增强 CT：①肝左叶占位性病变，考虑肝囊腺瘤，肝胆管细胞癌待排，建议穿刺活检。②胆囊、胰腺、脾脏、双肾 CT 扫描未见异常（图 22-1）。

入院诊断：肝占位性病变——肝囊腺瘤？肝胆管细胞癌？

患者在消化内科住院第 3 天行 B 超引导下肝占位穿刺活检，病理诊断：（肝脏穿刺组织）送检少许肝组织，伴坏死及肝细胞胞质疏松浊肿，部分肝细胞异型增生。局部组织学特点提示不完全除外少数细胞癌变（高分化肝细胞癌）可能。消化内科申请肝脏肿瘤 MDT 讨论，讨论意见是实施手术治疗。遂患者转入普通外科，完善术前评估与准备，于入院半个月后行左半肝切除术，术后恢复顺利，予出院（图 22-2、图 22-3）。

术后病理检查结果：肝左外叶局灶性结节性增生伴局部肝组织脂肪变性并局部出血机化，纤维结缔组织增生、玻璃样变性灶状钙化，肝实质内见大量血腔隙形成，组织学特点提示肝紫癜（注：①建议结合临床诊断；②本例属疑难复杂病例，建议必要时在决定下一步治疗方案前来病理科借阅病理切片外送多家医院会诊，综合分析病理学会诊咨询意见后进一步确定最终治疗方案）。

当地第一家病理会诊中心会诊报告：片内显示纤维玻璃样变组织分隔肝组织，部分区域退变呈囊壁状，内有一些嗜碱性小球状结构，有些外有薄膜包绕，此改变提示不能除外寄生虫感染可能，请结合临床考虑。

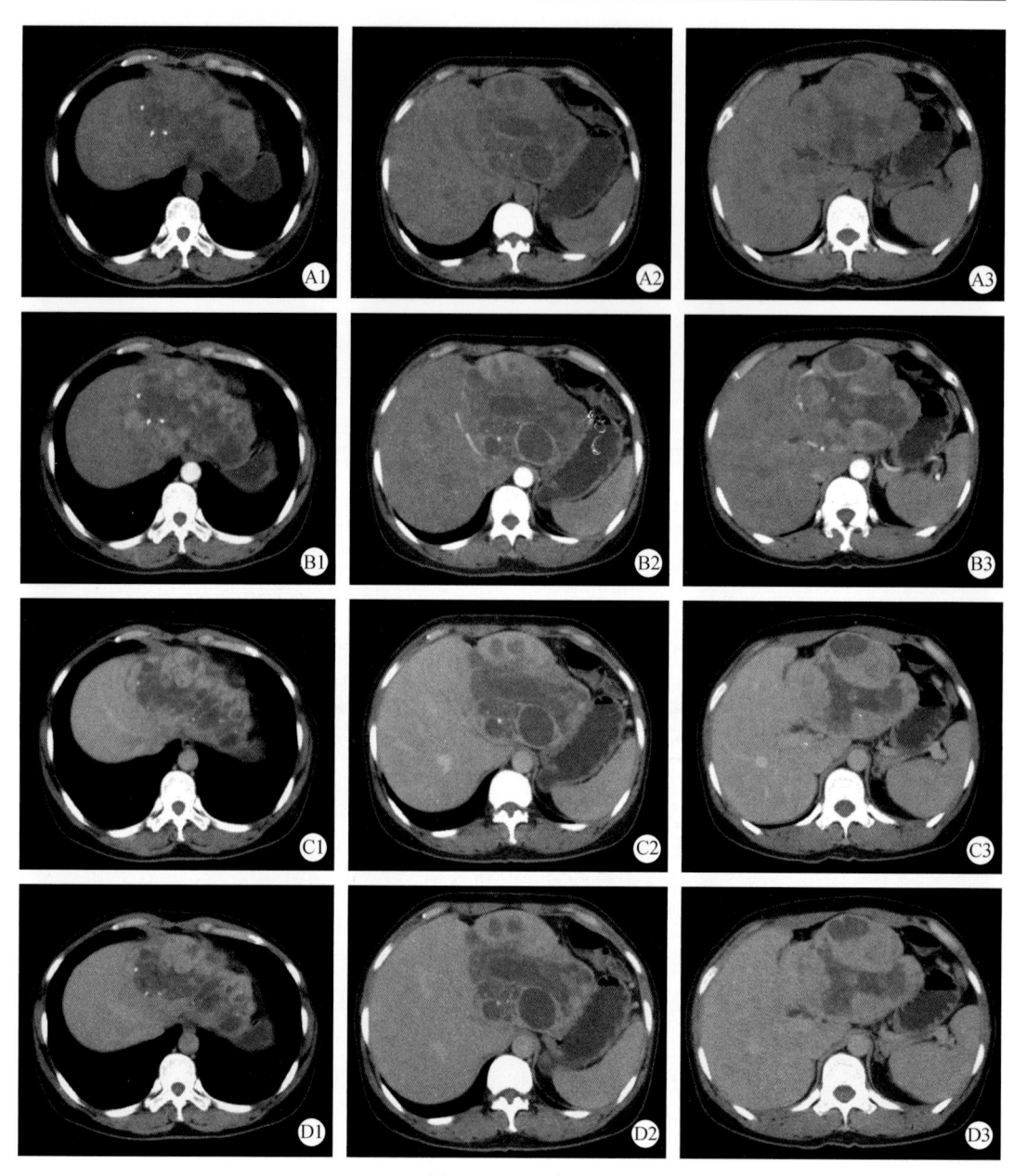

图 22-1　CT 表现

A1～A3. CT 平扫期；B1～B3. 动脉期；C1～C3. 静脉期；D1～D3. 延迟期。肝左叶外侧段可见大小约 13.8cm× 13.2cm×9.8cm 的不规则团片状低密度影，边界模糊，其内见多发类圆形、斑片状低密度影，其内另见多发斑点状钙质密度影，增强扫描动脉期病灶呈不均匀明显强化，门静脉期及延迟期病灶内造影剂未见明显消退，邻近胃、胰腺受压移位

当地第二家病理会诊中心会诊报告：（部分肝脏切除标本）肝脏局灶结节性增生伴局部腺瘤形成，病变内可见大片退变坏死及肝紫癜成分，退变坏死组织及肝窦内可见球形放射状结晶样物质（PAS-D 阳性），形态提示外源性成分。①部分区域汇管区结构消失，提示肿瘤性增生，结合形态学及免疫组化结果，支持肝细胞腺瘤。②局部网织纤维结构

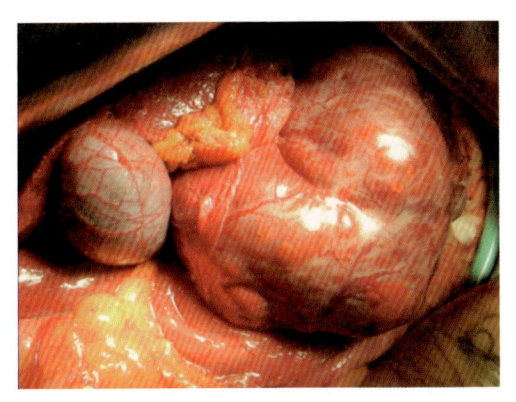

图22-2 术中探查

肝左叶可见囊实性包块，外凸性生长，压迫胃小弯侧，包块与胃无侵犯粘连，表面可见不规则分隔样改变，质地尚软，边界清楚

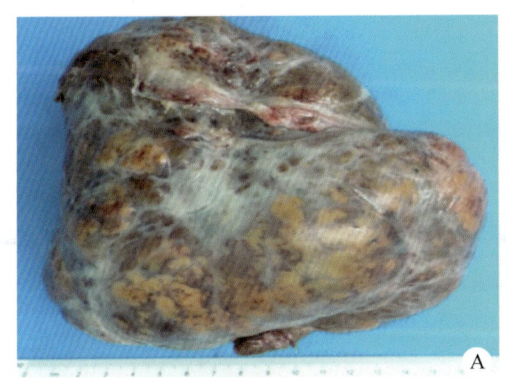

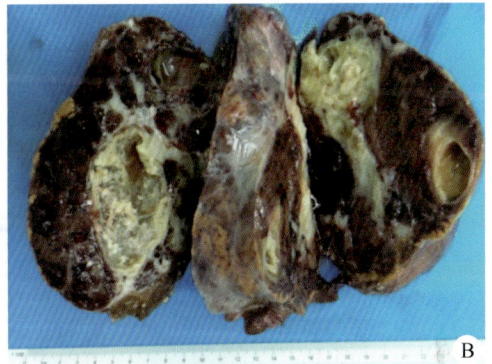

图22-3 术后病理标本

送检肝左叶组织15cm×9.5cm×5.5cm，内可触及灰白色质稍硬区，大小8cm×4.5cm×2.5cm，肝实质内见大量血腔隙形成

不完整，该现象在腺瘤中少见，但未见明显异型性改变，未见核分裂象，未见明确的浸润现象，肝细胞癌证据不足，建议临床密切随访（图22-4）。

鉴于三家医院病理科给出了不同的意见，我们邀请了当地病理会诊中心的专家、笔者所在医院病理科、影像科、超声科专家等一起进行MDT讨论。最后诊断：肝脏局灶性结节性增生（混合性增生及腺瘤样型）。出院医嘱：①避免口服避孕药；②基因检测；③密切随访。诊断为良性肿瘤。患者拒绝基因检测，之后定期随访至今，残余肝内未见异常。

二、临床诊治思维过程

患者系中年女性，主因"发现上腹部包块进行性增大6年"收治笔者所在医院消化内科。腹部增强CT检查提示肝占位性病变，考虑肝囊腺瘤，肝胆管细胞癌待排，建议穿刺活检。

消化内科医师为进一步明确诊断，为患者实施了B超引导下肝占位穿刺活检术，活检结果考虑高分化肝细胞癌的可能。随后为本病例组织了肝脏肿瘤MDT讨论，讨论意见是肿瘤巨大，有占位效应，不能排除肝恶性肿瘤的可能，有手术指征。完善术前评估，患者的一般情况、肝脏功能、残肝体积均提示可耐受手术治疗。为患者选择左半肝切除术，

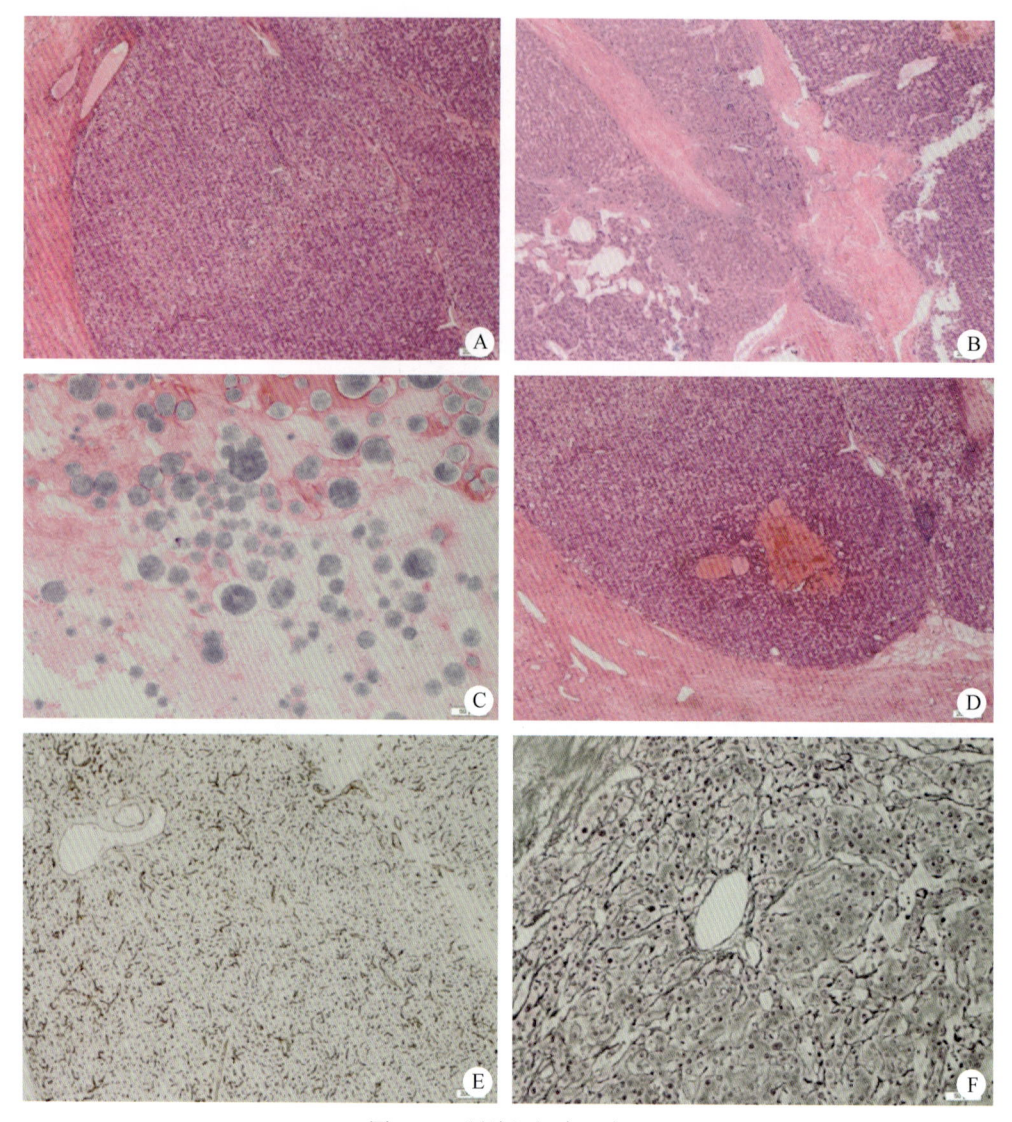

图 22-4 肝脏组织病理表现

A. 腺瘤性增生；B. 肝局灶性结节；C. 坏死区域 + 结晶样成分；D. 局部肝紫癜；E. CD34 染色显示弥漫性肝窦内皮血管化；F. 网织纤维染色，局部网织纤维结构不完整，GPC-3（-），β-catenin（-），AFP（-），CK7（+），CK19（+），GS（+）

该术式是解剖性肝切除术的一种，针对恶性肿瘤，尽可能切除病灶，保证切缘达到 R0，同时减少出血和胆瘘的概率，降低术后炎症反应程度。

患者术后恢复顺利，但病理诊断回报较晚，笔者所在医院病理诊断考虑为肝紫癜（peliosis hepatis，PH）。肝紫癜发生的机制可能为各种原因造成肝脏微血管系统的损伤，血流输出受阻，导致肝实质内局部肝血窦因充血、出血而高度扩张，形成多发性充血囊腔。肝紫癜可能的病因包括药物、毒物接触、恶性肿瘤、病毒（HIV）感染、自身免疫等，可能相关的药物有促雄性激素药物、避孕药、硫唑嘌呤、砷等，尤其服用含有 α- 羟基的类固醇激素及含有巯基嘌呤的免疫抑制药物等。患者有长期口服避孕药物史，是诱发肝紫癜的原因之一。该病文献报道不多，大多数病例自然预后尚好，少数肝功能损害严重者预后不佳，该病临床上一般无明显的症状，往往是因其他原因做肝组织活检时偶然发现。影像学检查无特异性，目前其诊断主要依赖于病理[1]。

患者病程长，无乙型和丙型肝炎、脂肪肝等基础疾病，不嗜酒，不食霉变食物，无胆道结石，无原发性肝恶性肿瘤的高危因素，结合术中探查情况，术后病理诊断为肝紫癜，病变为良性肿瘤。

笔者所在医院病理诊断报告备注本例属疑难复杂病例，建议必要时在决定下一步治疗方案前来病理科借阅病理切片外送多家医院会诊，因此告知患者借出所有切片，送至当地的一家病理会诊中心会诊。如果会诊结果与笔者所在医院病理诊断一致，最后诊断为肝紫癜。会诊结果回报不排除寄生虫感染，当然寄生虫感染也可能会引起肝紫癜。如果是寄生虫感染，需要进一步治疗，肝内常见的寄生虫感染是肝棘球蚴、血吸虫、华支睾吸虫等。患者生活区域不是牧区，也不是长江流域，没有牧区生活史，没有生吃淡水鱼或虾的习惯，周围也没有类似的疾病发生，因此寄生虫感染的可能性小。

遂将病理切片送至当地第二家病理会诊中心会诊，会诊医生借了蜡块重新多点取材，最后病理诊断考虑为肝脏局灶结节性增生伴局部腺瘤形成。三家医院诊断不一，根据三家医院的病理诊断，查阅不同诊断的相关文献，了解具体病理分型。寄生虫感染可合并肝紫癜，肝局灶性结节性增生和肝细胞腺瘤都可以合并肝紫癜，最终根据笔者所在医院病理报告与当地病理会诊中心报告中均提示有肝局灶性结节性增生成分（focal nodular hyperplasia，FNH），查阅FNH相关文献，1999年Nguyen等[2]的病理分型，对本病的病理做了描述，本例归类为FNH非经典型中的混合性增生及腺瘤样型，占FNH的1%，但目前极少有文献报道，而且对其认识不一[3]。

最终诊断为良性肿瘤，病因为患者长期口服避孕药物，建议患者避免口服避孕药，进一步实施基因检测，了解具体基因变化，定期复查。

三、诊疗体会

1. 心得与体会

患者以肝占位性病变收治笔者所在医院，因有占位效应，手术指征明确，实施手术治疗，整个治疗过程简单，患者恢复顺利。患者的诊断是难点，其实笔者所在医院诊断为肝紫癜，此时诊断可以结束了，因为是良性肿瘤，患者有长期口服避孕药物史，只需要停药，定期复查即可。

为了明确有无其他诊断意见，建议患者借病理切片外送会诊，外送第一家会诊中心得到了不同的诊断结果，必然会继续外送会诊，然而又得到了另外一个不同的诊断结果，说明该疾病的诊断难度大。杜锡林教授自2014年首次发起并组建了唐都医院肝癌MDT团队，利用该平台，邀请了外院的病理学、影像学等相关专家，与笔者所在医院肝癌MDT专家一起讨论，确定最终诊断。

该肿瘤有肝紫癜成分、肝细胞腺瘤成分、肝脏局灶性结节性增生成分，还有坏死区域和结晶样成分，长期口服避孕药本来就可以诱发这些疾病。该患者病程长，6年前就发现上腹部包块，但未到医院诊治，当时瘤体小，肿瘤成分可能不会这样复杂，然而经过6年的变化，瘤体成分复杂，最终难以明确诊断。

根据三家医院的病理诊断，查阅不同诊断的相关文献，了解具体病理分型。寄生虫感染可合并肝紫癜，肝局灶性结节性增生和肝细胞腺瘤都可以合并肝紫癜，其中查阅FNH相关文献，采用1999年Nguyen等的病理分型，根据其描述，本例归类为FNH非经典型的混合性增生及腺瘤样型，目前极少有文献报道，而且对其认识不一，临床工作中常难以明确其诊断。

2. 经验与教训

患者首诊于消化内科，实施B超引导下肝占位穿刺活检术，因手术指征明确，可直接安排手术切除。实施穿刺活检，有出血、肿瘤经针道转移的风险，而且穿刺组织有限，活检结果不能代表瘤体的全貌，甚至诊断不准确。比如该患者术前诊断考虑肝细胞癌，如果不组织肝肿瘤MDT讨论，可能该患者会接受TACE治疗或肝癌靶向药物治疗，最终误诊误治，对患者造成身体伤害和经济损失。有手术切除指征的肝脏肿瘤，术前不建议实施活检术。

FNH是较少见的良性疾病，确切的病因仍不十分清楚，目前普遍认为是对先前存在的畸形血管的肝细胞反应性增生性改变，而并非真正意义上的肿瘤。很多西方学者认为该病好发于女性，其中3/4的患者有口服避孕药物病史。而国内资料报道FNH男女发病比例为（1.6~1.8）:1，多无避孕药物服用史。FNH分为经典型与非经典型，经典型占90%以上。FNH经典型瘤体较大，一般不难诊断，但病灶直径<3cm，或非经典型FNH影像学检查容易误诊[4-6]。其鉴别诊断见表22-1。本例类型FNH发病率极低，医生对此病认识不足，相信读者通过这个病例将会对FNH有更深的认识。另外，MDT讨论有助于明确疑难病例的诊断，降低疾病诊治过程中的风险。

表22-1　患者瘤体中三种疾病成分的鉴别

	肝局灶性结节性增生（经典型）	肝细胞腺瘤	肝紫癜
病因	口服避孕药（欧美） 不详（国内）	口服避孕药（欧美） 不详（国内）	化疗、避孕药、结核病、免疫抑制剂等
发病年龄	30~40岁	30~40岁	多为中老年
临床表现	多无症状	多无症状	多无症状
CT/MRI检查	CT平扫等密度或低密度病灶；MRI平扫呈T_1等信号，T_2稍高信号或等信号，瘢痕为高信号；动脉期快速增强，门静脉期表现为等/低密度，如存在中央瘢痕则瘢痕为相对高密度	CT平扫等密度；MRI平扫表现多样；动脉期快速增强，门静脉期及延迟期为等密度/低密度	无特异性："向心性强化"或"靶征""离心性强化"
病理特点	由增生的肝细胞、小胆管、纤维组织及畸形血管构成；病灶中央为增生纤维组织和畸形血管构成的瘢痕组织	肝细胞增生成团，核轻度异型，缺乏汇管区和胆管	病灶由扩张的积聚红细胞的肝血窦形成，与邻近围绕的肝血窦或中央静脉相通

四、专家点评

本例患者因发现上腹部包块进行性增大入院，上腹部超声及增强CT均提示肝脏占位性病变，但性质未能确定，进一步行肝脏穿刺活组织检查仍未能明确诊断，后进行手术治疗。经过术后多家医院病理会诊，多学科讨论综合分析，最后确定诊断为肝脏局灶性结节性增生（混合性增生及腺瘤样型）。

局灶性结节性增生（FNH）是一种较少见的良性肿瘤样病变，术前确诊极其困难。易与肝细胞腺瘤和肝细胞癌混淆。甚至有部分患者被当作肝细胞癌而行经肝动脉化疗栓塞术，给患者带来不必要的痛苦。本例是更为罕见的FNH，组织病理特点复杂多样，可见到肝局灶性结节性增生、肝紫癜及腺瘤样增生，归类为FNH非经典型的混合性增生及腺瘤样型。本例术后病理切片外送多家医院会诊，得出了不同的诊断，作者团队根据三家医院的病理诊断，查阅不同诊断的相关文献，结合肝脏是否存在基础疾病，分析可能的病因等并通过院内外多学科专家讨论，最后才明确诊断。本病例的诊治过程既体现了医生高度的责任心，也足以说明本病例属疑难复杂病例。

肝脏占位性病变临床较常见，根据病变性质不同可分为良性病变和恶性病变，多通过影像学检查能够诊断，部分病例需通过穿刺活检或手术进行组织病理检查进一步鉴别。部分肝脏良性病变由于无可靠的血清学诊断标志物及特征性的影像学表现，给临床诊治带来困扰和挑战。通过本病例的学习，对FNH有了进一步的认识，拓宽了肝占位病变的诊断及鉴别诊断的思路。本病例提示对复杂疑难肝脏占位病变的诊断不仅要依据影像及病理，同时需要紧密结合病史，分析疾病发生的可能原因，必要时进行MDT，借助多学科优势明确疑难病例的诊断，降低疾病诊治过程中的风险。

作者：杜锡林　谭凯　巩丽　杜潺　杨一林　贺小军　陈安　唐华　杨涛　杨振宇　代柏树（空军军医大学第二附属医院）

点评者：蔺淑梅（西安交通大学第一附属医院）

参 考 文 献

[1] 陈伶俐，纪元，许建芳，等. 肝脏局灶结节性增生238例临床病理分析[J]. 中华病理学杂志，2011，40（1）：17-22.

[2] Nguyen BN, Fléjou JF, Terris B, et al. Focal nodular hyperplasia of the liver: A comprehensive pathologic study of 305 lesions and recognition of new histologic forms [J]. Am J Sur Pathol, 1999, 23（12）：1441-1454.

[3] Nault JC, Bioulac-Sage P, Zucman-Rossi J. Hepatocellular benign tumors-from molecular classification to personalized clinical care [J]. Gastroenterology, 2013, 144（5）：888-902.

[4] Bioulac-Sage P, Balabaud C, Wanless IR. Diagnosis of focal nodular hyperplasia: Not so easy [J]. Am J Surg Pathol, 2001, 25（10）：1322-1325.

[5] Bioulac-Sage P, Balabaud C, Bedossa P, et al. Pathological diagnosis of liver cell adenoma and focal nodular hyperplasia: Bordeaux update [J]. J Hepatol, 2007, 46（3）：521-527.

[6] 丛文铭. 肝胆肿瘤外科病理学[M]. 北京：人民卫生出版社，2015：179-181.

病例 23　不明原因肝功能异常 1 例

关键词：肝功能异常；进行性肌营养不良；遗传

一、病例介绍

患儿男性，6 岁 10 个月，主因"持续肝功能异常一年半"入院。患儿一年半前，在行包皮手术时体检发现肝功能异常（ALT 435U/L，AST 146U/L），先后就诊于多家医院，治疗效果不好（具体方案不详），转氨酶反复波动于 150～500U/L，遂至笔者所在医院就诊，以"肝功能异常"收治入院。病程中，患儿无乏力、纳差，无恶心、呕吐，无尿黄、眼黄、身黄，无腹痛、腹泻等不适。大小便正常。患儿既往史、个人史无特殊。患儿母亲为 HBeAg 阳性的"慢性乙型肝炎"患者。

入院查体：T 36.8℃，P 111 次 / 分，R 21 次 / 分，BP 110/72mmHg，神志清楚，呼吸平稳，对答不切题，口齿稍含糊，反应迟钝，查体不合作。全身皮肤、黏膜无黄染，全身浅表淋巴结无肿大，颈软，无抵抗感。心肺查体无阳性体征发现。全腹平软，无压痛、反跳痛及肌紧张，肝脾肋下未扪及，肝颈静脉回流征阴性，双下肢无凹陷性水肿。

入院后再次行肝功能检查：Alb 44.3g/L，ALT 568U/L，AST 216U/L，TBil 14.2μmol/L，DBil 2.6μmol/L，IBil 11.6μmol/L，TBA 4.5μmol/L，ALP 203U/L，GGT 9U/L。腹部彩超未见明显异常。

初步诊断：肝生化指标异常原因待查——病毒感染引起的肝病？遗传代谢性肝病？自身免疫性肝病？药物性肝病？酒精性肝病？非酒精性脂肪肝？其他？

为明确病因，入院后进一步完善相关辅助检查。乙型肝炎血清学标志物：抗 -HBs 1000IU/L，HBsAg、HBeAg、抗 -HBe、抗 -HBc 均为阴性。HBV DNA 为阴性。甲、丙、戊型肝炎抗体均为阴性。EBV DNA（血）$< 1 \times 10^3$ 拷贝 /ml，EBV DNA（淋巴细胞）$< 1 \times 10^3$ 拷贝 /ml，EBV DNA（咽拭子）$< 1 \times 10^3$ 拷贝 /ml。呼吸道九联：肺军团菌抗体 IgM、肺炎支原体抗体 IgM、Q 热立克次体抗体 IgM、肺炎衣原体抗体 IgM、腺病毒抗体 IgM、呼吸道合胞病毒抗体 IgM、甲型流感病毒抗体 IgM、乙型流感病毒抗体 IgM、副流感病毒抗体 IgM 均阴性。TORCH1：细小病毒 B19、巨细胞病毒、单纯疱疹病毒、风疹病毒、弓形体抗体 IgM 均阴性。炎性蛋白：α1- 酸性糖蛋白 0.64g/L，α- 抗胰蛋白酶 1.40g/L，铜蓝蛋白 0.20g/L。微量元素：铜 12.6μmol/L，锌 76.5μmol/L，钙 1.94mmol/L，镁 1.22mmol/L，铁 8.25μmol/L。自身免疫性肝病抗体谱阴性。免疫球蛋白检查正常。

诊断不明确，与患儿家长反复沟通后，予患儿行 B 超引导下经皮肝脏穿刺活组织检查。病理结果（图 23-1）显示：（G1S1）小叶结构尚可辨认，可见 6 个小叶结构，肝细胞肿胀变性，以水样变为主，糖原核可见，门静脉区扩大，轻度慢性炎症，炎症细胞以淋巴细胞为主，纤维组织轻度增生。铜染色阴性。糖原染色阴性。眼科会诊，患儿裂隙灯检查不配合，未检查到 K-F 环。

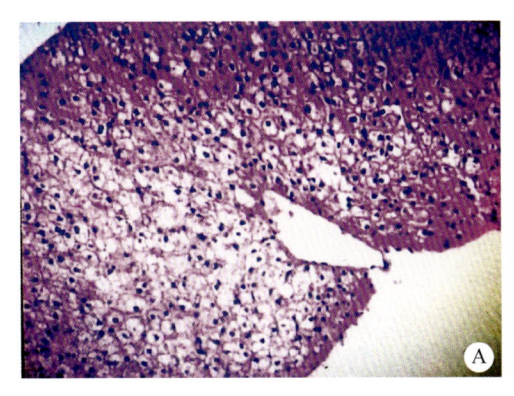

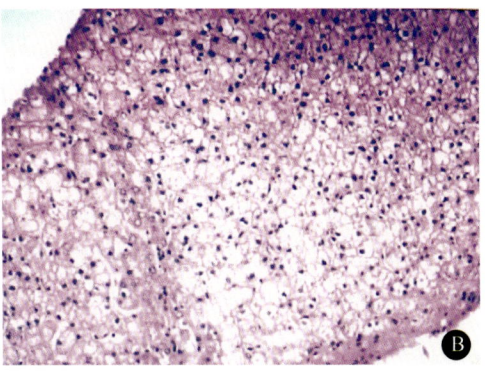

图 23-1　肝脏穿刺活组织 HE 染色结果

诊断仍不明确，重新追溯病史、查体，发现患儿 6 岁多，无法计算 10 以内加减法，智力存在一定程度的障碍；身材矮小，走路不稳，走路和奔跑容易跌倒，仰卧位无法起床，需要俯卧、双手支撑才能正常起床，双臂肌肉力量较差，考虑可能存在肌肉疾病，遂行肌酸激酶检查。心肌酶谱结果：肌钙蛋白 0.139μg/L，肌酸激酶同工酶 246.60μg/L，肌红蛋白 614.50μg/L，肌酸激酶 24320.0U/L。再次与患儿家长沟通，拟行相关基因检测。基因检测报告：样本中 *DMD/BMD* 基因发生第 1～57 外显子缺失。至此，患儿进行性肌营养不良症（DND 型）诊断明确，但由于缺乏特异性治疗措施，整体预后差，生存期有限，患儿家长考虑出院。

二、临床诊治思维过程

患儿因"持续肝功能异常一年半"入院，无明显阳性症状及体征，肝功能异常主要表现为转氨酶增高，而胆红素正常。常规对症治疗效果欠佳。从常见病、多发病的临床诊断思路入手，入院后考虑的初步诊断为：肝生化指标异常原因待查——病毒感染引起的肝病？遗传代谢性肝病？自身免疫性肝病？药物性肝病？酒精性肝病？非酒精性脂肪肝？其他？后续逐步完善相关辅助检查，抽丝剥茧，最终发现该患儿的持续肝功能异常不是所谓"肝病"引起的，而是遗传性疾病（进行性肌营养不良症）的一个表现，从而使诊断得以明确。

进行性肌营养不良症，是由遗传因素所致的以进行性骨骼肌无力为特征的一组原发性骨骼肌坏死性疾病。临床上主要表现为不同程度和分布的进行性加重的骨骼肌萎缩和无力。也可累及心肌[1]。肌营养不良症分为很多亚型，按该患儿基因检测结果，属于假肥大型肌营养不良症。该病症属 X-连锁隐性遗传，是最常见的类型，男性患病，女性携带，根据临床表现，又可分为 Duchenne 型和 Becker 型。Becker 型肌营养不良症（BMD）：也称良性假肥大型肌营养不良症，常在 10 岁以后起病，首发症状为骨盆带及股部肌肉力弱，进展缓慢，病程长，出现症状后 25 年或 25 年以上才不能行走，多数在 30～40 岁时仍不发生瘫痪，预后较好。Duchenne 型肌营养不良症（DMD）：也称严重性假肥大型营养不良症，几乎仅见于男孩，母亲若为基因携带者，50% 的男性子代发病，常起病于 2～8 岁，初期感走路笨拙，易于跌倒，不能奔跑及登楼梯，站立时脊柱前凸，腹部挺出，两足撇开，步行缓慢、摇摆，呈特殊的"鸭步"步态，当由仰卧位起立时非常困难，必须先翻身俯卧，再双手扶住两膝，逐渐向上支撑起立（Gower 征），预后不佳[2]。结合临床，患者属于 DMD 型。此病无特异性治疗方法，可以采用针灸、按摩、体疗、神经靶向修复疗法等治疗，但疗效不确切。

鉴别诊断：

（1）病毒感染引起的肝病：这是一类由于各种病毒感染引起的、以肝损伤为主的感染性疾病。通常表现为乏力，以及纳差、厌油腻、恶心、呕吐等消化道症状，伴或不伴尿黄、眼黄、身黄，实验室检查提示肝功能异常（转氨酶升高，伴或不伴胆红素升高），以及相应病毒标志物阳性。本病例中，患儿的母亲是一名 HBeAg 阳性的慢性乙型肝炎患者，病毒载量较高，且生产患儿的时候没有进行有效的母婴阻断。因此，患儿确为 HBV 感染的高危人群。但后续其乙肝血清学标志物、HBV DNA 检测均为阴性。进一步检查发现甲、丙、戊肝抗体 IgM 阴性。另外，常见的引起肝损伤的包括巨细胞病毒、风疹病毒、单纯疱疹病毒、EB 病毒等在内的非嗜肝病毒抗体 IgM 均为阴性。因此，病毒感染引起的肝病可排除。

（2）遗传代谢性肝病：这一类疾病在成人相对少见，但是结合患儿的年龄，应重点考虑。遗传代谢性肝病往往具有多器官受累的特点。其本质是遗传基因问题，因此神经系统、肝脏、肾脏等这类代谢比较活跃的部位最先受到侵犯和累及。在我国，发病率较高的遗传代谢性肝病中，包括了肝豆状核变性（Wilson 病）和糖原累积症。Wilson 病是由于铜代谢障碍所致，当铜在各个组织脏器内沉积时，就可以出现相应的症状，如肝脏的病变和神经系统的病变。具体来说，其在肝脏的病变是多样化的，可以是急性肝炎、慢性肝炎的表现，也可以出现肝硬化，甚至肝衰竭的表现。还有部分患者是以神经系统症状为首发表现。而糖原累积症，实质上是由糖代谢障碍所导致的一组疾病。目前有 12 型，其中 1 型、2 型、4 型、6 型和 9 型以肝损伤为主。通常起病较早，甚至在生后就开始起病，表现为反复发作的低血糖，同时伴有肝脏增大，生长发育落后，身材矮小，但对智力发育影响不大。该患儿有肝损伤及神经系统受累的表现，但血清铜、血铜蓝蛋白均阴性，无反复发作的低血糖，肝脏穿刺活组织铜染色及糖原染色均为阴性，且无肝大体征，因此可排除上述两种遗传代谢性肝病。结合患儿病史、查体及相关辅助检查，其他常见的异常代谢性肝病，如血色病、卟啉病、胆固醇累积病等均可排除。

（3）自身免疫性肝病：这是由于机体免疫功能紊乱所引起的一类以肝损伤为主的自身免疫性疾病。常见的临床类型有自身免疫性肝炎、原发性胆汁性胆管炎、原发性硬化性胆管炎、IgG4 相关性胆管炎及其重叠综合征。儿童中仅自身免疫性肝炎可见。儿童自身免疫性肝炎的发病率为 0.4/10 万，患病率为 3/10 万。与成人类似，儿童自身免疫性肝炎也分为两型：1 型以循环中的抗平滑肌抗体和/或抗核抗体阳性为主；2 型则以肝细胞溶质抗体 E 及肝肾微粒体抗体 E 阳性为主。1 型患者的比例在儿童中占 2/3，通常 10 岁之后发病；目前认为 2 型发病年龄可以早到婴儿期。不管哪种类型，最终诊断都需要在排除其他原因肝损伤的基础上，结合自身免疫性肝病抗体谱、免疫球蛋白及肝脏穿刺活组织检查结果综合考虑。该患儿的相关实验室检查结果均不支持，因此可排除此类疾病。

（4）酒精性肝病：长期大量饮酒引起的肝损伤。该患儿无饮酒史，因此可排除。

（5）非酒精性脂肪肝：是一种与胰岛素抵抗和遗传易感性密切相关的代谢应激性肝

损伤，其病理学改变与酒精性肝病相似，但患者无过量饮酒史，疾病谱包括非酒精性单纯性脂肪肝、非酒精性脂肪性肝炎及其相关肝硬化和肝细胞癌。结合患儿病史，可排除。

（6）药物性肝病：是指某些药物对肝脏的直接或间接损伤引起的疾病。其表现与其他肝病的表现相同，可以表现为肝细胞坏死、胆汁淤积、细胞内微脂滴沉积或慢性肝炎、肝硬化等。该患儿无肝损伤药物服用史，因此可排除。

三、诊疗体会

本例为学龄前男性患儿，起病缓、病程长，以持续肝功能异常为主要表现，无明显阳性症状及体征。外院保肝对症支持治疗效果欠佳。入院后肝功能检查仍提示转氨酶增高。首先从常见病、多发病的临床诊治思路入手，入院诊断初步考虑为肝功能异常原因待查，最常见的病因包括病毒感染引起的肝病、遗传代谢性肝病、自身免疫性肝病、酒精性肝病、非酒精性肝病和药物性肝病等。住院期间，围绕可能的疾病，在继续保肝治疗的同时，开展了一系列相关检查。

结合患儿病史，酒精性肝病、非酒精性肝病和药物性肝病很容易就被排除。而进一步的检查结果提示，包括嗜肝病毒和非嗜肝病毒在内的相关病毒抗体检查均为阴性，常见遗传代谢性疾病筛查未见异常，自身免疫性肝病也不支持。至此，关于肝损伤病因的寻找陷入了僵局，下一步的诊断思路该何去何从？

我们再次静下心来理清思路，重新追溯病史，发现了重要的线索：患儿已经6岁多，但无法计算10以内加减法，智力存在一定程度障碍；身材矮小、走路不稳，走路和奔跑容易跌倒，仰卧位无法起床，需要俯卧、双手支撑才能正常起床，双臂肌肉力量较差，考虑存在肌病可能。随后肌酸激酶的检测结果也进一步证实了这个猜想。那么，是否是某种引起肌肉损害的遗传性疾病引起了转氨酶的增高（转氨酶并非肝细胞所特有，在肌细胞也有分布）？再次与患儿家属沟通后进行相关基因检测，最终明确了进行性肌营养不良症（DMD型）的诊断。

该患儿属于罕见的遗传代谢性疾病，表现为肝功能异常，但损伤的靶器官在肝外[3]。这为肝病领域的医生开阔了视野。另外，我们也进一步认识到全面细致的病史采集及体格检查对疾病的诊断是至关重要的。这也提示我们在今后的临床工作中，对于引起肝功能异常的病例不应仅仅考虑肝病，还需要从多方面进行细致思考。同时，在临床工作中，根据患者的症状、体征及辅助检查，应首先考虑常见病及多发病，但在行不通的时候，需要立即转换思路，寻找新的突破点。

四、专家点评

因小儿持续肝酶升高而在感染科就诊，确诊为进行性肌营养不良症，实属难能可贵，可谓是非专科医师诊断了其他专业的少见疾病。其实该患儿本应因生长发育方面的问题更早在儿科就诊而更早确诊，因为患儿生长发育的问题比肝酶升高的问题更突出，持续时间更长，应当更早被家长发现和重视，更早就诊于儿童专科。幸亏患儿在感染科就诊时表现出的对答不切题、口齿稍含糊、反应迟钝、查体不合作等症状引起了重视。深入与家长沟通后补充完善了病史，患儿6岁多仍无法完成10以内加减法，存在一定程度的智力障碍；身体矮小、走路不稳，走路和奔跑容易跌倒，仰卧位时无法起床，需要俯卧、双手支撑才能正常起床，双臂肌肉力量较差等。从而为进一步检查提供了依据，奠定了最后确诊的基础。

进行性肌营养不良症是由遗传因素所致的以进行性骨骼肌无力为特征的一组原发性骨骼肌坏死性疾病。临床上主要表现为不同程度和分布的进行性加重的骨骼肌萎缩和无力。也可累及心肌。可有多种临床类型，包括假性肥大型肌营养不良、Emery-Dreifuss 肌营养不良、面肩肱型肌营养不良、肢带型肌营养不良、眼咽型肌营养不良、远端型肌营养不良、强直性肌营养不良等，表现为多系统损害，除肌萎缩、肌无力和肌强直外，还有内分泌系统损害、心脏损害、神经精神损害、眼部损害等。该患儿属于假性肥大型肌营养不良症，属 X-连锁隐性遗传，是最常见的类型。经相关基因检测，结果提示样本中 *DMD/BMD* 基因发生第 1~57 外显子缺失，进行性肌营养不良症（DMD 型）诊断明确。

本病例诊疗过程给我们的启示：患者因肝脏相关指标异常就诊时，检查应更细致，思路应更开阔，要考虑到肝脏以外的疾病导致的异常。ALT/AST 升高患者要考虑到与肝细胞损坏有关，也要考虑到其他器官如心肌或骨骼肌受损导致的升高，同时必要时可以考虑再做相关的指标检查，如磷酸肌酸激酶及同工酶等。本病例磷酸肌酸激酶的明显升高，为患儿进一步确诊肌病相关疾病提供了依据。本病例的诊断思路很值得临床医生借鉴。

作者：李世颖　黄英　石小枫（重庆医科大学附属第二医院感染病科）
点评者：万谟彬（海军军医大学附属长海医院）

参考文献

[1] Balaji P, Sankaranarayanan S, Venkataraman V, et al. Incidentally detected elevated liver enzymes: From liver to muscle [J]. Indian Pediatr, 2017, 15, 54 (4): 331-332.

[2] Li F, Yin G, Xie Q, et al. Late-onset dysferlinopathy presented as "liver enzyme" abnormalities: A technical note [J]. J Clin Rheumatol, 2014, 20 (5): 275-277.

[3] Kang KS. Abnormality on liver function test [J]. Pediatr Gastroenterol Hepatol Nutr, 2013, 16 (4): 225-232.

病例 24　肝损伤伴消化道出血 1 例

关键词：肝损伤；消化道出血；病例

一、病例介绍

患者男性，61岁，农民，因"乏力、纳差、尿黄1个月，加重5天"于2016年8月4日入院。患者1个月前无明显诱因下出现体力差、食欲差，并逐渐出现尿黄，家人亦发现其目黄身黄。当地医院查肝功能提示异常，输液治疗后未见好转，近5天上述症状加重，遂就诊于笔者所在医院。发病以来患者无发热、腹痛，无皮肤瘙痒，大便颜色稍变浅。既往无肝炎病史，无高血压、糖尿病史，自诉冠心病史2年，肾病史1年，贫血史1年，半年前因脾大、脾破裂行脾切除术，并输血，无服用肝损伤药物史，饮白酒500g/d，持续10年，现戒酒6年。无家族遗传病及传染病史。

入院查体：T 36.4℃，P 84次/分，R 20次/分，BP 110/70mmHg。神志清楚，精神一般，稍喘憋，面色晦暗，皮肤、巩膜轻度黄染，全身散在瘀斑，舌体稍大、绛红、无苔（图24-1），无肝掌、蜘蛛痣，心肺查体阴性，腹平软，见陈旧性手术瘢痕，肝肋下3cm，质韧，压痛可疑，脾肋下未触及，Murphy征阴性，移动性浊音阴性，双下肢轻度可凹性水肿，神经系统检查阴性。

辅助检查：血生化（外院，2016-08-02）示 ALT 156U/L，AST 278U/L，ALP 2237U/L，GGT 3824U/L，TBil 152.3μmol/L，DBil 119.6μmol/L。消化系统彩超示肝光点密集增粗、胆囊壁毛糙、脾切除术后。

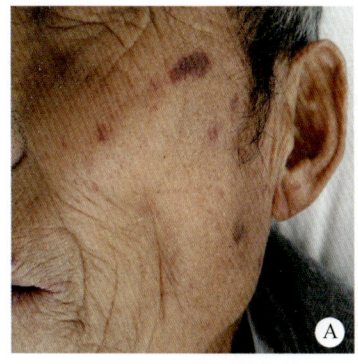

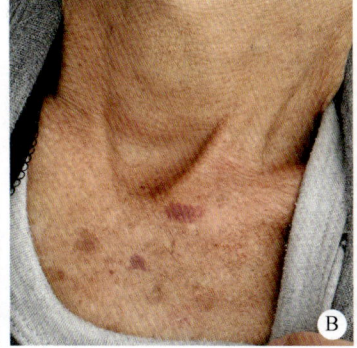

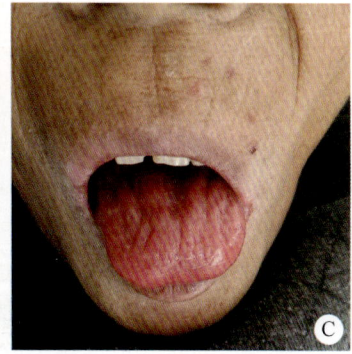

图24-1　皮肤瘀斑、瘀点及舌体表现

入院诊断：酒精性肝病？原发性胆汁性胆管炎？细菌性胆管炎？胆管系统肿瘤？

入院后进一步完善检查。血常规：白细胞 $9.3×10^9$/L，血红蛋白113g/L，血小板 $628×10^9$/L。尿常规：尿胆红素3+，尿蛋白3+，尿隐血1+，尿红细胞112.3个/μl。血生化：ALT 132U/L，AST 227U/L，ALP 2064U/L，GGT 3634U/L，TBil 144.9μmol/L，DBil

120.7μmol/L。CRE 169μmol/L。FER 521ng/ml，转铁蛋白饱和度 37%。铜蓝蛋白 0.263g/L，IgG4 0.582g/L，CA19-9 259.2U/ml，AFP 4.7ng/ml，PIVKA 5461mAU/ml。病毒全套、EBV DNA、CMV DNA、ANCA、自身免疫系列、自身免疫性肝病谱、甲状腺功能均无明显异常，K-F 环阴性。MRCP：胆囊结石伴胆囊炎表现，胆总管轻度扩张，壁稍强化（炎性改变？），脾切除术后改变，肝脏再生结节形成可能性大，双肾多发小囊肿征，少量腹水（图 24-2）。

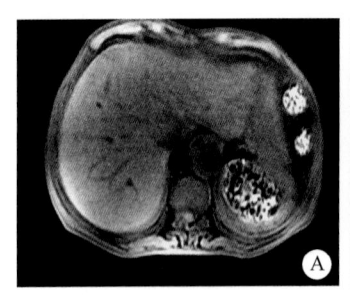

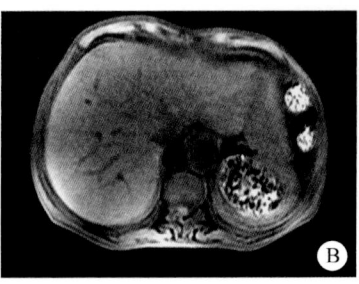

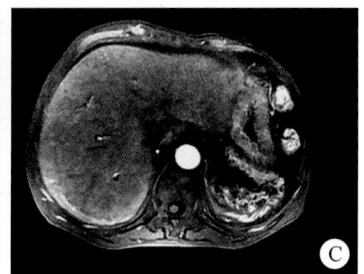

图 24-2　MRCP 检查结果未提示明显肝硬化表现

入院后基本排除病毒性肝炎、自身免疫性肝病、血色病、肝豆状核变性、甲状腺功能异常性肝损伤、药物性肝病。且未发现胆管占位，结合患者长期大量饮酒史及酶学特点，故诊断考虑酒精性肝病。入院后予异甘草酸镁抗炎、还原型谷胱甘肽抗氧化治疗。入院第 4 天患者无诱因下出现呕血数次伴黑便，予生长抑素、质子泵抑制剂、凝血酶等药物止血治疗，并予输血，但活动性出血未有效控制，因患者家属拒绝进一步行内镜下止血及 TIPS 等治疗，2 天后患者仍有活动性出血，家属放弃治疗，自动出院。患者虽既往有长达 10 年的大量饮酒史，但目前已戒酒 6 年，那么患者肝酶升高原因是否真的能用酒精因素解释？患者 MRCP 结果显示肝脏形态、大小尚可，唯一可寻的肝硬化迹象是肝内多发的再生结节及脾大，那么患者肝硬化真的存在吗？上消化道出血的原因是否真的是食管胃底静脉曲张破裂出血？带着诸多疑虑，笔者开始在本院病案系统中搜索该患者既往就诊经历。

既往就诊情况（心内科）：2012～2015 年，患者 3 次因"活动后喘憋"入笔者所在医院心内科治疗。诊断为：冠心病，慢性心功能不全（心功能Ⅰ～Ⅱ级）。住院期间查脑钠肽 9842～14 835pg/ml。心脏彩超结果：①室间隔、左心室前壁运动幅度稍小；②左心房增大，左心室内径达高界，二尖瓣少量反流；③主动脉稍增宽，主动脉瓣增厚伴少量反流；④左心功能测定显示为低界。冠状动脉 CTA：冠状动脉粥样硬化性改变，右冠状动脉远端、左冠状动脉前降支、对角支、回旋支轻度狭窄。心脏增大，以左心室为主（图 24-3）。住院期间予地高辛、葛根素、螺内酯、氢氯噻嗪等对症治疗后，喘憋症状缓解，脑钠肽多可降至 1000pg/ml 以下。

既往就诊情况（血液科）：患者 2015 年 11 月因突发晕厥、意识丧失、大便失禁入当地医院，次日意识转清，当地查血红蛋白 62g/L，考虑贫血，故转入笔者所在医院血液科。住院期间感头晕、乏力，并出现左侧肋骨压痛，左腰部疼痛。住院期间完善检查，血常规：白细胞 7.4×10^9/L，血红蛋白 62g/L，血小板 250×10^9/L。尿常规：尿蛋白 3+，尿隐血 1+。尿轻链：κ 47.9mg/L，λ 92.8mg/L；血轻链：κ 1.97g/L，λ 12.2g/L。血生化：

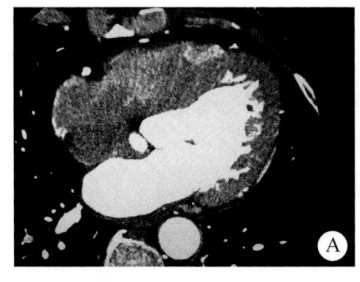

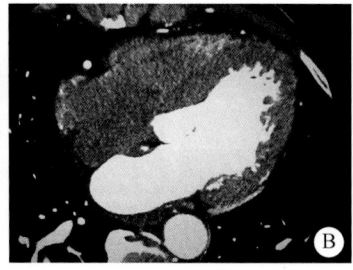

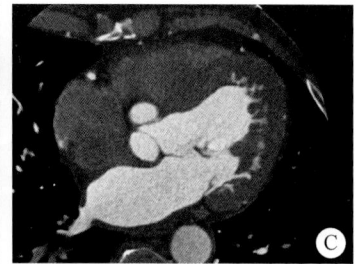

图 24-3　冠状动脉 CTA 示心脏增大

GGT 75U/L，BUN 18.63mmol/L，CRE 339μmol/L。免疫球蛋白：IgA 0.45g/L，IgM 0.397g/L。免疫固定电泳：IgG 弱阳性，IgL 阳性。血清蛋白电泳：α1- 球蛋白 5.1%，α2- 球蛋白 12.5%，M 蛋白弱阳性。上腹部彩超：肝光点密集、稍粗，胆囊壁毛糙，脾大（21.9cm×5.3cm）。心脏彩超：左心室室壁运动不协调，左心室心肌增厚，左心房增大，二尖瓣少量反流，主动脉瓣增厚伴少量反流，左心室舒张功能减退，微量心包积液。头颅正侧位片：额部右侧头皮软组织内多发点状致密影（图 24-4），颅内未见异常。骨髓细胞学（2015-11-23）：增生性贫血、浆细胞比例增高，诊断考虑浆细胞病待排。2015 年 12 月 22 日再次行骨髓穿刺检查，结果未见明显异常。予输血、红细胞生成素等对症治疗好转后出院。

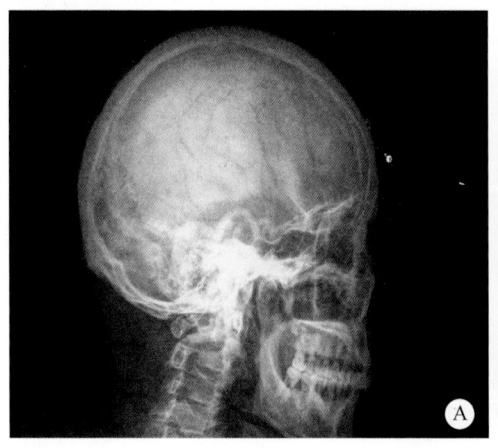

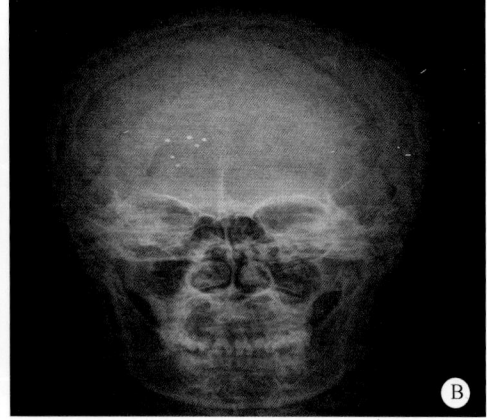

图 24-4　X 线片示额部右侧头皮软组织内多发点状致密影

既往就诊情况（普外科）：2016 年 2 月患者因"腹胀腹痛 3 天"入住笔者所在医院普外科。查上腹部 CT：脾大、脾破裂，腹腔积液、积血（图 24-5）。遂行脾切除术，术后恢复顺利，很快出院。住院期间首次发现肝酶升高，血生化：ALT 22U/L，AST 28U/L，ALP 190U/L，GGT 323U/L，TBil 6.6μmol/L，DBil 2.7μmol/L，CRE 66μmol/L。

既往就诊情况（肾内科）：2016 年 6 月患者因"腹胀、下肢水肿 1 周"入住笔者所在医院肾内科。尿常规：尿隐血 2+，尿蛋白 3+。凝血功能正常。血常规：Hb 112g/L。尿轻链：κ 76.3mg/L，λ 326mg/L。血生化：ALT 115U/L，AST 99U/L，ALP 1278U/L，GGT 3842U/L，TBil 29.8μmol/L，DBil 22.5μmol/L，CRE 106μmol/L，BUN 12.06mmol/L，Tn T 89.17ng/L。泌尿系彩超：左肾上极囊肿征，右肾结石表现。胃镜：轻度胃潴留，慢

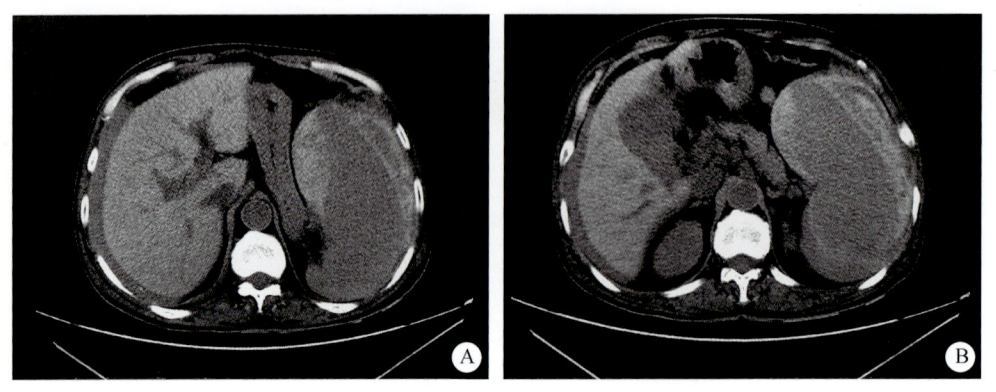

图 24-5　CT 示上腹部脾大、脾破裂、腹腔积液、积血

性非萎缩性胃炎伴糜烂（图 24-6）。诊断：慢性肾功能不全。予利尿等对症治疗，下肢肿胀好转后出院。但此时患者的肝功能显示 ALP 及 GGT 已明显升高。

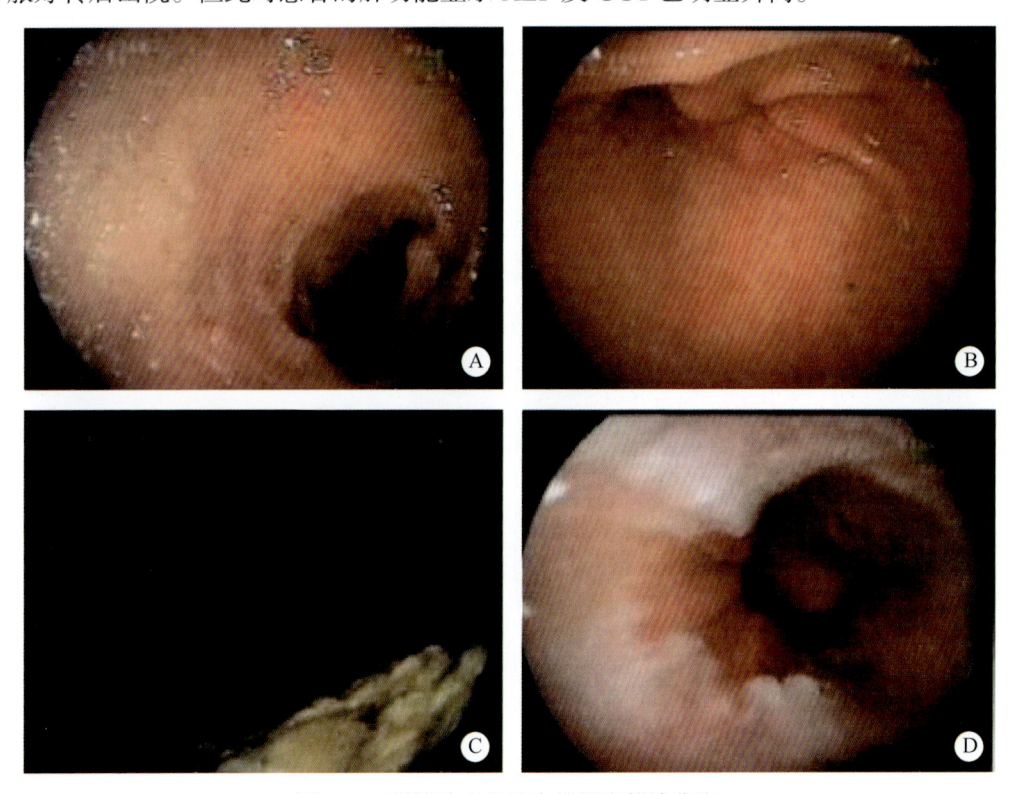

图 24-6　胃镜检查未见食管胃底静脉曲张

患者因脾破裂行脾脏切除术，术后病理结果：脾破裂出血，脾组织广泛淀粉样变性，局灶散在少量小淋巴细胞（图 24-7）。待免疫组化补充报告。免疫组化检查结果：少量小淋巴样细胞 CD20（+），CD3（+），CD5（+），CD79α（-），CD138（少量+），λ（部分+），κ（部分+），Ki-67（散在少量+），刚果红染色（+）。结合 HE 染色切片诊断为脾脏淀粉样变性，未见明确肿瘤样病变。

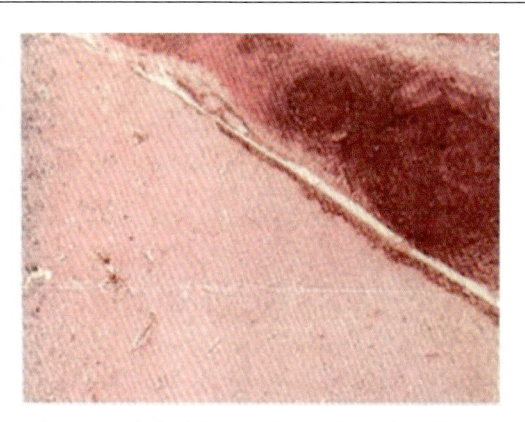

图 24-7　脾破裂出血，脾组织广泛淀粉样变性

二、临床诊治思维过程

患者为中老年男性，2012 年首发喘憋、心功能不全、尿蛋白阳性等，2015 年出现晕厥、贫血、肾功能不全、口腔和舌大血疱、出血、脾大，2016 年 2 月自发性脾破裂，2016 年 6 月出现肝功能不全、水肿、肾功能不全，2016 年 8 月出现肝功能异常、上消化道出血，此次因乏力、纳差、尿黄等不适入院。因患者有长期大量饮酒史，AST/ALT＞1，GGT 升高明显，且有脾大、肝内结节，故首先考虑酒精性肝硬化，但很难解释戒酒 6 年后仍出现如此明显的肝炎活动。另外，胆红素水平升高，以结合胆红素升高为主，结合 MRCP 结果，考虑存在胆管炎症，故予抗感染治疗，但效果不佳。且患者很快出现呕血、黑便，自然首先想到的是肝硬化伴食管胃底静脉曲张破裂出血，予止血对症治疗，但效果差。此时的迷茫全来自于笔者的临床经验不足、盲目自信、先入为主，忽略了很多不能解释的细节，且未详细查看患者既往的病历。当患者出现治疗效果不佳时方静下心来慢慢梳理。首先患者戒酒 6 年，入院前 1～2 年检查肝功能未发现明显异常，故肝功能损害与酒精性肝病无关，患者有肝内结节，但肝脏形态、大小尚正常，无法解释巨脾，那么脾大非肝硬化引起。患者 1 个月前曾行胃镜检查，未发现食管胃底静脉曲张，故消化道出血并非食管胃底静脉曲张引起，且患者存在心脏、肝脏、脾脏、肾脏、消化道、皮肤的多脏器损害。那么考虑一定是系统性病变。最终，一次自发的脾破裂给了我们答案：原发性系统性淀粉样变（AL 淀粉样变）。

三、诊疗体会

淀粉样物质本质上是一种结合糖蛋白，包括非纤维性糖蛋白、血清淀粉样蛋白 P 成分、黏多糖及各种纤维样蛋白，此种物质以不溶性纤维形式沉积于细胞外间质，引起多系统疾病，主要累及皮肤、肾脏、心脏、肝脏、胃肠道和外周神经系统[1,2]。①皮肤损害：最常见瘀点、瘀斑（沉积于血管壁，血管脆性增加，皮内出血），最典型的皮肤改变为蜡样肤色或琥珀色坚硬的丘疹结节和斑块，表面光滑、发亮，常带出血点。皮肤 CT：真表皮交界处可见较多的折光度高的无定型点状物质。②肾脏损害：水肿、蛋白尿、低蛋白血症、肾功能不全，即使已出现肾衰竭，肾脏体积亦不缩小。③心脏损害：心脏增大、难治性心力衰竭、限制性心功能障碍、难治性心律失常,多为淀粉样物质累及心脏传导系统,另外,心肌淀粉样变是高血压患者血压自动下降的原因。④胃肠病变:上消化道表现为早饱、恶心、呕吐、纳差,下消化道表现为便秘、腹泻、吸收障碍、假性肠梗阻、黏膜下血管缺血、糜烂、溃疡、出血等,以难治性消化道出血为首发表现的病例亦可见诸文献报道。⑤肝胆系统:肝酶 ALT、AST 轻度升高,而以 GGT、ALP 升高幅度较大。CT 或 MRI 表现不具有特异性,但可提示病变,如肝脾肿大、肝脏密度减低等。病理可表现为淀粉样物质浸润肝细胞间质、窦状隙(60%)、血管壁(30%)、小叶及汇管区(10%)。临床表现为多系统损害,亦可局限于某一器官,但诊断的金标准仍然为病理,光镜下呈均匀的无定型的嗜伊红性物质,刚果红染色阳性。取有症状的组织活检或易得的组织活检,如皮下脂肪、骨髓、唾液腺。值得一提的是,肝脏穿刺发生出血及肝破裂的比例较高(4%~12%),临床医生应该警惕。淀粉样变可引起严重的器官功能衰竭,如不积极治疗可致死亡,其治疗主要是针对受累脏器对症处理,因此对不同类型淀粉样变的治疗策略有所不同,原则上是抑制淀粉样纤维的合成,减少淀粉样前体的产生和减少细胞外沉积,促进沉淀的淀粉样物质溶解,目前常用的治疗方法为化疗:美法仑联合泼尼松是长期治疗的标准疗法,有效率达 30%[3]。有时这个方案仍控制不住快速发展的病情,需要用大剂量地塞米松、沙利度胺和环磷酰胺。近年出现的新药有雷利度胺和硼替佐米。另外,造血干细胞移植是将不同来源的正常造血干细胞移植到患者体内,使其能够在患者骨髓定植、分化增生并生长出正常的血细胞,恢复患者的正常造血功能和免疫功能。伴发多发性骨髓瘤的 PSA 患者可以以此延长生存期[4]。

四、专家点评

本病例较为复杂,包括临床表现、就诊过程、经历时间等都较为复杂。临床表现涉及肝脏、脾脏、肾脏、心脏、消化道、皮肤等多个器官系统,就诊科室包括肾内科、心内科、血液科、普外科、消化科、肝病科等多个临床科室,前后至少历时 4 年反复在某医院多次门诊、住院诊治。尽管如此,该患者并没有在任何科室得到能解释所有临床表现的明确诊断。真正能提供确切诊断信息的线索是患者在自发性脾破裂后行脾切除术取脾脏组织病理检查见脾组织广泛淀粉样病变。再在全面回顾患者整个发病过程、临床表现和诊治经历后才得出全身多器官淀粉样变性的诊断,实属不易。

淀粉样变性(amyloidosis)又称淀粉样物质沉积症,为多种原因所诱导的以淀粉样变性的纤维蛋白为主要形式的淀粉样物质在血管壁及器官、组织细胞外沉积为特征的一种进行性、预后不良性疾病。这种淀粉样物质是一种类似淀粉遇碘变蓝的特异性蛋白质,主要为多糖蛋白复合体,在光镜下呈均匀的无定形的嗜伊红性物质,用刚果红染色偏振光显微镜下观察可见特异的苹果绿色荧光。淀粉样物质可沉积于局部或全身,主要累及心脏、肝脏、肾脏、脾脏、胃肠、肌肉及皮肤等组织。肝淀粉样变性为全身性淀粉样变性的一部分,仅见于肝脏的淀粉样变性目前尚未见报道。淀粉样变性临床上无特异性症状和体征,其症状决定于原有疾病及淀粉样物质沉积的部位、沉积量,以及所累及的器官和系统,症状常被原发疾病所掩盖。本病患者可能因病变涉及不同器官、临床表现不同而在不同的科室就诊,而确诊常常依赖于病理检查,因此容易贻误诊断。本病例就是这方面的典型案例。

淀粉样变可分为原发性和继发性两类。继发性、全身性淀粉样变性95%以上有肝脏受累，常表现为肝大、上腹胀满、纳差，少数可表现为严重肝大（肝重量可达7kg以上）。但肝功能损害均较轻微，偶有门静脉高压而表现为食管、胃底静脉曲张和腹水等，较少有黄疸。本病例诊疗过程给我们的启示：原因不明的疑难肝病患者诊疗中应当将肝淀粉样变性作为鉴别诊断的疾病之一，尤其是ALT/AST升高的同时，伴有明显的AKP和GGT明显升高，肝脏体积明显增大的患者应当考虑到本病，必要时可以做肝脏穿刺活组织检查以明确诊断。

作者：杨广德（徐州医科大学附属医院感染性疾病科）
点评者：万谟彬（海军军医大学附属长海医院）

参 考 文 献

[1] Falk RH, Comenzo RL, Skinner M. The systemic amyloidosis [J]. N Engl, 1997, 337: 898-909.
[2] Kyle RA, Gertz M. Primary systemic amyloidosis: Clinical and laboratory features in 474 cases [J]. Semin Hematol, 1995, 32: 45-59.
[3] Bhat A, Selmic, Naguwa SM, et al. Currents concepts on the immunopathology of amyloidosis [J]. Clin Rev Allergy immunol, 2010, 38 (23): 97.
[4] 邱志祥，王茫桔，王莉红，等. 自体造血干细胞移植治疗原发性淀粉样变性的临床研究 [J]. 中华血液学杂志，2012, 33: 187-190.

病例 25　以发热、头痛、意识障碍起病后出现肝衰竭 1 例

关键词：肝衰竭；乙型肝炎；药物性肝损伤；感染

一、病例介绍

患者男性，55 岁，农民，因"发热、头痛 6 天，意识障碍 10 小时"入院。患者于入院前 6 天开始无明显诱因出现发热，最高体温达 39.2℃，伴头痛、咽痛、全身酸痛，起初未就诊，自服布洛芬、仁和可立克（复方氨酚烷胺胶囊），能退热，但热退数小时后又复高热。2 天后至笔者所在医院呼吸科就诊，考虑上呼吸道感染，予口服药物（新癀片、奥司他韦胶囊、莲花清瘟胶囊、左氧氟沙星片）治疗，但患者体温仍无明显下降，高热时仍头痛，有轻微咳嗽，无痰，未再继续在笔者所在医院就诊。回到乡下小诊所，予口服头孢他啶胶囊、感冒清热颗粒、多潘立酮片，并予静脉输注数种"感冒药"（具体用药不详）。入院前 10 小时家人发现其昏迷在家中，立即送至当地县医院，行头颅 CT 检查未发现异常，遂送入笔者所在医院。患者既往有高血压史多年，一直规律服用苯磺酸氨氯地平降压治疗，血压控制尚可，否认肝炎病史，否认药物过敏史。

入院查体：T 36.6℃，P 89 次/分，R 20 次/分，BP 156/82mmHg，神志模糊，嗜睡。皮肤、巩膜可见黄染，双侧瞳孔等大等圆、对光反射灵敏，鼻唇沟对称，颈稍抵抗，颏胸距三横指，双肺听诊呼吸音粗，右下肺可闻及湿啰音，心率 89 次/分、律齐，未闻及异常心音及病理性杂音，腹部平坦，腹肌软，肝脾肋下未触及，移动性浊音阴性，双下肢无水肿，四肢肌力、肌张力正常，双侧巴宾斯基征阴性，布氏征阴性。

入院诊断：发热、头痛、黄疸、意识障碍待查——中枢神经系统感染？败血症并感染中毒性脑病？肝衰竭并肝性脑病？

辅助检查：入院 2 小时后完善相关检查。血常规：白细胞 8.42×10^9/L，红细胞 5.26×10^{12}/L，血红蛋白 151g/L，血小板 170×10^9/L，中性粒细胞比例 89.8%。肝功能：ALT 2981U/L，AST 1882U/L，TBil 228.9μmol/L，DBil 149.2μmol/L，TP 56.0g/L，Alb 34.7g/L，GGT 65U/L，ALP 123U/L。凝血功能：PT 53.4s，APTT 73.3s，PTA 7.9%。血氨 209.6μmol/L。脑脊液常规：清亮、无色透明，WBC 20 个/μl，墨汁染色未找到新型隐球菌；脑脊液生化：葡萄糖 2.75mmol/L，氯 125mmol/L，蛋白质 359mg/L，降钙素原 0.81ng/ml。

依据上述检查结果，入院当天考虑诊断为：①急性肝衰竭并肝性脑病；②肺部感染。

继续完善相关检查：胸、腹部 CT；病毒性肝炎标志物检查，如甲、乙、丙、戊型肝炎病毒，EB 病毒、CMV、HSV 检查；其他与肝损伤相关指标的检查，如自身免疫性肝病相关抗体、铜蓝蛋白等。入院第 2 天，检查结果显示乙型肝炎血清学标志物 HBsAg、抗-HBe、抗-HBc 阳性，HBV DNA 6.38×10^3IU/ml，甲、丙、戊型肝炎抗体均为阴性，CMV、EB 病毒相关检查均为阴性，自身免疫性肝病相关抗体均为阴性。胸腹部 CT 结果（图 25-1、图 25-2）：

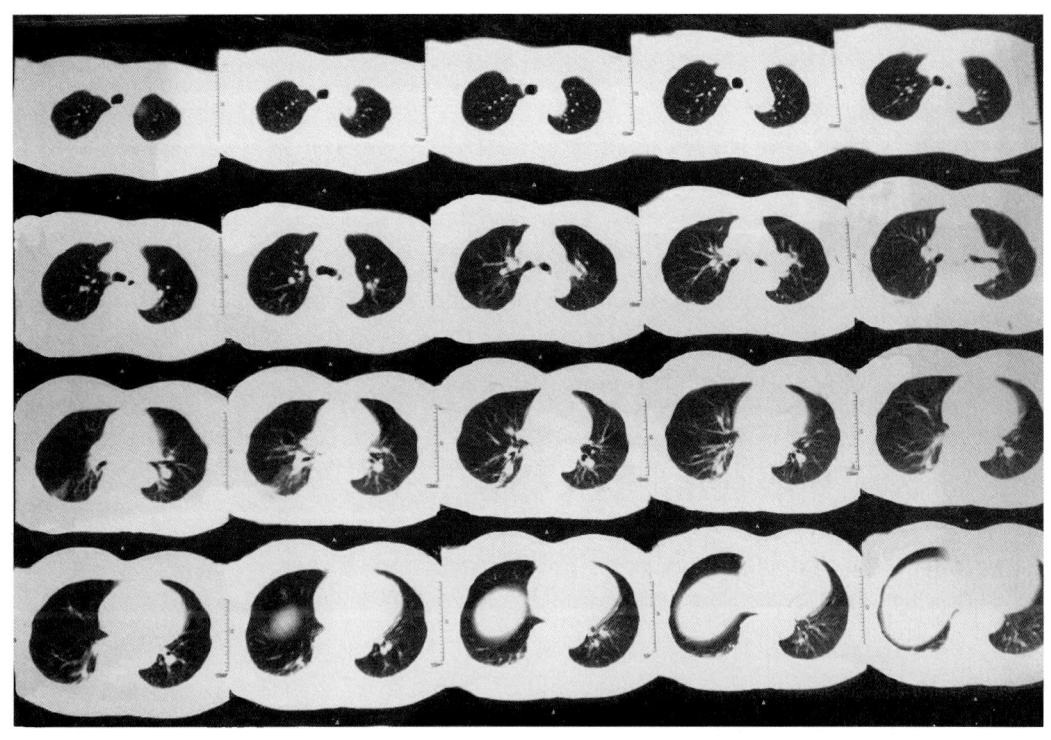

图 25-1 胸部 CT 表现

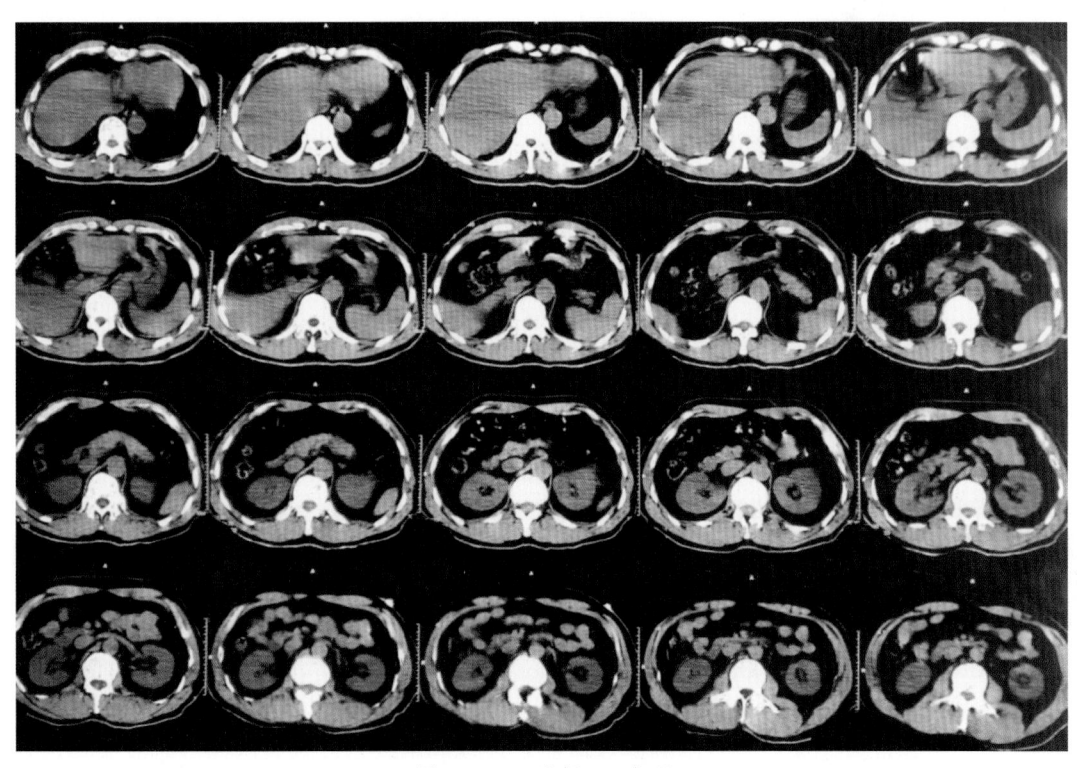

图 25-2 上腹部 CT 表现

①右肺中下叶斑片状及条索状致密影，考虑感染性病变；②肝裂增宽，肝实质密度减低；③脾脏体积增大。遂修正诊断为：①慢加急性肝衰竭 A 型并肝性脑病，乙型病毒性肝炎；②药物性肝损伤；③肺部感染。

一般治疗：严密监测生命体征、瞳孔变化、尿量。

药物治疗：①糖皮质激素，予甲泼尼龙 60mg×3d+40mg×2d+20mg×2d。②护肝治疗，予异甘草酸镁、促肝细胞生长素、多烯磷脂胆碱、前列地尔、腺苷蛋氨酸（肝性脑病纠正后加用）等。③抗病毒治疗，予恩替卡韦（昏迷时鼻饲给药）。④抗肝性脑病治疗，予降血氨、减轻脑水肿、酸化肠道、支链氨基酸；⑤抗感染，初予哌拉西林他唑巴坦。入院第 3 天因仍高热，最高体温达 39.8℃，复查血常规显示白细胞 13.46×10^9/L，红细胞 4.94×10^9/L，血小板 178×10^9/L，中性粒细胞比例 89.3%，降钙素原 1.55ng/ml，换用美罗培南联合替考拉宁抗感染。入院第 5 天患者仍发热，G 试验 58.7697，GM 试验 1.55，加用伏立康唑抗真菌治疗。患者入院第 6 天神志完全转清，但第 9 天出现狂躁、幻觉、大喊大叫、攻击行为，而定向力、计数力完全正常。查血氨 69μmol/L，伏立康唑血药浓度为 3.82ng/ml，考虑为伏立康唑导致的精神症状，遂停用。停用 2 天后患者幻觉逐渐消失，精神状态恢复正常。患者体温逐渐正常，抗生素逐渐阶梯性降至停用。

人工肝治疗：入院第 3 天及第 5 天行血浆置换＋血液灌流。患者神志转清，但黄疸进一步加深，总胆红素最高升至 418.9μmol/L，于入院第 17 天行血浆置换＋胆红素吸附治疗。

治疗结局：患者神志清楚，体温正常，一般情况逐渐好转，尿量正常，黄疸逐步消退，治疗 29 天后基本痊愈，遂带恩替卡韦及甘草酸二铵胶囊出院。出院后 1 个月查肝功能，显示正常；查乙型肝炎血清学标志物，显示抗-HBs、抗-HBe、抗-HBc 阳性。出院后 3 个月查乙型肝炎血清学标志物，显示抗-HBs、抗-HBe、抗-HBc 阳性，且抗-HBs 定量达 146.65mIU/ml，遂停用恩替卡韦。

二、临床诊治思维过程

患者因发热、头痛、意识障碍入院，入院时诊断不明确，考虑的疾病有：①中枢神经系统感染；②败血症并感染中毒性脑病；③肝衰竭并肝性脑病。通过详细采集病史，追问病程中的各种诊疗细节，再根据患者病情进展，逐步完善相关检查，最终明确诊断，通过积极治疗，患者痊愈出院，并实现了乙型肝炎的临床治愈。

鉴别诊断：

（1）中枢神经系统感染：是由多种病毒、细菌（化脓菌和结核菌）、真菌、寄生虫等侵犯中枢神经系统引起的脑膜炎和/或脑炎，临床特征主要表现为发热、头痛及颅高压，病情严重时可出现意识障碍，体检可发现脑膜刺激征阳性。实验室检查可发现脑脊液常规、生化指标异常。本例患者以发热、头痛起病，6 天后出现意识障碍，临床表现符合中枢神经系统感染，但入院当天行腰穿查脑脊液，提示压力正常，脑脊液常规、生化指标基本正常，故中枢神经系统感染可排除。

（2）败血症并感染中毒性脑病：败血症是指致病菌或条件致病菌侵入血液循环，并在血液中生长繁殖、产生毒素而发生的急性全身性感染。临床表现为高热，伴有畏寒、寒战，可呈弛张型或间歇型，以瘀点为主的皮疹，累及大关节的关节痛，轻度的肝脾大，严重者可出现多脏器功能损害，表现为神志改变、心律失常、心力衰竭、黄疸、肝衰竭、急性肾衰竭、呼吸窘迫与 DIC 等。本例患者以持续高热起病，最高体温达 39.2℃，6 天后出现意识障碍，且入院查体时发现黄疸，但入院时急查血常规，结果显示白细胞计数正常，中性粒细胞比例稍高，降钙素原仅轻度升高，故不考虑败血症。

（3）肝衰竭并肝性脑病：肝衰竭是由多种因素引起的严重肝损伤，导致肝脏合成、解毒、代谢、生物转化等功能发生严重障碍或失代偿，出现以黄疸、凝血机制障碍、肝肾综合征、肝性脑病、腹水等为主要表现的一组临床综合征。急性肝衰竭为急性起病，2 周内出现极度乏力，以及严重厌食、恶心、呕吐、腹胀等明显的消化道症状，出现 II 度以上肝性脑病，PTA < 40%，INR > 1.5，排除其他原因，胆红素急剧上升，TBil ≥ 10×ULN 或每日上升 ≥ 17.1μmol/L，肝脏体积进行性缩小。慢加急性肝衰竭：在慢性肝病基础上，由各种诱因引起以急性黄疸加深、凝血功能障碍为肝衰竭表现的综合征，可合并包括肝性脑病、腹水、电解质紊乱、感染、肝肾综合征、肝肺综合征等并发症，以及肝外器官衰竭。患者黄疸迅速加深，血清 TBil ≥ 10×ULN 或每日上升 ≥ 17.1μmol/L，有出血表现，PTA ≤ 40%（或 INR ≥ 1.5）。其中 A 型为在慢性非肝硬化肝病基础上发生的慢加急性肝衰竭[1]。本例患者既往否认肝炎病史，但其未行相关检查，入院后查肝功能显示有明显损害（ALT 达 2981U/L，TBil 达 228.9μmol/L），PT 长达 53.4s，PTA 仅为 7.9%，并且出现意识障碍，血氨明显升高，达到肝衰竭并肝性脑病的诊断标准。入院后完善检查，查乙型肝炎病毒标志物示 HBsAg、抗-HBe、抗-HBc 阳性；HBV DNA 6.38×10³IU/ml；腹部CT 提示肝裂增宽、脾脏体积增大。患者有慢性肝病基础，所以诊断"慢加急性肝衰竭 A 型并肝性脑病，乙型病毒性肝炎"成立，但病因除乙型病毒性肝炎外，还需考虑药物性肝损伤。患者在病程中因发热服用多种非甾体类抗炎药退热，其中包括布洛芬、仁和可立克（含对乙酰氨基酚）、新癀片（含吲哚美辛），而非甾体类抗炎药是引起药物性肝损伤的常见药物之一[2]。而对于有慢性肝病基础的患者，药物性肝损伤的发生比例也增高，且易重症化。所以本例患者最后诊断为：①慢加急性肝衰竭 A 型并肝性脑病，乙型病毒性肝炎；②药物性肝损伤；③肺部感染。

三、诊疗体会

本例患者为中年男性，农民，入院时只知既往有高血压史，未曾行肝炎方面的检查。急性起病、病程短，仅仅 6 天，表现为高热、头痛，且很快出现意识障碍，查体时发现黄疸及肺部湿啰音。对于本例患者，以高热、头痛、黄疸、意识障碍为主要表现，症状、体征均无特异性。患者在病程中出现高热、头痛、黄疸、意识障碍，仅靠症状、体征明确诊断相当困难，入院诊断考虑为发热、意识障碍、黄疸原因待查，相关的疾病有多种，包括中枢神经系统感染、败血症并感染中毒性脑病、肝衰竭并肝性脑病等。入院时围绕可能的疾病，详细询问病史，发现病程中服用过多种非甾体类抗炎药，且以最快速度完善包括脑脊液常规、生化指标、胸腹部 CT、肝功能、凝血五项、肝炎病毒学标志物等检查，最后明确了诊断。

治疗措施主要为内科综合治疗联合人工肝治疗。①内科综合治疗中，在第一时间就予糖皮质激素治疗,予甲泼尼龙,剂量逐渐递减,总疗程1周。予糖皮质激素治疗基于以下两点考虑:其一,乙型肝炎病毒相关的慢加急性肝衰竭早期主要为过强免疫反应造成肝细胞损伤,且在第一时间予恩替卡韦抗病毒。其二,药物性肝损伤的发病机制中除药物的直接毒性作用外也包含有免疫损伤。②在人工肝治疗方式选择上,第1次和第2次人工肝治疗选择的是血浆置换+血液灌流,基于的考虑是血液灌流更有助于吸附血液中残留的致肝损伤药物及其他毒性物质。第3次人工肝治疗在入院第17天,当时患者肝性脑病已纠正,表现为高胆红素血症(TBil 418.9μmol/L),所以第3次人工肝方式为血浆置换+胆红素吸附。③在抗感染方面,入院初期因胸部CT提示肺部感染,予哌拉西林他唑巴坦,但入院第3天因仍高热,最高体温达39.8℃,复查血常规示血象较前明显升高,且降钙素原亦较前升高,换用美罗培南联合替考拉宁抗感染;入院第5天患者仍发热,G试验58.7697,GM试验1.55,考虑患者应用广谱抗菌药物及应用糖皮质激素,发生了二重真菌感染,遂加用伏立康唑抗真菌治疗。患者入院第6天肝性脑病纠正,神志完全转清,但第9天出现狂躁、幻觉、大喊大叫、有攻击行为,而定向力、计数力完全正常,查血氨69μmol/L,伏立康唑血药浓度为3.82ng/ml,虽然有文献报道伏立康唑引起精神症状血药浓度一般高于5.5ng/ml[3],但再查阅其他相关文献[4]后仍考虑为伏立康唑导致的精神症状,遂停用伏立康唑。停用2天后患者幻觉逐渐消失,精神状态恢复正常。患者体温逐渐正常,抗生素逐渐降至停用。

本例患者经过上述积极治疗28天后痊愈出院,并且实现了乙型肝炎的临床治愈。本例患者的诊疗体会:①要高度重视非甾体类抗炎药引起的急性肝损伤。②慢性肝病基础上发生药物性肝损伤的概率高,且病情易重症化。③在抢救肝衰竭的治疗中糖皮质激素是有力的武器,但其是双刃剑,需具体情况具体分析后应用。④感染的及时发现及诊治对于肝衰竭的成功救治非常重要。⑤伏立康唑引起精神症状的血药浓度不一定高于5.5ng/ml。

四、专家点评

本例患者以突发性高热、神志不清急诊入院。入院时肝脏生化、凝血功能及血氨检查结果提示肝衰竭,在保肝抗炎、联合应用抗菌药物的情况下,高热难以控制,肝损伤进行性加重,并出现神经系统症状,经停用伏立康唑、应用糖皮质激素及人工肝、恩替卡韦抗病毒等综合治疗,住院28天,病情逐渐好转出院。出院后1个月HBsAg血清学转换,考虑乙型肝炎临床治愈。

本病例需要注意以下几点:①肝衰竭的主要病因。患者以发热急性起病,因疑似"感冒"及"肺部感染"大量应用解热镇痛中西药、抗菌药物等,随之出现意识障碍、肝衰竭、肝性脑病,结合乙型肝炎标志物及腹部CT检查结果,考虑本次为在HBeAg阳性慢性乙型肝炎基础上发生"慢加急性肝衰竭",药物性肝损伤为导致肝衰竭的主要原因。此外,需注意慢性肝病患者,严重感染可导致原有的肝病肝损伤进行性加重而致肝衰竭,甚至多脏器衰竭,及时发现、有效治疗可挽救患者生命。②糖皮质激素的应用。糖皮质激素对药物性肝损伤及肝衰竭的治疗应严格掌握适应证,可用于超敏或自身免疫征象明显,且停用肝损伤药物后仍进行性加重者,并应充分权衡治疗获益和可能的风险。③人工肝支持治疗。肝衰竭早期应用人工肝可有效阻止肝损伤的炎症风暴,改善内环境,为肝细胞再生和肝功能恢复提供营养支持、改善凝血功能。④恢复期肝脏穿刺活组织检查。经综合治疗本例患者实现乙型肝炎临床治愈，进一步行肝脏穿刺活组织检查有助于明确诊断，发现导致严重肝损伤的主要病因，并可了解肝内 HBV 复制情况。

本病例报告思路清晰，但病例介绍应精炼，影像学检查应展示有代表性的图像。

作者：杨茜　李明　向天新　邬小萍（南昌大学第一附属医院感染科）
点评者：南月敏（河北医科大学第三医院）

参 考 文 献

[1] 中华医学会感染病学分会肝衰竭与人工肝学组，中华医学会肝病学分会重型肝病与人工肝学组．肝衰竭诊治指南（2018 年版）[J]．中华临床感染病杂志，2018，11（6）：E001-E001.

[2] 中华医学会肝病学分会药物性肝病学组．药物性肝损伤诊治指南[J]．中华肝脏病杂志，2015，23（11）：810-820.

[3] Ashbee HR, Barnes RA, Johnson EM, et al. Therapeutic drug monitoring（TDM）of antifungal agents: Guidelines from the British Society for Medical Mycology [J]. Journal of Antimicrobial Chemotherapy, 2014, 69（5）: 1162-1176.

[4] 赵晶，周颖，崔一民．129 例伏立康唑致精神症状不良反应分析[J]．临床药物治疗杂志，2016，14（4）：67-71.

病例 26　以关节痛为首发症状的肝病 1 例

关键词：肝豆状核变性；关节痛；肝脏

一、病例介绍

患者女性，24 岁，护士，既往体健，因"反复膝关节疼痛 2 年，发现肝硬化 1 年"入院。其父亲因"肝硬化"去世，具体情况不详，父母及祖父母、外祖父母均无近亲婚配史。患者于 2 年前无明显诱因出现双膝关节疼痛不适，多于劳累或阴雨天时加重，无其他伴随症状，曾就诊于笔者所在医院骨科，血沉及 CRP 均未见异常。双膝关节负重正位片提示双膝关节退行性改变，双侧胫腓骨正位片提示双膝关节骨关节炎。考虑"骨关节炎"，嘱患者休息，避免关节负重，未予药物治疗。3 个月后单位体检腹部彩超提示肝硬化、脾大。血常规提示血小板 111×10^9/L，肝肾功能检查未见异常。遂就诊于笔者所在科门诊，进一步完善乙肝五项及丙肝抗体检查，结果均为阴性，建议行肝脏穿刺活组织检查、自身免疫性肝病及部分遗传代谢性肝病等指标检查，但患者当时表示拒绝。间隔 3 个月后再次复查，显示脾脏较前明显增大（脾厚约 5.0cm）。再次与患者沟通后完善抗线粒体＋抗平滑肌抗体检查，结果为阴性；抗核抗体＋可溶性核蛋白均为阴性；抗线粒体抗体 M2、抗肝肾微粒体抗体 I 型、肝溶质抗原抗体、抗可溶性肝抗原/肝胰抗原抗体均阴性；血清铁及铁蛋白未见异常；ds-DNA 阴性；TG 1.74mmol/L；免疫球蛋白（Ig）G、IgA 未见异常，IgM 2.74g/L；铜蓝蛋白 0.097g/L。高度怀疑肝豆状核变性，反复沟通后行肝脏穿刺活组织检查，结果提示小叶结构正常，未见脂肪变性，未见肝细胞坏死，小叶间可见少量淋巴细胞浸润，汇管区可见少量淋巴细胞浸润，汇管区周围间隔纤维化，未见界板性炎，符合肝组织轻度纤维化病变，G0S2。免疫组化结果显示 HBsAg（-），HBcAg（-），特殊染色 VG（+），网染（+），Ma（+）（图 26-1）。因医院尚未开展血铜、尿铜、肝脏活检铜的染色检查，遂裂隙灯下查角膜 K-F 环，提示阳性（图 26-2）。完善基因检测，提示 *ATP7B* Exon8 存在致病突变。最终诊断为肝豆状核变性。给予限制铜的摄入及青霉

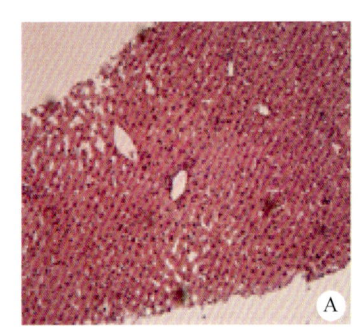

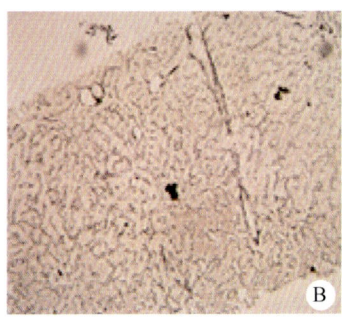

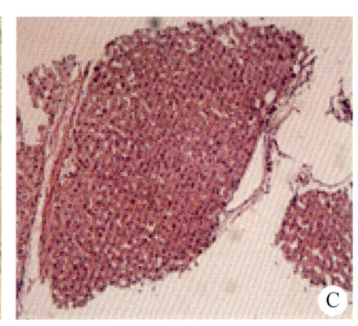

图 26-1　肝脏穿刺活组织病理

胺治疗10天后出现全身皮疹（图26-3）及发热，停药后症状缓解。目前患者口服葡萄糖酸锌治疗，随访显示患者膝关节疼痛症状有所改善。

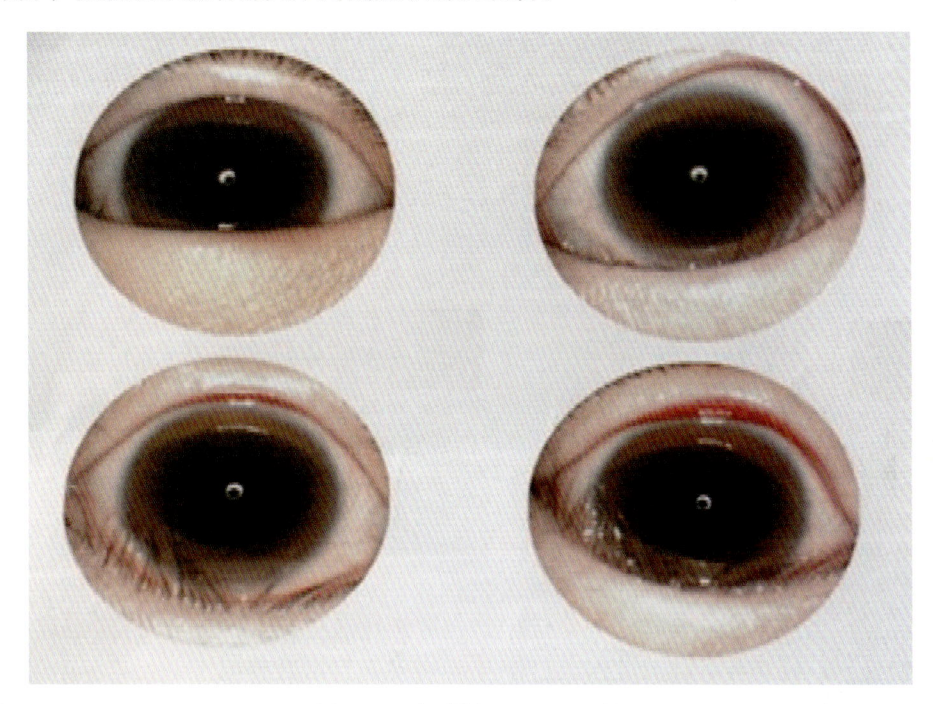

图26-2　角膜周边K-F环阳性

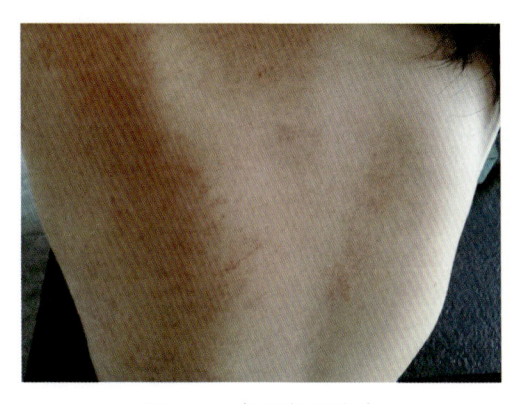

图26-3　躯干部的皮疹

二、临床诊治思维过程

患者为青年女性，家族中其父亲患有肝硬化，本次主因"反复膝关节疼痛2年，发现肝硬化1年"就诊。针对该患者需要明确3个问题：问题一，关节疼痛与肝脏有无关系；问题二，有无肝硬化；问题三，病因为何。

针对问题一，肝脏疾病可引起钙磷代谢异常、免疫复合物形成等，部分患者可出现关节疼痛，但以关节疼痛为首发症状者相对少见。此外，部分结缔组织病等多系统损害疾病亦可同时伴有肝脏、骨关节等损害。针对问题二，该患者虽然腹部彩超提示存在脾大等肝硬化表现,但肝硬化为病理诊断,活检病理诊断才能作为金标准,应行肝脏穿刺活组织检查进一步明确,另外,活检特异性改变对病因诊断价值极大。针对问题三,需要鉴别可引起肝脏损害的相关疾病,逐步完善相关检查寻找线索:①包括嗜肝病毒及巨细胞病毒、EB病毒等非嗜肝病毒等,完善上述病毒标志物检查,结果均为阴性,故可排除。②自身免疫性肝病,包括自身免疫性肝炎、原发性胆汁性胆管炎、原发性硬化性胆管炎、IgG4相关疾病等,进一步完善自身免疫性肝病的相关指标检查,结果均为阴性,可排除。③药物性肝损伤,患者从事护理工作,但无有毒药物接触史,无口服特殊药物史,故可排除。④酒精性因素,患者无饮酒史,可排除。⑤循环障碍,患者无心功能不全表现,腹部彩超未见肝静脉、门静脉、下腔静脉病变表现,可排除。⑥营养不良,患者无上述表现,可排除。⑦遗传代谢性疾病,如血色病可伴有血糖异常、关节损害及皮肤色素沉着、转铁蛋白饱和度升高等表现,患者无上述表现,可排除。肝豆状核变性以铜代谢异常为主要表现,多以神经系统受累或肝脏受累为首发症状,患者铜蓝蛋白显著减低,进一步完善相关特异性检查明确诊断为肝豆状核变性。⑧寄生虫及其他因素,患者未到过疫区,无生食习惯,不考虑。⑨隐源性因素。

三、诊疗体会

患者为青年女性,既往体健,但家族中存在肝硬化病史,患者以关节疼痛为首发症状,腹部彩超提示肝硬化,存在骨关节及肝脏损害表现,且由肝脏损害一元论完全可解释骨关节损害,故以肝脏损害为主要线索寻找病因。按照"常见肝病的常见表现—常见肝病的少见表现—少见肝病的常见表现—少见肝病的少见表现"诊疗思路一步一步完善相关检查,寻找病因,最终发现患者铜蓝蛋白显著减低的重要线索,以此进一步完善相关检查,最终明确诊断为肝豆状核变性。肝脏穿刺活检虽为有创性检查,但在病因诊断中有着不可替代的作用,即使当时无条件明确诊断,但仍强烈建议有条件者均应完善该检查。基因检测在复杂病因的诊疗中有重要的辅助价值,在临床工作中应重视新技术的应用。

肝豆状核变性是一种常染色体隐性遗传性疾病,以铜代谢障碍性为主要表现,可分为:肝型、脑型、其他类型和混合型。临床可表现为:神经系统症状,如震颤、强直、抽搐、构音困难;急性或慢性肝炎、肝硬化甚至肝衰竭;肾脏损害;骨关节肌肉损害或溶血性贫血等。检查可发现血铜蓝蛋白减少、血清铜含量下降、尿铜增加。眼科检查可见角膜K-F环。病理表现为铜过量沉积于肝脏、角膜、脑基底节[1]。其中骨关节损害症状的出现率为18%～65.6%[2]。主要临床表现有关节疼痛、红肿、活动受限及膝关节内外翻,部分患者存在病理性骨折等[3],但以骨关节症状为首发突出表现者少见[4]。

四、专家点评

本病例为以少见的骨关节症状为首发表现的肝豆状核变性。本例患者有肝硬化家族史。膝关节不适2年,诊断为骨关节炎,未予药物治疗。本次以发现肝硬化3个月入院。裂隙灯下角膜K-F环阳性,铜蓝蛋白0.097g/L,肝脏穿刺活组织检查未见特异性改变(未做铜染色)。基因检测提示 *ATP7B* Exon8存在致病突变。诊断为肝豆状核变性,应用青霉胺治疗，因出现皮疹而停用，改用葡萄糖酸锌治疗，患者膝关节疼痛症状得到改善。

肝豆状核变性亦称 Wilson 病，为一种常染色体隐性遗传性疾病，一旦确诊需终身治疗，目前国内主要治疗药物包括 D-青霉胺、二巯基丙磺酸、锌制剂等。首选治疗方法为青霉胺口服，不耐受者可选用二巯基丙磺酸治疗，尤其是青少年患者，安全性较好，联合用药锌制剂如葡萄糖酸锌，可提高疗效。治疗过程中，应定期行外周血常规、肝脏生化、24小时尿铜、肝脾超声及肝脏弹性成像（肝脏硬度）检查，每年复查角膜 K-F 环，必要时复查肝组织学。

本例患者为生育期女性，通过有效治疗，在病情稳定的情况下可考虑妊娠，肝硬化患者应慎重。妊娠期间应严密监测病情变化及胎儿发育情况。该病患者所生子女纯合子可能性为 0.5%，配偶基因的单倍型分析具有预测意义。

本病例介绍肝组织学检查情况时述及"因医院尚未开展血铜、尿铜、肝脏活检铜的染色检查"，建议到外院会诊，确定肝内铜沉积情况，以明确病情、支持诊断及优化治疗方案。

作者：刘帅伟　盛慧萍（宁夏医科大学总医院感染性疾病科）
　　　莫秀茹（银川市第一人民医院全科医学科）
点评者：南月敏（河北医科大学第三医院）

参 考 文 献

[1] 黄丽，李洵桦，梁秀龄. 肝豆状核变性早期临床特点及误诊分析 [J]. 中国实用神经疾病杂志，2008，11（11）：134，135.
[2] Golding DN, Walshe JM. Arthropathy of Wilson's disease. Study of clinical and radiological features in 32 patients. Ann Rheum Dis, 1977, 36（2）：99-111.
[3] 韩丽雅，陈卫东. 肝豆状核变性的骨关节损害 [J]. 中国实用神经疾病杂志，2006，9（1）：26-27.
[4] 诸福棠. 实用儿科学 [M]. 第 6 版. 北京：人民卫生出版社，1997：2133-2137.

病例 27　不明原因肝脾肿大 1 例

关键词：肝脾肿大；K-F 环；铜蓝蛋白；*ATP7B* 基因；Wilson 病

一、病例介绍

患者女性，17 岁，因"发现肝脾肿大 10 天"于 2018 年 1 月 29 日入院。患者 10 天前因"腹痛、恶心、呕吐咖啡色物"在当地医院住院，其间腹部 CT 检查显示：肝脏体积增大，密度不均匀，其内似见网状低密度影，请结合 MRI 检查；脾脏体积增大。上腹部彩超提示"肝脏实质回声增强"。血常规、输血全套、甲乙丙戊型肝炎病毒抗体均为阴性，肝功能无异常。诊断为"急性胃黏膜病变伴出血；肝脏密度不均，性质待定"，予"禁食、奥美拉唑抑酸护胃及营养支持"等治疗好转后出院，并建议至上级医院行肝脏穿刺检查。患者目前无恶心、呕吐、纳差、厌油腻、皮肤巩膜黄染、腹痛、腹胀等表现，拟行肝脏穿刺检查，以"肝脾肿大待诊"入院。自患病以来，患者精神、食欲、睡眠可，大小便未诉异常，体重无明显变化。既往史及个人史：5 年前因"咯血"外院曾诊断为"肺含铁血黄素沉积症"，予糖皮质激素治疗后好转。否认高血压、糖尿病、冠心病等慢性病史。否认肝炎、结核病史及密切接触史。否认外伤、手术、输血史及食物药物过敏史。无血吸虫病疫水接触史，无地方病或传染病流行区居住史，无毒物、粉尘及放射性物质接触史，无烟酒嗜好。家族中无类似患者。

入院查体：T 36.6℃、P 78 次 / 分、R 18 次 / 分、BP 111/79mmHg。神志清楚，精神可，慢性病容，巩膜无黄染，皮肤、黏膜色泽正常，无皮疹及皮下出血，无肝掌、蜘蛛痣，全身浅表淋巴结无肿大。双肺呼吸音清，无啰音。心律齐，各瓣膜听诊区未闻及杂音。腹部饱满，未见腹壁静脉曲张，腹软，无压痛、反跳痛及肌紧张；肝、脾肋下未扪及，质韧，无压痛；移动性浊音阴性；肠鸣音正常。双侧下肢未见色素沉着，无可凹性水肿。

入院诊断：①肝脾肿大待诊——肝硬化代偿期？自身免疫性肝病？遗传代谢性疾病——Wilson 病？其他？②肺含铁血黄素沉积症。

二、临床诊治思维过程

第一次临床讨论：根据患者的病史、体征，结合外院检查结果，患者肝硬化的原因是什么？

患者女性，隐匿性起病，发病急，发现肝脾肿大 10 天，出现腹痛、恶心、呕吐咖啡色物，外院腹部超声提示肝实质回声弥漫性改变，脾肿大，腹部 CT 提示"肝硬化、门静脉高压、脾肿大"，考虑"肝硬化、门静脉高压"的原因可能有以下几种。

（1）病毒性肝炎：慢性乙肝、丙肝均可导致肝损伤、脾肿大，为我国成人肝损伤、肝硬化、肝癌最常见的病因，患者外院查甲肝、乙肝、丙肝、戊肝病毒标志物均为阴性。

入院后可复查乙肝五项、丙肝抗体筛查有无乙肝、丙肝病毒感染，必要时进一步查乙肝病毒定量、丙肝病毒定量，以除外不典型病例。

（2）自身免疫性肝病：包括自身免疫性肝炎、原发性胆汁性胆管炎、原发性硬化性胆管炎。患者为青年女性，否认长期发热、皮疹、脱发、关节痛、眼干、口干、口腔溃疡等常见表现，但患者5年前有肺含铁血黄素沉积症，本次有肝脾肿大，仍提示有多系统损害，需要警惕该疾病。需筛查免疫球蛋白、补体、抗核抗体（ANA）、抗双链DNA（ds-DNA）抗体及抗核抗体（ENA）谱、自身免疫性肝炎抗体、抗中性粒细胞胞质抗体（ANCA）等。

（3）药物性肝损伤：患者为青年女性，平素身体健康，同时否认化学毒物接触史，否认长期服用药物史，不支持化学毒物或药物性肝损伤。

（4）酒精性肝炎或肝病：患者为青年女性，否认饮酒嗜好，可除外。

（5）非酒精性脂肪肝：患者无体型肥胖，腹部彩超及CT未提示脂肪肝，可完善血脂等检查以除外该疾病。

（6）布-加综合征：由于各种原因所致的肝静脉或其开口以上的下腔静脉狭窄、闭塞，肝静脉和下腔静脉血液回流障碍，产生肝大及疼痛、腹水、肝功能障碍等一系列临床表现。本患者肝功能正常，肝脏肿大，但无明显下腔静脉阻塞所致的临床表现，不太支持布-加综合征，入院后可完善下腔静脉彩超等检查。

（7）遗传性或代谢性肝病：患者为青年女性，隐匿性起病的肝脾肿大的原因需要考虑遗传性或代谢性肝病，包括以下两种疾病。

1）血色病：由于铁代谢障碍，过多铁质在肝组织沉着所引起的肝硬化，结合患者既往有肺含铁血黄素沉积症，需警惕，但患者除肝脾肿大外，并无糖尿病、皮肤色素沉着及性腺萎缩等表现，不太支持血色病。入院后复查铁蛋白，进一步查转铁蛋白饱和度，必要时行肝脏穿刺组织铁染色及相关基因检测。

2）Wilson病：为常染色体隐性遗传病，由于铜代谢异常，过多铜质沉积于肝、脑组织引起的疾病，平均发病年龄5～23岁，一些研究结果提示男性和女性的受累比例相同，但女性比男性更可能因Wilson病而发生急性肝衰竭。然而，一项纳入627例Wilson病患者的大型研究结果显示存在轻度的男性优势（52%）。在诊断时有症状的患者中，男性患者比女性患者更可能存在神经精神性疾病（75%比58%），但更少可能存在肝脏疾病（25%比41%）；主要病变为双侧脑基底核变性和肝硬化，脑型临床上主要表现为精神障碍、锥体外系症状和肝硬化症状；肝型主要表现为各种不同形式的肝病、急性肝炎和肝衰竭，或者慢性肝炎和肝损伤，但50%的患者具有该病典型的特点——K-F环；血清铜可正常、升高或降低，但尿铜不同程度升高；伴有铜转运蛋白基因突变。本例患者无精神障碍、锥体外系症状的脑型临床表现，但不除外隐匿性起病的Wilson病。入院后查血铜蓝蛋白、角膜K-F环，必要时完善颅脑MRI检查，以及24小时尿铜、肝脏穿刺组织铜染色及基因检测。

（8）α_1-抗胰蛋白酶缺乏症：由于α_1-抗胰蛋白酶缺乏引起的先天性代谢病，临床常导致新生儿肝炎，婴幼儿和成人肝硬化、肝癌和肺气肿等。入院后应筛查α_1-抗胰蛋白酶、胸片。

（9）先天性肝纤维化：为常染色体隐性遗传性疾病，以门管区结缔组织增生、小胆管增生为特征，以继发性门静脉高压及其并发症为主要表现，也有一部分可能合并先天性肝内胆管扩张或多囊肾。本例患者肝功能基本正常，以肝脾肿大为主要表现，需考虑先天性肝纤维化的可能。入院后可行肝脏穿刺活组织检查进一步明确。

（10）特发性门静脉高压：具有门静脉高压症的临床表现，可反复出现呕血、黑便，对消化道出血有较好的耐受性，肝功能检查可正常。本例患者腹部 CT 未提示明显的门静脉高压症，但患者发病时有恶心、呕吐咖啡色物质，不能除外特发性门静脉高压的诊断。入院后可行肝脏穿刺活组织检查以进一步明确。

病情进展及进一步完善检查和治疗。

血常规：白细胞 $4.46×10^9$/L，中性粒细胞 $2.587×10^9$/L，血红蛋白 123g/L，血小板 $157×10^9$/L。尿常规阴性，大便常规未见异常。生化检查：ALT 42U/L，AST 44U/L，ALP 118U/L，AMY 130U/L，其余未见异常。凝血功能：PT 12.1s，PTA 80%，凝血酶原标准化比值（PT-INR）1.10，APTT 33.4s，FIB 1.71g/L，TT 16.9s、D-二聚体 0.45mg/L，纤维蛋白（原）降解产物（P-FDP）15Ug/ml。

病毒性肝炎标志物：乙肝五项示抗-HBs 阳性，其余阴性；丙肝、甲肝、戊肝抗体阴性；梅毒抗体、HIV 抗体阴性。

免疫筛查：ANA、ENA 谱、抗平滑肌抗体（ASMA）、抗可溶性肝抗原抗体（抗-SLA）、抗肝肾微粒体Ⅰ型抗体（抗-LKM-1）、抗肝细胞溶质Ⅰ型抗体 LC-1、抗线粒体抗体（AMA）、ANCA 均阴性；免疫球蛋白检查示 IgG、IgA、IgM 均正常，IgE 升高（336.0IU/ml）；补体 C3 0.689g/L，C4 0.1399g/L。

补充资料：患者 2018 年 1 月院外检查肿瘤标志物均正常，AFP 12.76ng/ml，CEA 1.59ng/ml，FER 42.40ng/ml，CA72-4 0.70U/ml，CA125 19.80U/ml，CA153 8.33U/ml，CA19-9 16.19U/ml。

特殊检查：眼底检查见 K-F 环；铜蓝蛋白＜0.0735g/L；24 小时尿铜 4.4μmol/L。FibroScan：肝脏脂肪变性（CAP）273dB/m，肝脏瞬时弹性硬度（E）13.6kPa。*ATP7B* 基因测序：外显子 Exon 8 错义突变 c.2333G＞T；p.R778L 杂合，文献报道为致病突变位点；同时有同义突变 c.2310C＞G；p.R770L 杂合，目前文献报道该突变位点与 Wilson 病的关系尚不明确；外显子 Exon 19 无义突变 c.39993T＞G；p.Y1331X 杂合，文献报道为致病突变位点。

影像学：胸部高分辨率 CT（HRCT）显示未见异常。颅脑实质 MRI 平扫未见确切异常，双侧基底节区未见确切异常信号。

肝脏穿刺活组织检查：HE 和网状纤维染色（图 27-1、图 27-2）见肝小叶结构紊乱、肝细胞水肿变性，有点状坏死，有重度碎屑状坏死，可见桥接坏死，未见确切含铁血黄素沉着，纤维间隔形成。免疫组化染色：肝细胞 HBsAg 阴性，肝细胞 HBcAg 阴性。结论：慢性重度肝炎 G4S3。

第二次临床讨论：患者的最终诊断是什么，采取什么治疗方案？

根据入院后实验室检查结果及病理学检查肝脏未见含铁血黄素沉积，不支持血色病。胸片影像学未见异常，不支持 $α_1$-抗胰蛋白酶缺乏症。HBsAg、抗-HCV 为阴性，排除病毒性肝炎所致肝硬化。IgG 正常，自身免疫抗体（ANA、ENA 谱、ANCA）均为阴性，胸部高分辨率 CT 未见异常，不支持 ANCA 性血管炎等结缔组织疾病，但补体 C3、C4 稍低及 IgE 轻微升高，需要警惕。ALP、IgM 正常，AMA 阴性，不支持原发性胆汁性胆管

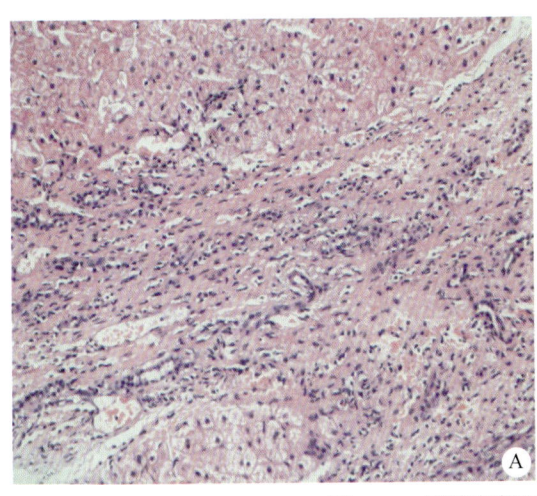

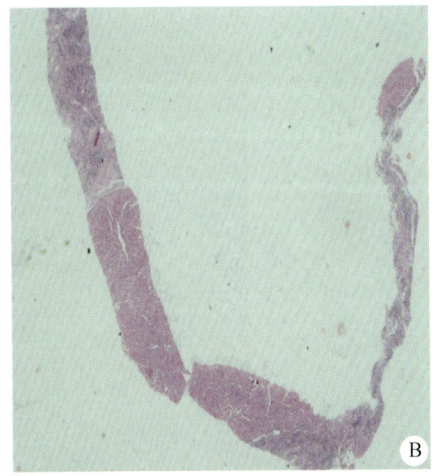

图 27-1 肝脏穿刺组织 HE 染色

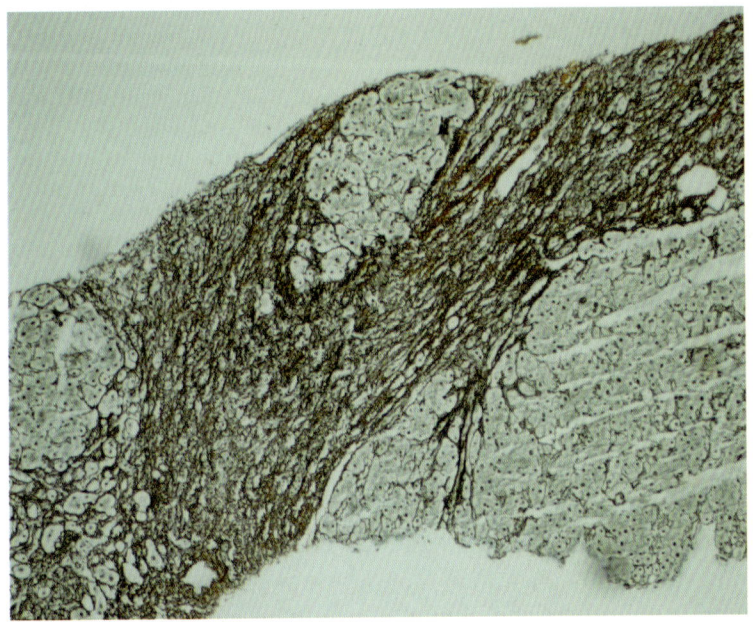

图 27-2 肝脏穿刺组织网状纤维染色

炎。肝功能示血脂正常，腹部彩超未提示脂肪肝，肝纤维化 CAP 中度脂肪容积，不除外脂肪肝，但病理未见明显脂肪变性，未达到非酒精性脂肪肝诊断标准。排除上述疾病后将诊断重点放到 Wilson 病、布-加综合征、先天性肝纤维化和特发性门静脉高压上。患者入院后查血清铜蓝蛋白，提示降低，眼科会诊见 K-F 环（图 27-3），24 小时尿铜显著升高，支持 Wilson 病；肝脏穿刺活组织检查进一步证实为慢性重度炎症和纤维化 G4S3，同时基因测序提示两个致病位点的基因突变，支持诊断，故未进一步排查布-加综合征、先天性肝纤维化和特发性门静脉高压。患者送检基因检测后要求出院。

Wilson 病精神表现的鉴别诊断包括抑郁症、双相情感障碍、精神分裂症、痴呆和药物滥用等。与神经系统表现一样，K-F 环的存在通常有助于鉴别 Wilson 病及上述其他疾病。

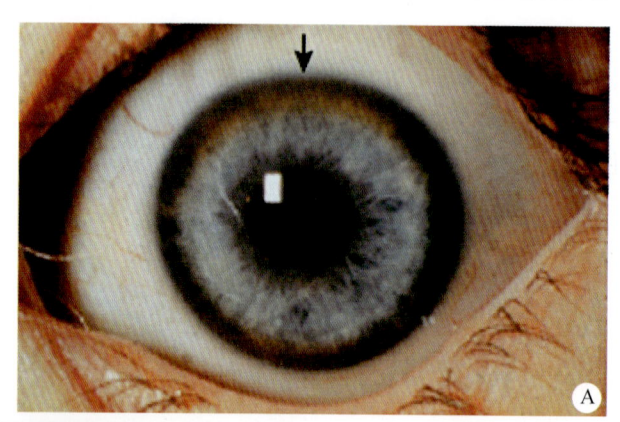

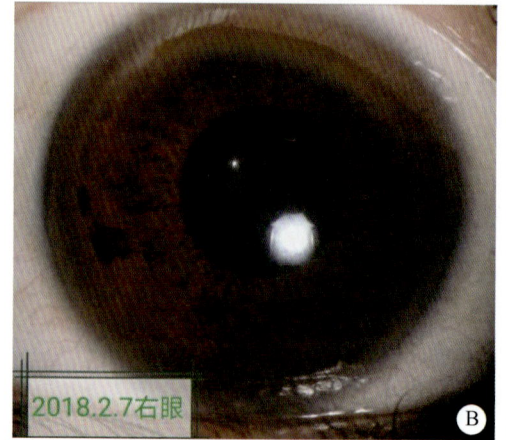

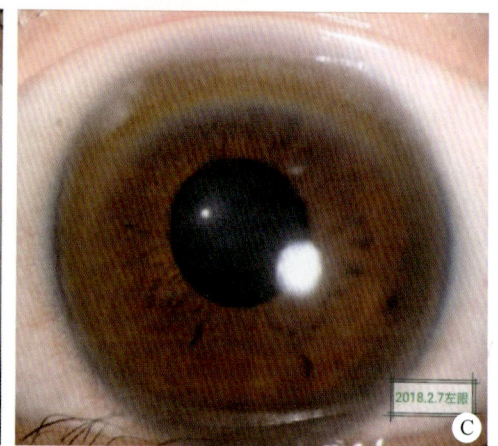

图 27-3　眼底检查见 K-F 环

患者既往有咯血、入院前有呕咖啡色物质等出血体质，本次主要因外院 CT 检查发现肝脾肿大，为明确诊断入笔者所在医院行肝脏穿刺活组织检查。其实验室特征为 $1×ULN<$ 肝功能酶学升高 $<2×ULN$，凝血功能正常；眼底检查见 K-F 环；血清铜蓝蛋白降低，24 小时尿铜升高；肝纤维化脂肪容积不高，但硬度值明显升高，肝脏活组织病理学提示慢性重度炎症及纤维化，ATP7B 基因测序报告的外显子 Exon8 错义突变、外显子 Exon19 无义突变均为文献报道的致病性突变位点，诊断明确。

最终诊断：Wilson 病，慢性肝炎和肝硬化型。

三、诊疗体会

Wilson 病（肝豆状核变性）是由常染色体隐性遗传的基因异常引起的细胞铜转运障碍，从而使铜在肝脏及其他组织（包括脑）内蓄积而导致的疾病。Wilson 病分布于世界各地，在大多数人群中估计其患病率为 1/30 000。来自英国分子测序人群筛查的更近期数据提示，其患病率可能更高，可能达 1/7021。假设患病率为 1/（10 000～30 000），则大约每 90 人中有 1 人携带有异常的 ATP7B 基因拷贝。

该病临床表现主要涉及肝脏、神经系统和精神方面，许多患者会出现联合症状，溶血也是 Wilson 病所致急性肝衰竭的一个常见表现。已报道的就诊时所见的不同临床表现的发生率存在很大差异：肝病，见于18%～84%的患者；神经系统症状，见于18%～73%的患者；精神症状，见于10%～100%的患者。由于文献选择人群偏倚，统计结果波动较大。一些研究提示，男性和女性的受累比例相同，但女性比男性更可能因Wilson病而发生急性肝衰竭。然而，一项纳入627例Wilson病患者的大型研究结果显示存在轻度的男性优势（52%）。在诊断时有症状的患者中，男性患者比女性患者更可能存在神经精神性疾病（75%比58%），但更少可能存在肝脏疾病（25%比41%）。

病理上，Wilson病最早的病变出现在肝脏，这是铜最初蓄积的部位。在早期，可能会存在肝细胞脂肪变性（通常伴有糖原化细胞核）及汇管区纤维化。随着疾病的进展，会出现明确的肝细胞坏死，这种组织学病变可能类似于自身免疫性慢性肝炎。可出现汇管区炎症及纤维化、碎屑样坏死伴汇管区周围肝细胞的明显水肿和坏死，最终发展为肝硬化。可能会在汇管区周围观察到与Mallory小体相似的肝内包涵体。在Wilson病所致急性肝衰竭中，凋亡性损伤可能占主导。这种情况下，在晚期肝纤维化的基础上通常存在严重的肝细胞缺失。

铜的组织化学染色（检测铜结合蛋白）可能会显示肝脏、肾小管细胞及脑内的铜沉积增加。铜最初在肝内的沉积呈胞质内弥散性分布，在标准组织化学染色片中可能难以发现；但随着时间的推移，会变得更易被发现，因为铜和铜结合蛋白的浓度增加，尤其在溶酶体内。若存在肝硬化，那么铜的组织化学染色可能会不太均匀，因为成熟组织和快速再生结节中的铜浓度不同。在电子显微镜下，疾病早期即可观察到线粒体的显著超微结构改变，表现为线粒体嵴扩张。之后，超微结构分析会显示出致密的铜-金属硫蛋白溶酶体沉积物。

药物治疗：Wilson病患者需进行终身治疗，主要目标为治疗铜过载。治疗应包括两个阶段：清除组织中已经沉积的铜或对其解毒；防止铜的再积聚。通过使用强效螯合剂来达到清除铜的目的。主要使用的为青霉胺、曲恩汀、醋酸锌或硫酸锌、四硫钼酸铵。出现Wilson病导致急性肝衰竭的患者需行肝移植。等待肝移植期间，可进行血浆置换、换血疗法、血液滤过、分子吸附再循环系统（MARS）处理或透析治疗。

注意事项：停止Wilson病治疗的患者，有发生肝功能失代偿和急性肝衰竭的风险。

如果不治疗，Wilson病通常会致命。肝脏铜蓄积最终会导致肝硬化，而且神经性Wilson病患者的神经系统病变可能会进展直至患者出现严重肌张力障碍、运动不能和缄默。大部分患者会死于肝病（肝硬化或急性肝衰竭），而其他则会死于进行性神经系统病变的并发症；接受并依从治疗的患者预后很好。在未出现进展期肝病的患者中，预期寿命正常，尽管治疗可能导致一小部分患者神经系统症状加重。在需要进行肝移植的患者中，移植后生存状况很好。在需要进行肝脏移植的患者（最常见的是急性肝衰竭或对治疗无反应的进展期肝病患者）中，据报道移植后1年生存率为79%～90%。美国较新研究发现，1987～2008年接受移植的成人（n=400）的1年生存率和5年生存率分别为88%和86%，2002～2008年接受移植的儿童（n=170）的1年和5年生存率分别为90%和89%。因慢性肝病接受移植的成人和儿童的生存率比因急性肝衰竭接受移植患者高。本例患者先后两次出现不同系统脏器出血表现，5年前咯血、本次呕咖啡色物质，可能为本病溶血所致的出血表现，但因表现不典型，首次被漏诊，入院前10天再次出现腹痛、恶心、呕咖啡色物质的上消化道出血表现，为明确诊断行肝脏穿刺活组织检查，在积极完善相关特征性检查后最终明确了 Wilson 病的诊断。结合本例患者的诊疗经过，我们体会到青少年不明原因肝脾肿大，首先要高度警惕遗传性或者代谢性肝病。其次，对首次就诊的与年龄疾病谱不符的特殊疾病表现的患者应尽可能地积极寻找原发病，仅仅对症治疗，治标不治本，很可能延误有效治疗时机；基因检测在遗传代谢性疾病中的诊断作用越来越明显。再次，针对少见病、罕见病或者常见病的少见、罕见表现，关键在于提高对该病的认识，只有想到了才会有筛查的意识。最后，大多数该病患者经过保守治疗或肝脏移植治疗可长期生存，故诊断后及时治疗及治疗中对药物不良反应的密切监测也非常重要。

四、专家点评

本病例从不明原因肝脾肿大出发，介绍了关于肝病的诊断思路，也让我们了解到对于肝病如果按照正确的诊治思路进行，多数是能够明确诊断的。肝豆状核变性更是遗传代谢性肝病中最为常见的一种类型，临床中应作为不明原因肝病的常规筛查。此外，除了常规的血清学和影像学检查外，对于不明原因的肝病患者应重视病理组织学检查和基因检测。此外，对于确诊的 Wilson 病患者也应该重视直系亲属的基因检测筛查。

作者：徐开菊（四川省医学科学院/四川省人民医院感染科）
点评者：尚佳（河南省人民医院）

病例 28　伴有严重肝损伤的传染性单核细胞增多症 1 例

关键词：传染性单核细胞增多症；并发症；肝损伤

一、病例介绍

患者男性，21 岁，因"乏力、纳差 2 周，发热 1 周"入院。患者 2 周前无明显诱因出现乏力、纳差，伴咽痛，无咳嗽、咳痰，无恶心、呕吐、腹痛、腹泻等症状，自服"头孢克肟胶囊"1 周，不适症状无改善。1 周前开始出现发热，最高 40℃，无畏寒、寒战，仍有咽痛、乏力、纳差。于急诊查血常规示白细胞 5.7×10^9/L，中性粒细胞比例 39.9%，C 反应蛋白 11.9mg/L；颈部超声示双侧颈部淋巴结肿大。考虑"急性化脓性扁桃体炎"。予静脉滴注"头孢曲松、替硝唑、利巴韦林"等治疗 4 天，体温较前稍降低，咽痛无缓解，且出现尿色加深，皮肤、巩膜黄染，伴恶心、呕吐、上腹部不适等。1 天前患者体温 37.5℃，就诊于耳鼻喉科，予"头孢美唑"抗感染治疗 1 天，并检查肝功能示 ALT 534U/L、AST 353U/L、TBil 205μmol/L、DBil 50.2μmol/L；乙肝五项、甲肝抗体均阴性；腹部超声示肝内混杂回声结节，血管瘤？胆囊窝处异常回声（未探及正常胆囊），建议进一步检查。为系统诊疗入住笔者所在科。自发病以来，患者精神、睡眠可，进食差，大便正常，体重无明显变化。既往有"慢性鼻炎、慢性咽炎"病史 8 年余；否认糖尿病、肝病病史。对"花粉、芒果"过敏；个人史及家族史无特殊。

入院查体：T 37.7℃，P 98 次 / 分，R 23 次 / 分，BP 123/69mmHg。神志清，精神尚可，皮肤、黏膜及巩膜重度黄染，无蜘蛛痣，可见肝掌，浅表淋巴结未触及明显肿大。咽部充血，扁桃体 Ⅱ 度肿大，表面可见大量脓样分泌物附着。双肺呼吸音粗，未闻及干湿性啰音。心脏查体阴性，腹平软，无明显压痛及反跳痛，肝脾肋下未触及，肝区无叩击痛。双下肢无水肿。

入院诊断：①急性黄疸型肝炎——病毒性肝炎？药物性肝损伤？②急性化脓性扁桃体炎；③肝血管瘤？

入院后（1～3 天）辅助检查：血常规示白细胞 9.25×10^9/L，中性粒细胞比例 27.24%，淋巴细胞比例 65.94%，白细胞形态大致正常。血生化：ALT 405U/L，AST 217U/L，TBil 156.3μmol/L，DBil 131.99μmol/L，GGT 213U/L，ALP 201U/L，LDH 598U/L。丙肝、戊肝病毒抗体阴性；铜蓝蛋白、α_1- 抗胰蛋白酶正常；自身免疫性肝病相关抗体均阴性。巨细胞病毒（CMV）IgM 阳性。凝血功能：PT 15.1s，APTT 57.1s，D- 二聚体 1.47mg/L。PCT 1.06ng/ml。红细胞沉降率、抗链球菌溶血素"O"、类风湿因子、IgG、IgA、IgM 均正常。消化道肿瘤标志物及甲状腺功能正常。咽拭子培养无 β- 溶血性链球菌生长。胸片未见明显异常。肝胆胰脾 CT：①肝左叶占位，局灶性结节性增生（FNH）可能性大，不完全排除血管瘤及炎性假瘤,建议复查或进一步检查;②肝内小囊肿;③肝脾增大。

予保肝、退黄、改善淤胆、护胃对症处理;继续头孢美唑抗感染治疗3天。患者病情无明显好转,停用抗生素。进一步完善检查(入院4~6天):EB病毒衣壳抗原(EBVCA)IgM(+)、EB病毒早期抗原(EBEA)IgA(+)、EBVCA IgA(-)、EBV DNA $8.71×10^5$ 拷贝/ml、CMV IgM(+)、CMV IgG(+)、CMV DNA $< 5×10^2$ 拷贝/ml(血、尿),血培养阴性。调整治疗方案为更昔洛韦抗病毒,继续保肝、支持治疗,患者病情逐渐好转后出院。

出院诊断:①传染性单核细胞增多症;②EB病毒肝炎;③脾大;④肝左叶占位;⑤肝囊肿;⑥CMV感染?

二、临床诊治思维过程

患者为青年男性,因"乏力、纳差2周,发热1周"入院,入院时存在发热、咽痛、扁桃体肿大并脓样分泌物、白细胞计数升高、PCT升高等情况,初步诊断考虑化脓性扁桃体炎引起的感染性发热,遂继续予头孢美唑抗感染。但患者体温未下降、咽痛无缓解,且病程中存在严重肝损伤,无法单用化脓性扁桃体炎解释,需与以下疾病相鉴别:

(1)非嗜肝病毒感染:其中EB病毒感染在临床上较为常见,该病毒所致的传染性单核细胞增多症(IM),是一种急性的单核-吞噬细胞系统增生性疾病,病程常具有自限性,主要临床特征为不规则发热、咽痛、肝脾及淋巴结肿大、外周血液中淋巴细胞显著增多,并出现异型淋巴细胞、嗜异性凝集试验阳性,血清中可测得EB病毒抗体。IM合并肝损伤很常见。文献报道,国内约50%的IM患者合并肝损伤,其中以学龄前儿童居多,且多为轻度肝损伤[1];国外80%~90%的IM患者合并肝损伤,以青少年居多,肝损伤明显。约17%的IM患者可见肝肿大及黄疸[2]。文献指出,年龄越大,合并肝肿大患者,肝损伤的程度越重[3,4]。该患者为青年男性,存在发热、咽痛、扁桃体肿大、颈部淋巴结肿大、肝脾肿大、肝损伤、淋巴细胞比例升高(>50%)、抗感染治疗无效、咽拭子培养阴性,需高度怀疑EB病毒感染所致IM,后续检查提示EBVCA IgM(+)、EBEA IgA(+)、EBV DNA $8.71×10^5$ 拷贝/ml,进一步验证该诊断。

另一种非嗜肝病毒CMV,也可引起CMV性肝炎,但CMV多为隐性感染,成人发病率低,一般发生在HIV感染或器官移植后及婴幼儿等。与EB病毒性单核细胞增多症相比,CMV感染后,嗜异性凝集试验阴性,少见咽喉肿痛和扁桃体肿大、化脓,全身症状重,多见发热,但淋巴结和脾肿大不明显,常见轻度肝功能异常,多无黄疸,一般不引起重型肝炎。该青年男性辅助检查提示CMV IgM(+)、CMV IgG(+),不除外CMV现症感染,但免疫功能正常的成年人发生CMV现症感染少见,结合该患者CMV DNA $< 5×10^5$ 拷贝/ml(血、尿),虽有CMV及EB病毒两种非嗜肝病毒同时感染可能,但可能性极小,且临床多采用一元论思维,能用一种病解释所有临床表现,尽量用一种病解释。此外,由于疱疹病毒的交叉免疫反应因素,个别情况下EB病毒感染可出现CMV IgM假阳性。

(2)经典病毒性肝炎:为引起肝损伤较常见的原因。特别是对于青年人,急性起病,伴有黄疸、消化道不适症状、发热等,需考虑是否存在甲肝、戊肝可能,但上述两种消化道传播的病毒性肝炎，发热多为一过性，持续时间较短。该患者甲肝、乙肝、丙肝、戊肝病毒相关标志物均阴性，上述疾病均予排除。

（3）药物性肝损伤：在药物使用过程中，因药物本身或其代谢产物或由于特殊体质对药物的超敏感性或耐受性减低所导致的肝损伤，临床上可表现为各种急慢性肝病。该患者既往无慢性疾病史及长期服药史，但住院前应用多种药物，虽用药时间较短，需警惕该病可能，该疾病为排他性诊断，需进一步明确是否有其他肝损伤因素。

（4）其他少见肝病：如遗传代谢性肝病、自身免疫性肝病及甲状腺功能异常引起的肝损伤，化验结果显示铜蓝蛋白、α_1-抗胰蛋白酶抗体、甲状腺功能均正常，上述相关疾病引起的肝损伤予以排除。

通过上述分析，明确诊断为传染性单核细胞增多症伴EB病毒性肝炎，予对症处理后，患者病情逐渐好转，临床不适症状消失，体温恢复正常。肝功基本恢复正常，EBV DNA定量低于监测下限，中性粒细胞比例逐渐升高，好转出院。

三、诊疗体会

1. 诊断方面

尽量全面了解病情，减少误诊率。传染性单核细胞增多症是儿童常见疾病，且6岁以下幼儿多呈隐性感染或轻症感染，故该疾病对儿科医师而言较为熟悉。但近年16~30岁青年患者占相当大比例，其中EB病毒原发感染者，约有半数表现为传染性单核细胞增多症。EB病毒感染，可累及多个器官，临床表现复杂多变，导致就诊科室分散，各科临床医师对本病的认识不一，多以主诉症状进行诊断，而未对患者情况进行全面分析判断，导致误诊率较高。本病最常被误诊为化脓性扁桃体炎，接诊医师过于看重扁桃体脓性分泌物及白细胞总数升高，但忽略淋巴细胞比例、白细胞形态、肝脾形态及肝功能等生化指标变化。笔者既往临床诊治化脓性扁桃体炎及传染性单核细胞增多症病例的体会是，前者扁桃体脓性分泌物质地较松软，易拭去；但后者质地致密，不易拭去，似果冻样。感染科医师接触的肝功能异常及发热患者较多，更应对本病有全面的认识。

2. 治疗方面

本病多为自限性，预后较好，主要为对症治疗，保证足够的营养、注意休息、及时给予退热药物。是否给予特殊治疗要依据病情而定：①若并发肝损伤，需卧床休息，并予保肝、退黄等处理。②约30%的传染性单核细胞增多症患者可并发咽峡部溶血性链球菌感染，故建议常规行咽拭子培养，若证实存在链球菌感染，需积极加用抗生素，但要避免应用氨苄西林及阿莫西林，因上述两种药物可增加多形性皮疹发生率。③抗病毒药物，如阿昔洛韦，目前认为临床获益不明显，不常规推荐。④该疾病约75%的患者合并脾肿大，脾破裂发生率0.2%，多见于病程的2~3周，故建议合并脾肿大者需注意限制活动，动态复查B超，确定病情恢复情况，必要时行外科处理。⑤重型患者，若合并咽喉水肿，有神经系统并发症、心肌炎、溶血性贫血、血小板减少性紫癜等并发症时，可短疗程应用糖皮质激素，人免疫球蛋白也可作为一种选择。

四、专家点评

本病例为 EB 病毒感染引起的传染性单核细胞增多症，伴重度肝损伤。而重度肝损伤的病因，以 EB 病毒感染引起的传染性单核细胞增多症的可能性最大。临床上，因 EB 病毒感染引发的传染性单核细胞增多症虽然可以出现肝肿大和肝损伤，但出现如此严重肝损伤的情况是很少见的，因此本病例提醒临床医师对这种特殊情况应加以必要的重视、警惕和深入分析。

但本病例的严重肝损伤可能并非唯一解释。由于本病例肝损伤的缓解和恢复是在停用诸多抗感染药物之后，因此尚不能完全除外药物引起的肝损伤（DILI）。若能进行肝脏穿刺活组织检查，则有助于进一步明确诊断。

另外，本病例在资料总结和收集方面有待完善，例如：①入院日期没有交代，无法判断发病季节，而这对于特定传染病的诊断具有重要参考价值。②没有描述是否存在异型淋巴细胞及其比例，而这对于辅助判断传染性单核细胞增多症有一定价值。③没有记录嗜酸性粒细胞计数和比例，而这对于与伤寒等传染病的鉴别诊断很重要。④根据入院前病史资料，白细胞总数并不太高，中性粒细胞比例反而降低，因此入院诊断"化脓性扁桃体炎"明显缺乏证据。后文记述"抗感染治疗无效"，也证明"化脓性扁桃体炎"诊断不成立。两侧是否都肿大，是否为真性"红"肿，表面"分泌物"的多少及是否易被拭去，停用抗感染药物后扁桃体肿大和分泌物的变化如何，这些细节也应叙述清楚以帮助判断是否是真正的细菌感染性扁桃体炎。⑤CT 提示"肝脾肿大"，应记录肝脾大小的具体数值，以供读者准确判断肿大的程度。⑥发热、淋巴结肿大、肝损伤，符合这些特征的鉴别诊断也应包括播散性结核病、伤寒、斑疹伤寒等疾病。⑦对 CMV IgM 两次检测阳性的原因和意义分析不够全面。首先，EB 病毒和 CMV 偶然同时感染，虽然概率很低，但理论上并非完全不可能。若是同时感染，可能由于病毒间的干扰现象，导致 CMV DNA 检测不出，但 CMV 血清学反应可呈阳性。其次，EB 病毒相关的免疫紊乱，可能会引起 CMV IgM 假阳性。再者，不同疱疹病毒之间的交叉反应，也可能导致 CMV IgM 假阳性。所以该患者后期仍应注意监测 CMV IgM 及 CMV IgG 滴度随时间的变化情况。

作者：王洪蕾（东营市人民医院感染性疾病科）
点评者：于乐成（东部战区总医院）

参 考 文 献

[1] Gao LW, Xie ZD, Liu YY, et al. Epidemiologic and clinical characteristics of infectious mononucleosis associated with Epstein-Barr virus infection in children in Beijing China [J]. World J Pediatr，2011，7（1）：45-49.

[2] 王家䮄，李绍白. 肝脏病学 [M]. 第 3 版. 北京：人民卫生出版社，2013：550.

[3] 李晓娟，李香玉. 39 例成人传染性单核细胞增多症及其并发症 [J]. 解放军医学杂志，2007，32（7）：773.

[4] 傅英莉. 传染性单核细胞增多症患儿合并肝损伤的临床特点及相关因素探讨 [J]. 湖南师范大学学报（医学版），2016，13（5）：81-83.

病例 29　自身免疫性肝炎样药物性肝损伤 1 例

关键词： 自身免疫性肝炎；药物性肝损伤；黄疸

一、病例介绍

患者男性，39 岁，专业技术人员，因"腹胀伴皮肤、巩膜黄染 1 周余"入院。2017 年 1 月下旬收入感染科。患者自诉 2017 年 1 月 18 日劳累后出现全腹胀痛，以隐痛为主，伴有恶心、干呕、食欲减退，尿色逐渐加深。自认为是感冒，未加重视，随后皮肤、巩膜明显黄染，遂于外院就诊，发现肝功能显著受损。立即于 2017 年 1 月 26 至笔者所在医院就诊，以黄疸查因收住入院。起病以来，患者精神、食欲较差，无皮肤瘙痒、发热、腹泻等表现。大便颜色正常。既往史、个人史、家族史无特殊。

入院查体：T 36.7℃，P 78 次/分，R 18 次/分，BP 135/75mmHg。神志清，精神可。全身皮肤、黏膜重度黄染，未见肝掌及蜘蛛痣。心肺查体未见异常，腹部平软，无压痛、反跳痛及肌紧张，肝脾肋下未扪及，无腹壁静脉显露，移动性浊音阴性。

辅助检查：2017 年 1 月 26 日门诊查肝功能示 TBil 280.4μmol/L，DBil 140.0μmol/L，TBA 101.4μmol/L，Alb 40.3g/L，Glob 28.9g/L，ALT 1171.6U/L，AST 577.4U/L，ALP 162.2U/L，GGT 124.2U/L；凝血功能正常。

入院诊断：黄疸查因——急性黄疸型肝炎，病毒性？

入院后考虑患者急性起病，病程 1 周，肝功能提示肝细胞性黄疸，予腺苷蛋氨酸、还原型谷胱甘肽护肝治疗，同时积极排查黄疸原因。影像学检查：腹部彩超未发现明显异常；肝脏 CT 示肝内 Glison 鞘增宽，提示肝脏炎性水肿。入院后患者血常规、凝血功能、心肌酶学基本正常。HAV、HBV、HCV、HEV、巨细胞病毒、EB 病毒标志物均阴性。同时，经上述常规护肝治疗后患者肝损伤进行性加重（表 29-1）。

表 29-1　护肝治疗后肝功能变化情况

日期 （年-月-日）	TBil （μmol/L）	DBil （μmol/L）	TBA （μmol/L）	Alb （g/L）	Glob （g/L）	ALT （U/L）	AST （U/L）	ALP （U/L）	GGT （U/L）
2017-01-26	280.4	140.0	101.4	40.3	28.9	1171.6	577.4	162.2	124.2
2017-01-31	269.8	150.0	136.7	36.3	29.4	835.0	642.7		
2017-02-07	329.1	164.5	132.7	36.6	29.6	555.5	547.6	151.3	105.0
2017-02-10	325.5	175.3	184.4	38.7	35.2	378.9	318.1	147.3	103.8

进一步查 AFP 39.8ng/ml，FER > 600ng/ml，铜蓝蛋白 284mg/ml。免疫全套：IgG 19.3g/L，抗 -nRNP/Sm 抗体（+），抗 -SSA 抗体（+），抗 -SSB 抗体（弱 +），抗核抗体 1 : 160（颗粒 + 胞质颗粒型），抗 -Ro-52 抗体（+）。因多个自身抗体阳性，IgG 升高，需要考

虑自身免疫性肝炎（AIH）可能。遂进行 HAIH 评分，为 14 分，AIH 简易评分 6 分，均支持自身免疫性肝炎可能[1]。为进一步明确诊断和判断是否适合行免疫抑制治疗，需行肝脏穿刺活组织检查。

2 月 10 日患者肝损伤达高峰水平，但血常规及凝血功能均正常，行肝脏穿刺活组织检查，病理结果（图 29-1）：肝细胞弥漫性水肿变性，肝细胞内淤胆，伴点灶状坏死，部分汇管区纤维组织轻度增生，伴炎症细胞浸润；Masson 染色（+），CK19（+），HBsAg（-），HBcAg（-），HCV（-）。

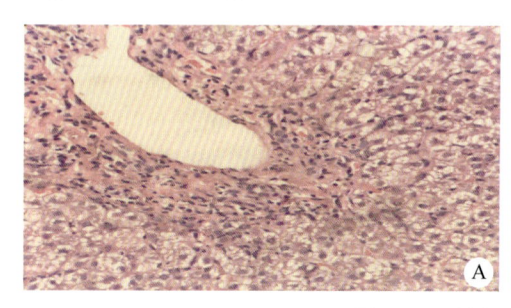

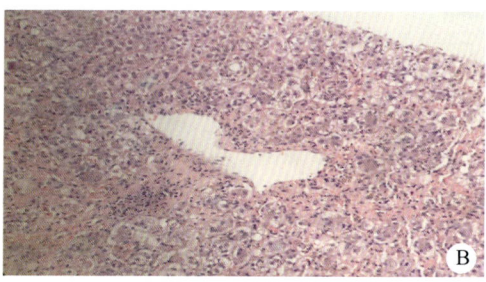

图 29-1　肝脏穿刺活组织病理

病理学结果并不符合自身免疫性肝炎表现，临床表现与病理并不相符。深挖病史，患者提供信息，发病前 2 个月开始饮用茅岩莓茶（土家"神茶"），直至入院前停止饮用。通过检索中文文献发现：茅岩莓以黄酮为主要成分，目前发现的所有植物中其黄酮含量最高，被称为植物中的"黄酮之王"。其对肝脏有显著的保护作用，无论是急慢性肝病，其具有抗肝纤维化、抗肝细胞凋亡的作用。但是经检索外文期刊数据库发现，2012 年内科学年鉴中报道了一种有效成分为黄酮的膳食补充剂导致急性肝损伤的系列案例[2]。因此，仍然不能排除药物性肝损伤的可能。对患者进行 RUCAM 量表评分，R=1171.6/50÷162.2/125=18.06（>5），肝细胞损伤型，RUCAM=7 分（很可能）（表 29-2）。

表 29-2　患者 RUCAM 量表评分

指标	患者情况	评分（分）
用药时间	5～90 天	+2
停药时间	≤15 天	+1
停药后转氨酶降低程度	30 天内下降≥50%	+2
危险因素	不饮酒	0
年龄	≤50 岁	0
合并用药	无	0
嗜肝/非嗜肝病毒	无	+1
导致肝损伤的药品信息	有报道	+1
再次用药	—	0
合计		7

由于患者肝脏穿刺活组织检查结果不支持 AIH，同时药物性肝损伤（DILI）不能完全排除，故继续予常规护肝治疗，未使用免疫抑制剂治疗，患者肝功能稳步好转，并嘱咐患者带药出院常规护肝治疗，并继续随访（图 29-2）。

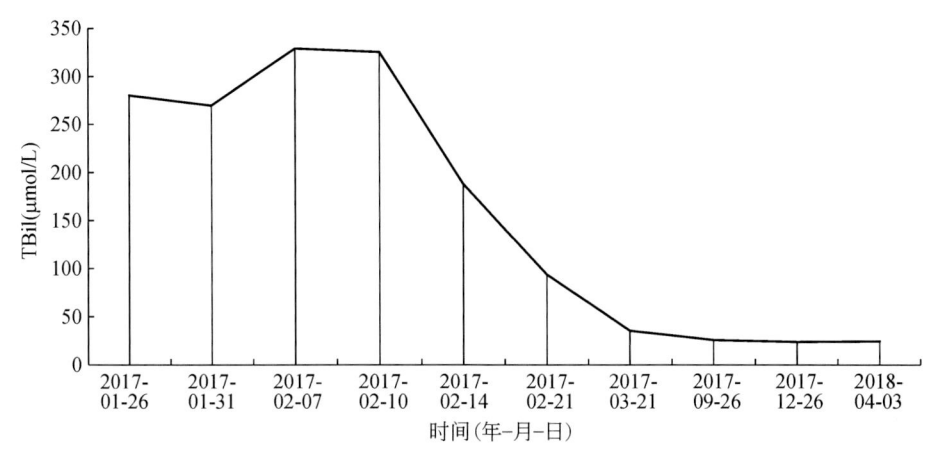

图 29-2 治疗和随访期间总胆红素水平

随访同时，继续筛查文献发现，2017 年 12 月至 2018 年 1 月，美国 FDA 多次发出警告，确认黄酮为主要成分的膳食补充剂明确有肝损伤性，并有制药公司主动召回含黄酮的所有药品。根据患者随访结果及目前肯定的药物肝损伤信息，对患者重新进行 RUCAM 评分，为 9 分（极可能），高度支持患者诊断为 DILI。故最终诊断为：药物性肝损伤，细胞损伤型，急性，RUCAM=9 分（极可能），严重程度 3 级（自身免疫性肝炎样药物性肝损伤）。

二、临床诊治思维过程

患者急性起病，以黄疸为主要表现，首先考虑急性黄疸型肝炎，常见原因为病毒性，其次是药物毒物因素。但是入院后筛查所有嗜肝病毒标志物均为阴性，而患者否认不良嗜好（饮酒史）、血吸虫疫区生活史及药物毒物使用史，不支持病毒性肝病、酒精性肝病。进一步筛查其他可能导致肝损伤的原因：AFP 正常，肝脏影像学无明显肿块，肝脏肿瘤导致的肝损伤不支持；铜蓝蛋白正常，且无溶血表现，无慢性肝病表现，故不支持肝豆状核变性。

患者多个自身抗体阳性，免疫全套 IgG 升高，高度怀疑 AIH，相关诊断评分支持 AIH 可能，但肝脏穿刺活组织病理并不支持 AIH 诊断。再次深究病史，发现有膳食补充剂（茅岩莓茶）饮用史，初次 RUCAM 评分为 7 分，提示药物性肝损伤可能。住院期间未使用激素等免疫抑制剂治疗，停用茅岩莓后肝功能逐步恢复，遂决定暂不予免疫抑制剂治疗，嘱患者定期随访观察。

对初次发病、用药史明确、自身免疫特征明显而不能确诊病因者，在停用可疑药物后，随访过程中逐渐好转，无复发迹象，则支持 DILI 诊断；若未再次用药而病情复发，则多可诊断为 AIH。本例患者未使用免疫抑制治疗，予常规护肝治疗，肝功能逐步恢复，同时通过文献追踪，确定患者为使用膳食补充剂导致的药物性肝损伤，延长随访时间无复发现象，明确了其药物性肝损伤的最终诊断。

主要鉴别点在于患者肝功能受损，既具有活跃的自身免疫现象，又有可疑药物性肝损伤的依据。根据以上表现主要考虑三种情况：

（1）AIH基础上的药物性肝损伤：患者为中青年男性，无慢性肝病或者肝硬化的体征及相关临床表现。患者的肝组织病理无典型的界面炎及浆细胞浸润表现，不支持AIH的临床基础。

（2）药物诱导的AIH：其本质仍然是AIH，首先，患者不具备AIH肝组织病理特征；其次，如果是AIH急性发作的表现，患者行肝脏穿刺活组织检查时是肝损伤最严重的时候，应该有典型的小叶中央坏死表现，但是本例患者肝组织中只有散在点灶状坏死，故不符合；最后，药物诱导的AIH占AIH比例的不足百分之一，同时患者为男性，其发病率更低，可能性小，故排除该诊断。

（3）自身免疫性肝炎样药物性肝损伤：其本质仍然是药物性肝损伤，同时伴有自身免疫现象，因此其临床表现及转归符合药物性肝损伤的经过，虽然本病例肝脏组织病理并没有直接支持药物性肝损伤的依据，但是通过延长随访时间，患者肝功能逐步恢复，没有复发的现象，同时结合可疑膳食补充剂有明确的肝损伤作用，故该诊断最符合[3]。

三、诊疗体会

本例患者为中年男性，急性起病，以黄疸进行性加深伴自身免疫现象活跃为主要表现。通过实验室检查进一步排查其他相关黄疸原因，指向自身免疫性肝炎的可能。在患者完成肝脏穿刺后，病理表现与临床表现不相符合的时候，需要重新评估诊断，深挖病史，发现本例患者在发病前饮用茅岩莓茶作为膳食补充剂，其认为茅岩莓茶为当地常见的食用茶饮，且具有保肝护肝的作用，故在病史采集方面产生了误导。

AIH样DILI（AL-DILI）的临床特征与AIH十分相似。在一项综述中总结（表29-3），无论是发病性别、年龄、起病、临床表现、检查自身抗体情况，还是对激素的治疗反应，AL-DILI与AIH具有相似的临床特征。但是主要的差异表现在发病时，AL-DILI几乎没有肝硬化基础，亦极少发展为肝硬化，并且在停用药物后，一般无复发倾向，而AIH在发病时一般有慢性肝病的表现，有肝硬化的基础，更支持AIH，在预后方面，AIH常常有复发倾向[4]。

表29-3 AL-DILI与AIH的临床特征比较

特征	AL-DILI（%）	AIH（%）
女性	80～90	>70
年龄>60岁	18	20
急性起病	<66	16
无症状表现	<39	25～34
黄疸	27～73	46～69
超敏反应（发热、皮疹、嗜酸性粒细胞增高）	12～28	<18
自身抗体 ANA	83	70
自身抗体 SMA	55	45

续表

特征	AL-DILI（%）	AIH（%）
高球蛋白血症	90	97
肝硬化现症表现	0	16～28
进展为肝硬化	0	7～40
对皮质醇治疗有反应	96	90
停药后复发	0	60～87

鉴别 AIH 和 AL-DILI 较困难，就发病机制而言，上述两类疾病均是通过抗原提呈细胞激活效应 T 细胞发挥免疫性肝损伤的作用，有时抗原存在潜在重合的部分[5]。就诊断而言，在 IAIHG 评分系统中，排除 DILI 是诊断 AIH 的重要环节，但是如何排除，未进一步说明，在简易 AIH 评分中甚至不需排除 DILI[6]。就组织病理特征而言，除典型特征外，AIH 和 DILI 可以有各种非特异性表现。只有延长随访时间，密切监测疾病转归，这是鉴别 AIH 和 DILI 的重要依据。因此，诊断 AL-DILI 的标准依赖于 RUCAM 评分和病理学证据双向支持，而长期随访，疾病转归是确诊该病的关键。

本例黄疸查因，组织病理表现是重要的诊断依据，虽然病理无典型表现，但仍可以给出排他性的信息，谨慎分析临床表现与病理诊断不符合的情况。患者在进行肝脏穿刺活组织检查的时候是黄疸的高峰期，是否是肝脏穿刺活检的禁忌证，是患者经常提出的疑问。根据 AASLD 肝组织活检指南，明确指出绝对禁忌证包括患者不配合、严重凝血功能障碍、肝脏内感染、肝外胆管梗阻，相对禁忌证包括腹水、病态肥胖、可能的血管损伤、淀粉样变性、包虫病[7]。对于本例患者诊断不明，凝血功能及血常规正常，无上述禁忌证，是有强烈指征推荐的。

病史采集在黄疸查因中十分重要，除了用药史的追问，膳食补充剂和草药茶饮也是常见的引起药物性肝损伤的原因。尤其是草药膳食补充剂成分复杂，明确主要成分，有助于进行文献报道筛查，进而明确导致肝损伤的依据。

四、专家点评

本病例初诊时发现急性肝损伤伴抗核抗体（ANA）等多种自身抗体阳性，考虑为 AIH。但肝脏穿刺活组织检查结果不支持 AIH 诊断，转而进一步追问发病前的用药史（包括茶类等保健品的饮用情况），发现患者曾有较长期饮用富含黄酮的茅岩莓茶史。进而进行国内外文献检索、两次 RUCAM 评分，考虑本病例很可能是由茅岩莓茶引起的 DILI，并且是伴有自身免疫特征的 DILI。这说明，其一，对于疑似 DILI 的患者，一定要反复细致地追问用药史，特别是保健品和膳食补充剂应用史；其二，保健品，特别是某些茶类，在某些患者可以引起 DILI，但这种病因在日常生活中容易被普通大众所忽视，而作为肝病专科医师对此应有足够的警惕；其三，ANA 阳性伴肝功能异常并不都是由经典的 AIH 引起，而应注意药物诱导的 AIH（DI-AIH）或伴有 AIH 样特征的 DILI（AL-DILI）。

本病例的不足之处主要在于：①缺乏入院前用药的详细问诊记录。②抗-RNP 抗体、抗-SMA、抗-SSA（抗-Ro）抗体、抗-SSB 抗体等均属于抗核抗体谱，主要与干燥综合征、红斑狼疮等结缔组织病有关。所以，出现这些抗体阳性，应注意询问有无口干、眼干、皮疹、肌痛等表现，而不能只想到自身免疫性肝病。③如能提供免疫指标的随访复查结果，看看 ANA 滴度有无降低，则诊断分析更具有说服力。

作者：郑宜翔　黄燕（中南大学湘雅医院感染科）

点评者：于乐成（东部战区总医院）

参 考 文 献

［1］EASL Clinical Practice Guidelines：Autoimmune hepatitis［J］. J Hepatol，2015，63（4）：971-1004.

［2］Chalasani N，Vuppalanchi R，Navarro V，et al. Acute liver injury due to flavocoxid（Limbrel），a medical food for osteoarthritis：A case series［J］. Annals Intern Med，2012，156（12）：857-60，w297-300.

［3］Czaja AJ. Drug-induced autoimmune-like hepatitis［J］. Dige Dis Sci，2011，56（4）：958-976.

［4］Stine JG，Northup PG. Autoimmune-like drug-induced liver injury：A review and update for the clinician［J］. Exp Opin Drug Metabol Toxicol，2016，12（11）：1291-1301.

［5］Sebode M，Schulz L，Lohse AW. "Autoimmune（-like）" drug and herb induced liver injury：New insights into molecular pathogenesis［J］. Int J Mol Sci，2017.

［6］Stine JG，Northup PG. Autoimmune-like drug-induced liver injury：A review and update for the clinician［J］. Exp Opin Drug Metabol Toxicol，2016，1-11.

［7］Rockey DC，Caldwell SH，Goodman ZD，et al. Liver biopsy［J］. Hepatology（Baltimore，Md），2009，49（3）：1017-1044.

病例 30　误诊为胆管癌的 IgG4 相关硬化性胆管炎 1 例

关键词：硬化性胆管炎；胆管癌；免疫球蛋白 G4

一、病例介绍

患者男性，71 岁，农民，湖南人，主因"尿黄、身目黄染 20 天"就诊。患者 20 天前无明显诱因出现尿黄及身目黄染，呈进行性加重，感皮肤瘙痒，伴解陶土样大便，食欲较前有所下降，无腹胀、腹痛、发热，无呕血、黑便，无胸闷、胸痛、气促，无皮疹，遂在当地县人民医院就诊。MRI 检查提示肝内胆管扩张，肝门部胆管改变，考虑：胆管癌？为求进一步诊治于 2017 年 11 月 17 日收住笔者所在医院肝胆外科。起病以来，患者精神尚可，食欲及睡眠一般，曾解陶土样大便，现大便转黄，小便色黄、浓茶样，近期体重无明显变化。既往史：10 年前因外伤致右锁骨骨折行内固定术。否认肝炎、结核、疟疾病史，否认高血压、心脏病病史，否认糖尿病、脑血管疾病、精神疾病病史，否认外伤和输血史，否认食物、药物过敏史，预防接种史不详。个人史：吸烟 40 年，10 支 / 天，未戒烟。无血吸虫疫水接触史，无饮酒史，无毒物接触史。家族史：否认相关家族性遗传病史。

入院体查：T 36.2℃，P 64 次 / 分，R 19 次 / 分，BP 111/68mmHg，营养较差，神志清，精神尚可，全身皮肤、巩膜重度黄染，无肝掌、蜘蛛痣，全身浅表淋巴结无肿大。心、肺查体未发现异常。腹平软，未见腹壁静脉曲张，全腹无明显压痛和反跳痛，肝、脾肋下未触及，Murphy 征阴性，McBurney 点无压痛，肝、肾区无叩击痛，腹部移动性浊阴性，肠鸣音正常。双下肢无水肿。神经系统查体阴性。

入院诊断：①黄疸查因——梗阻性黄疸，肝门胆管癌？其他？②右锁骨骨折内固定术后。入院后完善相关检查，血常规（2017-11-18）示白细胞 4.23×10^9/L，中性粒细胞比例 67.7%，红细胞 3.73×10^{12}/L，血红蛋白 115g/L，血小板 343×10^9/L。肝功能（2017-11-18）示 TBil 173.3μmol/L，DBil 108.8μmol/L，Alb 33.7g/L，Glob 28.8g/L，ALT 128.0U/L，AST 54.7U/L，TBA 160.2μmol/L，ALP 493U/L，GGT 211.2U/L。CA19-9 187.44kU/L，其余阴性。异常凝血酶原（PIVKA-Ⅱ）正常。尿常规示深黄色，胆红素 2+。甲、乙、丙、丁、戊型肝炎病毒标志物均阴性。CMV DNA、HBV DNA 阴性；TORCH 阴性；自身免疫性肝病指标阴性。铜蓝蛋白、甲状腺功能均正常。大便常规、凝血功能、肾功能、血脂、心肌酶等均正常。心电图、胸片正常。腹部 B 超（2017-11-20）：肝门部胆管及胆总管上段内可见 31mm×21mm 低回声区，边界尚清，形态欠规则，内部回声分布不均匀，考虑肝门胆管癌（厚壁型）？肝内外胆管扩张，Ⅲ级胆管宽约 3.6mm（左）、4.5mm（右）；胆囊壁毛糙、增厚，胆囊内可见细弱光点，考虑炎性沉积物？肝实质弥漫性病变。腹部

CT（2017-11-20，图 30-1）：肝门区胆管狭窄、梗阻，并肝内胆管扩张；动脉期轻度强化，门静脉期渐进性强化；提示肝门胆管癌？

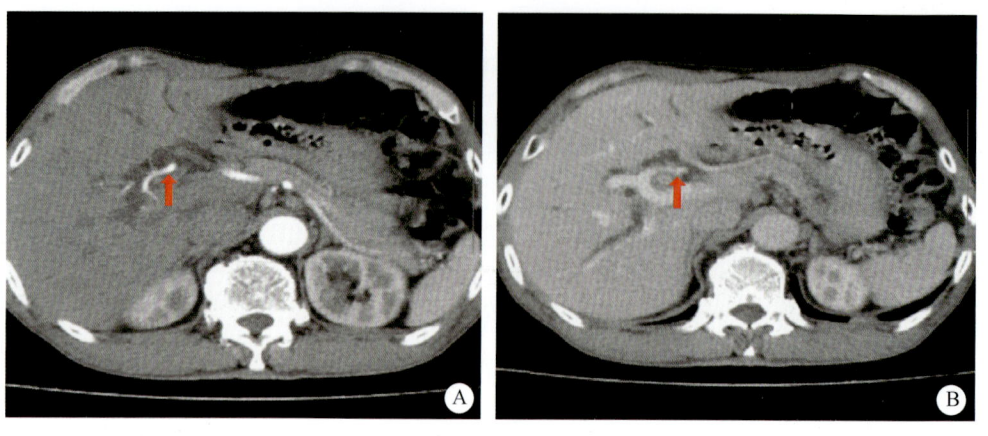

图 30-1 腹部 CT 表现（2017-11-20）

二、临床诊治思维过程

1. 病例特点

患者为老年男性，病程 20 天，营养较差；皮肤、巩膜重度黄染，伴皮肤瘙痒；无其他慢性肝病表现；无酗酒史、血吸虫感染史、近期药物服用史；肝炎全套阴性、自身免疫性肝病指标阴性；TBil、ALP、GGT 明显增高，DBil/TBil＞50%；曾解陶土样大便；CA19-9 升高；外院 MRI 及本院腹部 CT、B 超均提示肝门区胆管狭窄、梗阻，并肝内胆管扩张，胆管癌可能。外科首先考虑梗阻性黄疸；肝门胆管癌可能性大，建议下一步行经皮肝脏穿刺胆道引流术（PTCD）减黄及后续外科手术治疗。遂于 11 月 21 日行 PTCD 术，术中见肝门胆管截断，左侧胆管明显狭窄，肝内胆管扩张，胆总管中下段可见显影（图 30-2）。

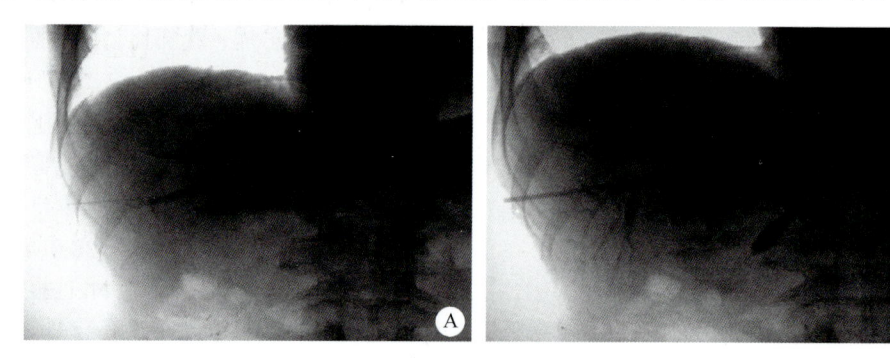

图 30-2 PTCD 表现（2017-11-21）

2. 病情发展

建议患者进一步完善上腹部 MRI，PTCD 引流减黄后可考虑手术方案。考虑到患者高龄，肝门胆管癌预后差，患者家属手术意愿不大，11 月 23 日患者于肝胆外科出院。但同年 12 月 8 日患者自觉黄疸下降不理想，再次要求入院，收入笔者所在肝病内科治疗。

进一步检查肝功能（2017-12-09）：TBil 86.2μmol/L，DBil 57.6μmol/L，Alb 33.2g/L，Glob 35.7g/L，ALT 68.6U/L，AST 45.7U/L，TBA 6.0μmol/L，ALP 272U/L，GGT 71.5U/L；免疫全套：IgG 21.8g/L；补体 C3 0.83g/L，C4 0.07g/L；狼疮全套：抗核抗体（ANA）阳性（1：320）；抗中性粒细胞胞质抗体胞质型（cANCA）和核周型（pANCA）、抗线粒体抗体（AMA）均阴性；风湿全套正常；肝纤维化五项正常；自身免疫性肝病指标阴性；上腹部 MRI+MRCP（2017-12-13）：肝门胆管管壁增厚、狭窄，结合术前 CT，考虑肝门胆管壁癌可能性大（图 30-3）。

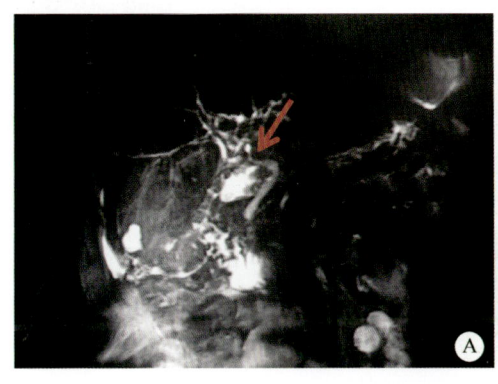

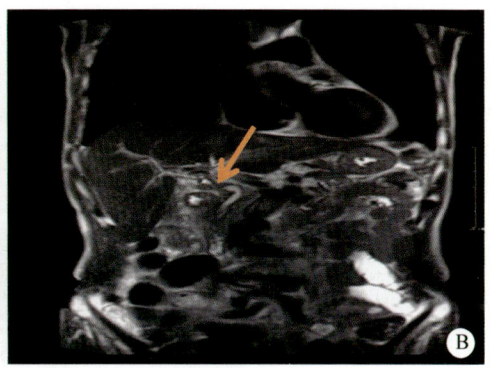

图 30-3　上腹部 MRI+MRCP 表现（2017-12-13）
A. MRCP；B. 冠状位 T$_2$WI

3. 病情回顾

MRI+MRCP 提示患者 PTCD 术后梗阻因素较前有所缓解，但黄疸下降不理想，怀疑存在肝内淤胆、感染因素。此外，患者 ANA 1：320，IgG 升高，自身免疫性肝病（AIH）评分 8 分，有无免疫相关肝病可能？建议完善肝脏穿刺活组织检查进一步了解病情。遂于 12 月 15 日行肝脏穿刺术，肝组织学病理结果（光镜）：肝小叶结构保存，汇管区轻度扩大，纤维组织增生，较多淋巴细胞，少量浆细胞，偶见嗜酸性粒细胞，局部轻微界面炎，偶见小胆管消失，轻度细胆管反应，肝细胞轻度水肿，可见点状坏死，毛细胆管明显扩张，淤胆，肝窦扩张，部分中央静脉内皮肿胀、脱落。免疫组化检查：CD68 肝窦库普弗细胞活化；IgG（+，24 个/HP）；IgG4（+，12 个/HP）（图 30-4）。诊断意见：急性淤胆型肝炎，轻度炎症。肝组织学检查：IgG4（+，12 个/HP），明显升高，可疑 IgG4 相关性疾病，后续进一步行血清学 IgG4 测定，为 9.03g/L（正常值范围为 0.03～2.01g/L）。最终诊断考虑为：①IgG4 相关硬化性胆管炎；②右锁骨骨折术后。后续（2017-12-29）在给予激素（甲泼尼龙琥珀酸钠粉针剂 40mg 静脉滴注，每日 1 次 ×3 天；继之改为甲泼尼龙片 32mg 口服，每日 1 次，并逐渐减量）及常规护肝、利胆、退黄等对症治疗后，患者肝功能逐渐改善，黄疸减轻，肝酶学及 ALP、GGT 逐渐下降，IgG4 下降。复查 PTCD（2018-02-02）：胆系术后，肝内外胆管未见明显异常（图 30-5）。复查 B 超：胆总管及右肝管内置引流声像；肝内胆管走向清晰，无扩张改变；未见占位性病变。2 月 8 日复查肝功能，显示正常，予拔除 PTCD 管。3 个月后查血清 IgG4，提示恢复正常。

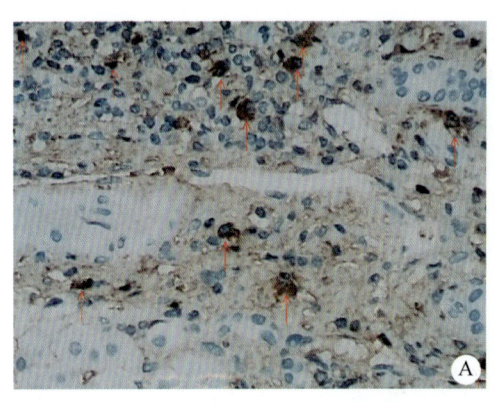

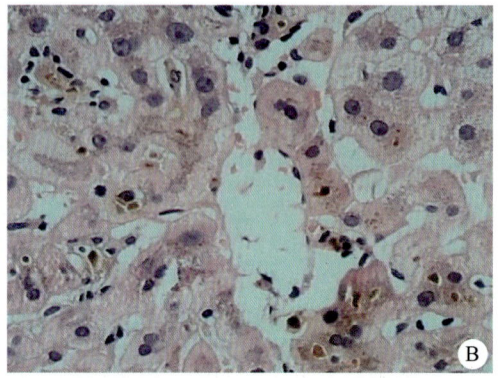

图 30-4　肝脏穿刺活组织病理

免疫组化：CD68 肝窦库普弗细胞活化；IgG（+，24 个 /HP）；IgG4（+，12 个 /HP）；
诊断意见：急性淤胆型肝炎，轻度炎症

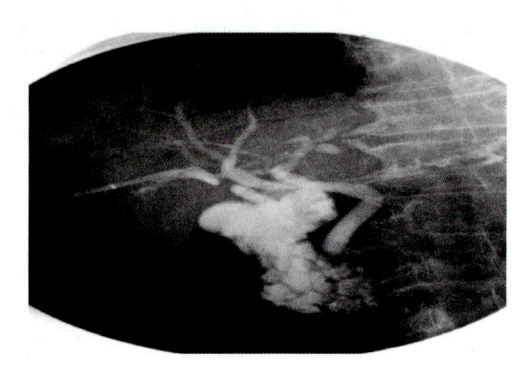

图 30-5　PTCD 表现（2018-02-02）

三、诊疗体会

IgG4 相关性疾病（IgG4-RD）是一种原因不明的系统性、纤维炎症性疾病，临床特征为肿瘤样增生、血清 IgG4 水平显著升高，对糖皮质激素治疗反应良好，可累及全身各个组织和器官。IgG4 相关硬化性胆管炎是 IgG4-RD 的特殊类型。临床以黄疸最为常见，常合并自身免疫性胰腺炎[1]。IgG4 相关硬化性胆管炎的诊断标准：①影像学显示肝内和 / 或肝外胆管壁增厚，弥漫性或节段性胆管狭窄。②血清 IgG4 升高（≥ 1.35g/L）。③合并自身免疫性胰腺炎、IgG4 相关泪腺 / 涎腺炎，IgG4 相关后腹膜纤维化。④组织病理学检查：a. 明显淋巴细胞、浆细胞浸润伴纤维化；b.IgG4 阳性浆细胞浸润（＞ 10 个 /HP）；c. 席文状纤维化；d. 闭塞性静脉炎；e. 备选，激素治疗有效。确诊：① + ③，或① + ② + ④（a，b），或④（a，b，c），或④（a，b，d）；可能：① + ② +e；疑诊：① + ②[2]。结合患者病情特点及治疗转归，诊断明确。

本例患者诊治的经验教训：①需要充分认识 IgG4 相关性疾病临床表现的多样性和诊治要点；②在临床上既要重视影像学检查，但又不能完全依赖影像学结果；③对存有疑虑的疑难肝病病例，在无明确禁忌证情况下，积极进行肝脏穿刺术获得病理组织学结果有助于对疾病有更全面和准确的评判；④严格的随访管理对于部分疑难病例患者非常重要。

四、专家点评

IgG4 相关性疾病是一种原因不明的系统性、纤维炎症性疾病,临床特征为肿瘤样增生、血清 IgG4 水平显著升高,对糖皮质激素治疗反应良好,可累及全身各个组织和器官。累及肝胆常表现为胆汁淤积和胆管病变,临床以黄疸最为常见,常合并自身免疫性胰腺炎。累及胆道的病变往往和胆管癌及原发性硬化性胆管炎(PSC)较难鉴别。既往对该病认识不足,以致出现较多的漏诊和误诊情况。本例患者的临床表现、实验室检查和影像学表现符合胆管癌、PSC 和 IgG4 相关性胆管病,通过临床常规检查较难鉴别。只要我们认识到该临床表现可能的诊断,并进行相关的检查,尤其是血清 IgG4 检测,就较容易诊断 IgG4 相关性胆管病。随着近年来对该病认识的提高和重视,临床对该病的诊断越来越多,使得这些患者及时得到了治疗,获得了很好的预后。

作者:廖金卯(湖南省人民医院肝病内科)

点评者:陆伦根(上海交通大学附属第一人民医院)

参 考 文 献

[1] Okazaki K, Uchida K, Ikeura T, et al. Current concept and diagnosis of IgG4 related disease in the hepato-bilio-pancreatic system [J]. J Gastroenterol, 2013, 48(3): 303-314.

[2] Ohara H, Okazaki K, Tsubouchi H, et al. Clinical diagnostic criteria of IgG4-related sclerosing cholangitis 2012 [J]. J Hepato Biliary Pancreat Sci, 2012, 19(5): 536-542.

病例 31　黄疸诊治 1 例

关键词：黄疸；Gilbert 综合征；遗传性球形红细胞增多症

一、病例介绍

患者男性，7 岁，因"发现皮肤、巩膜黄染 5 年，加重伴腹痛 1 天"于 2016 年 9 月 26 日入院。患者 5 年前无明显诱因出现皮肤、巩膜黄染，无伴随症状，未予治疗。3 年前因外伤导致脑出血、右耳失聪，其余无异常。1 天前症状明显加重，伴恶心、呕吐、腹痛，无灰白色大便，就诊于当地医院，查肝功能示胆红素约 800μmol/L，遂转入笔者所在医院。无高血压、糖尿病、冠心病病史，无病毒性肝炎病史及其密切接触史，无结核病史及其密切接触史，无手术、外伤、血制品输注史，无过敏史。久居原籍，无毒物、粉尘及放射性物质接触史，无吸烟、饮酒史。无家族性遗传病、传染病病史，无高血压、糖尿病家族史。

入院查体：慢性病容，全身皮肤、黏膜及巩膜重度黄染。腹肌稍紧张，上腹部压痛，肝区叩击痛。肝脾肋下未触及，移动性浊音阴性。

入院后完善检查，实验室检查示 ALT 72U/L，AST 58U/L，TP 58.4g/L，TBil 1137.9μmol/L，DBil 651.7μmol/L，PT 18.7s，PTA 55%，白细胞 17.36×10^9/L，中性粒细胞计数 14.28×10^9/L，中性粒细胞比例 82.3%。其他辅助检验：病毒性肝炎抗体示甲、乙、丙、丁、戊型肝炎病毒抗体均阴性，铜蓝蛋白/K-F 环阴性，自身免疫性肝病抗体、免疫球蛋白阴性，CMV、EBV 阴性，血清铁蛋白、三酰甘油正常。

磁共振胰胆管水成像（2016-09-28，图 31-1）：①肝内外胆管稍扩张；②胆囊内异常信号，结石可能；③脾大，双侧胸腔少量积液。

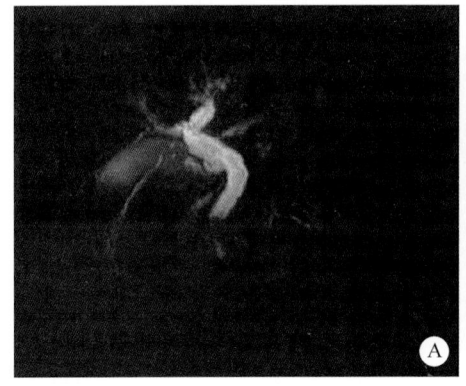

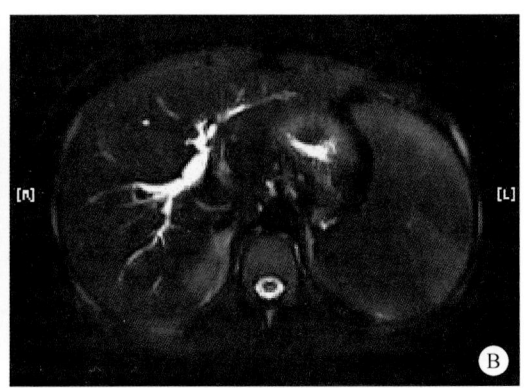

图 31-1　磁共振胰胆管水成像

腹部 CT（2016-09-29，图 31-2）：①胆总管末端结石；②胆囊炎不除外；③脾大。

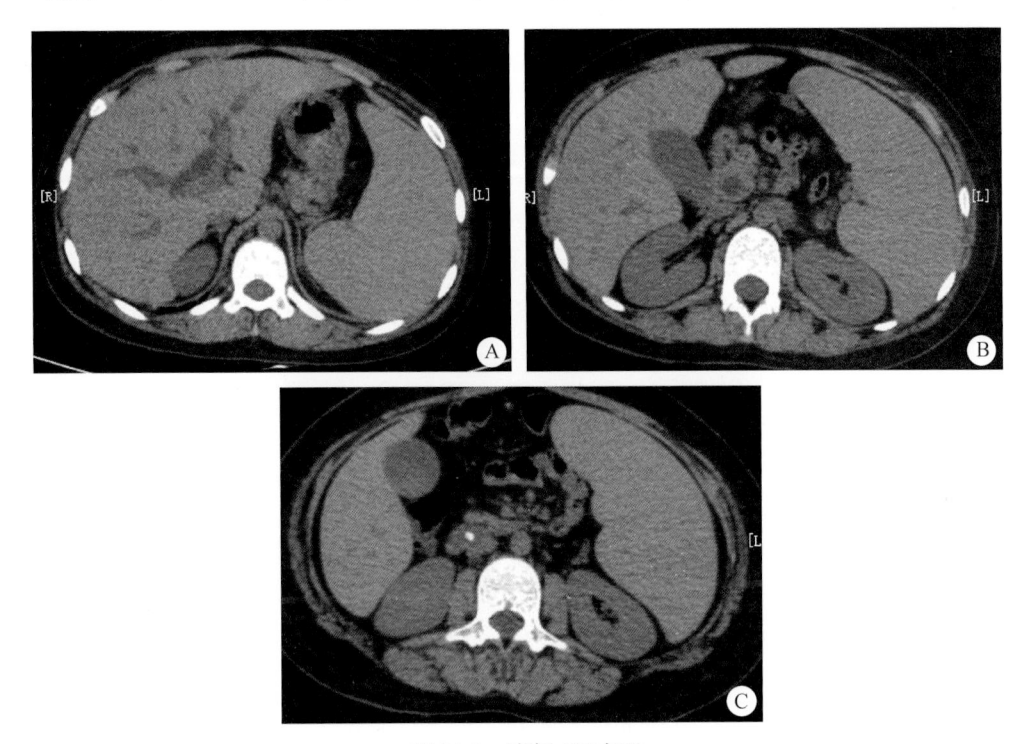

图 31-2　腹部 CT 表现

二、临床诊治思维过程

患者男性，以黄疸、腹痛起病，影像学可见明显胆总管梗阻征象，初步印象为胆总管结石合并胆管炎。梗阻性黄疸的特点为急性起病，合并发热、腹痛，以直接胆红素升高为主。本例患者直接胆红素和间接胆红素均升高，且为慢性病程、急性发作。是否合并其他疾病，是否存在脓毒血症或高胆红素血症诱发的肝衰竭？

初步诊断：梗阻性黄疸；急性化脓性梗阻性胆管炎。

鉴别诊断：肝衰竭合并自发性细菌性腹膜炎。

治疗方案：予腺苷蛋氨酸促进胆红素代谢、异甘草酸镁注射液抗炎；针对胆道感染的敏感病原菌，予亚胺培南抗感染治疗；予血液滤过改善内毒素血症；予血浆置换改善高胆红素血症，同时观察患者胆红素变化（表 31-1）。

表 31-1　术前胆红素变化

胆红素	检查日期（年－月－日）			
	2016-09-27	2016-09-29	2016-10-01	2016-10-04
TBil（μmol/L）	1137.9	481.9	294.8	191.7
DBil（μmol/L）	651.7	291.3	201.4	121.4

2018 年 10 月 8 日患者在全麻下行胆总管切开取石 +T 管引流术，术后胆红素变化如表 31-2 所示。

表 31-2　术后胆红素变化

胆红素	检查日期（年－月－日）					
	2016-10-09	2016-10-12	2016-10-16	2016-10-20	2016-10-24	2016-10-28
TBil(μmol/L)	204.7	251.7	173.9	116.7	103.6	124.6
DBil(μmol/L)	71.9	116.7	59.1	36.2	29.9	21.1

解除梗阻、改善肝功能后，患者胆红素仍高，但以间接胆红素为主，是否合并其他疾病？再次结合病史"皮肤、巩膜黄染5年，加重1天"，考虑诊断：①溶血性黄疸？②先天性高胆红素血症？③Gilbert综合征[1,2]？Dubin-Johnson综合征？Crigler-Najjar综合征？

辅助检查：溶血象示CD59$^{dim/-}$、RBC 0.02，CD15$^+$Flaer$^-$Gran 0.00，CD14$^+$Flaer$^-$Mono 0.00，Coombs抗人球蛋白试验阴性。遗传性肝病基因检测结果示rs4124874（Het）。

追问病史，患者父亲小时候被称为"黄孩儿"。患者父亲肝功能检查结果：ALT 38U/L，AST 32U/L，TP 67.4g/L，TBil 79.3μmol/L，DBil 8.6μmol/L；基因检测结果：rs4124874(Het)。

超声检查：肝大，斜径118mm，肋下20mm，轮廓清晰，形态正常，包膜光滑，下缘角钝，肝内胆管欠清晰，肝内回声稍增强。门静脉内径11mm，流速24cm/s。肠系膜上静脉内径7mm，CDFI血流通畅。胰后段脾静脉内径7mm，CDFI血流通畅。胆囊已切除。胰腺大小正常，腺内回声均匀。脾脏厚径67mm、长径64mm，脾右缘达腹正中线。

此时患者诊断似已明确，但应如何解释患者脾大？此时复查患者血常规，提示血红蛋白仍进行性下降，约80g/L，行外周血血细胞形态分析，提示球形红细胞比例约8%。

最终诊断：①遗传性球形红细胞增多症；②Gilbert综合征。

三、诊疗体会

遗传性球形红细胞增多症（hereditary spherocytosis）是红细胞先天性膜缺陷引起的溶血性贫血中最常见的一种类型。因间接胆红素升高，刺激胆管，常常容易合并胆道系统结石。该病的发病率为2.2/10 000，Gilbert综合征的发病率为5%～7%[3,4]。在疾病诊治的过程中，首先考虑一元论，即用一种疾病来解释患者所有的症状，但也不能绝对化。

患者入院时呈急性起病，影像学检查发现有胆道梗阻，首先需要改善肝功能、解除梗阻，考虑到患者病情重及经济状况一般，未行基因检测排除遗传相关疾病。患者腹痛明显，Murphy征阳性，我们首先选用的是胆道药物浓度高的头孢哌酮舒巴坦抗感染治疗，3天后腹痛未缓解，升级为亚胺培南抗感染，感染指标下降，腹痛缓解，经降阶梯治疗后再次出现腹痛。患者确实合并有感染，可能是耐药菌感染，然而我们没有获得病原学证据。经进一步基因检测，第一诊断更改为遗传性球形红细胞增多症；患者临床诊断也符合Gilbert综合征，Gilbert综合征为常染色体遗传性疾病，父子同时出现基因突变，并有黄疸，该病发病率相对高，文献上也有这两种病同时发生的报道。

四、专家点评

本病例非常好地演示了小儿黄疸的鉴别和变化过程，由起病初期以直接胆红素升高为主，在胆管疏通引流后变为以间接胆红素升高为主，最后通过基因检测明确了遗传性球形红细胞增多症的诊断。该病临床表现有贫血、溶血性黄疸、脾肿大，感染可使病情加重，常伴胆石症。血片见球形红细胞增多为本病特征。本病例的复杂性在于起病初期，胆红素急剧升高，且以直接胆红素升高为主，很容易只考虑梗阻性黄疸，忽略溶血性黄疸的存在。本病例提示我们，遗传性球形红细胞增多症由于合并胆石症，可以出现黄疸性质的变化。值得提出的是：①7岁患儿有5年皮肤、巩膜黄染病史，而肝功能其他检查基本正常，是否首先就应考虑遗传性疾病？首诊如考虑到遗传性疾病，就会相应在第一时间获得其家族史，尽快进行基因检测，避免走更多弯路。②应提供患儿血红蛋白、网织红细胞动态变化曲线，进一步帮助明确诊断。③因考虑胆道感染，给予亚胺培南抗感染治疗，患儿无发热、腹部疼痛、血象升高和感染性指标上升，是否存在胆道感染和直接选用碳青霉烯类抗感染值得商榷。④已明确为遗传性球形红细胞增多症，最后仍同时诊断为 Gilbert 综合征，尽管二者均可出现 rs4124874 变异，但 Gilbert 综合征常表现为轻到中度黄疸，总胆红素水平很少超过 80μmol/L。该患儿诊断为 Gilbert 综合征依据不足。

作者：殷辉　尚佳　毛重山（河南省人民医院感染科）
点评者：陈军（南方科技大学附属第二医院/深圳市第三人民医院）

参 考 文 献

[1] Sharma S, Vukelja SJ, Kadakia S. Gilbert's syndrome co-existing with and masking hereditary spherocytosis [J]. Ann Hematol, 1997, 74 (6): 287-289.
[2] 宁会彬，李宽，尚佳，等. 慢性乙型肝炎合并 Gilbert 综合征患者 33 例临床及基因突变分析 [J]. 中华肝脏病杂志, 2015, 23 (1): 13-16.
[3] 向欣. 王泰龄. 16 例 Gilbert 综合征临床、病理特征和部分病例的基因分析 [J]. 中华肝脏病杂志, 2009, 16 (5): 372-374.
[4] Peter WH, Morsche RH, Roelofs HM. Combined polymorphisms in UDP-glucuronosyl transferases 1A1 and 1A6: Implications for patients with Gilbert's syndrome [J]. J Hepatol, 2003, 38 (1): 3-8.

病例 32　发热伴肝损伤 1 例诊治思考

关键词：发热；肝损伤；病理诊断；基因检测

一、病例介绍

患者男性，47 岁，2 年前以"发热、肝功能异常 1 个月余，加重伴皮疹 15 天"为主诉入院。以下时间节点以 2 年前为标准。患者 1 个月余前无明显诱因出现发热，最高体温 40.5℃，伴乏力，无咳嗽、咳痰、胸闷、腹痛、腹泻、头晕、头痛等伴随症状，使用"退烧药"体温可降至正常，至当地医院就诊，查肝功能提示异常（未见结果），予对症治疗后好转。半个月前再次发热，颈部、前胸、后背出现暗红色皮疹伴瘙痒，伴肩关节疼痛。10 天前至当地医院输液治疗（具体情况不详），疗效差。为进一步诊治来笔者所在医院，门诊以"发热、肝损伤查因"为诊断收入院。患者 2 个月前有登山活动，其余个人史、家族史无特殊。

入院查体：颈部、前胸及后背可见暗红色皮疹，全身浅表淋巴结未触及，其余无特殊异常。

入院辅助检查：血常规示白细胞 12.7×10^9/L，中性粒细胞比例 60.3%，血红蛋白 99g/L，血小板 257×10^9/L，C 反应蛋白 87.5mg/L。血生化示 ALT 249U/L、AST 592U/L、Alb 28.8g/L、GGT 117U/L；肾功能正常，血糖正常。病毒四项、风湿三项、免疫球蛋白、自身免疫抗体谱均阴性；血沉 26mm/h；G 试验、GM 试验阴性；PCT 0.99ng/ml；T-SPOT 阴性；非嗜肝病毒谱（EB 病毒、巨细胞病毒）阴性；FER 38 750ng/ml；凝血功能正常；铜蓝蛋白阴性；肿瘤标志物 CA125 138.6U/ml；尿常规示尿蛋白 2+，24 小时尿蛋白 0.65g；血培养阴性，布鲁菌病抗体、出血热抗体阴性，外斐试验、肥达试验反应均阴性。彩色 B 超：双侧颈部、腋窝、腹股沟可见淋巴结，其一大小约 12mm×4.5mm；脾大。CT：双肺间质性改变（图 32-1）。骨髓活检：骨髓增生活跃（60%～70%），粒红比大致正常，粒系活跃。网染（MF-0 级，图 32-2）。

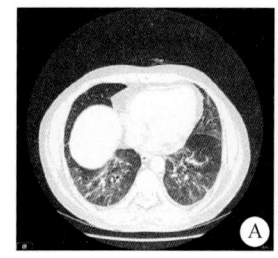

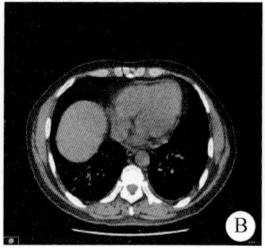

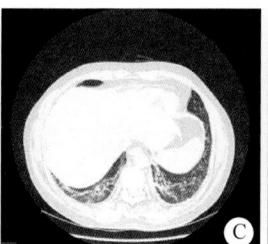

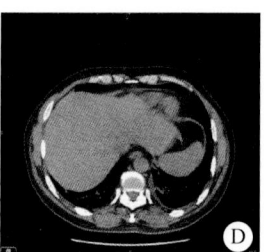

图 32-1　CT 表现

A、C. CT 平扫肺窗可见双下肺间质性肺炎改变；B、D. 对应 CT 平扫纵隔窗

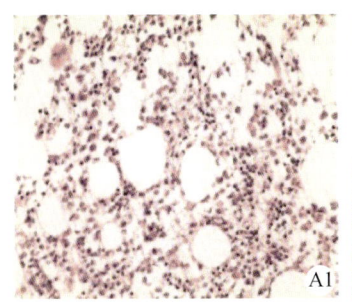

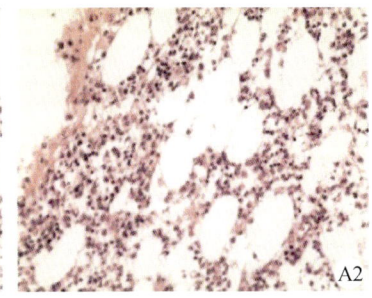

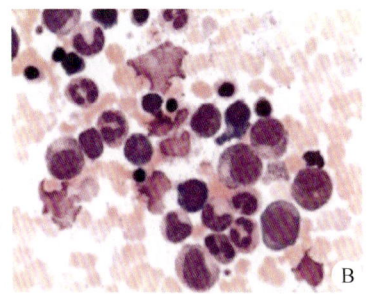

图 32-2 骨髓活检及骨髓细胞学检查

A1、A2 骨髓活检（HE，×400），显示骨髓增生活跃（60%～70%），粒红比大致正常，粒系活跃，网梁（MF-0 级）；B. 骨髓涂片（瑞氏染色，×1000），显示骨髓增生明显活跃，粒系、红系增生活跃，淋巴细胞比例降低

二、临床诊治思维过程

1. 诊断过程及其依据

患者为中年男性，有旅行史（登山），主要阳性症状即表现为高热，伴皮疹、肩关节痛、脾大、淋巴肿大、肝损伤、间质性肺炎。按照发热待查的诊治思路及肝功能异常的诊治思路，将重点聚焦于发热伴随肝损伤。有感染性和非感染性的可能性，对于前者，倾向于立克次体感染，但应用多西环素治疗后未见好转，基本排除；对于后者，不排除肿瘤性疾病和血液系统疾病，成人 Still 病不除外。

根据成人 Still 病的诊断标准，患者满足必备条件和次要条件。予非甾体药物扶他林治疗，患者皮疹消退，体温下降。众所周知，成人 Still 病为排他性诊断，因此进一步完善 PET-CT 检查，提示双下肺弥漫性磨玻璃影伴部分实变影，代谢增高，左侧肩胛骨骨质破坏，代谢增高，多考虑恶性病变，肺腺癌伴左侧肩胛骨转移可能（图 32-3）。

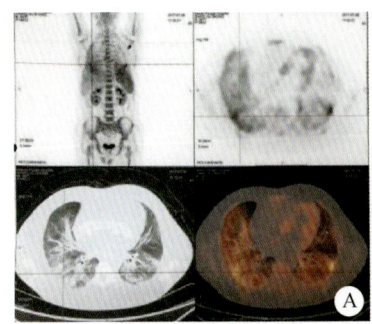

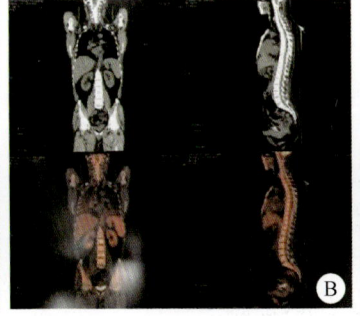

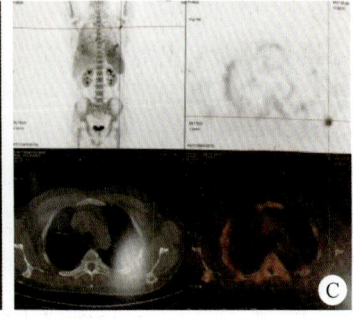

图 32-3 PET-CT 表现

患者 PET-CT 结果提示的诊断与现有表现不符，为进一步明确诊断，行肩胛骨病灶穿刺，病理结果（图 32-4，左侧肩胛骨）：破碎凝血块组织内少量小圆细胞（胞质透亮）及碎片骨组织，结合免疫组化结果，提示为增生的组织细胞，请结合影像学检查诊断，如不符，建议再次活检或会诊后治疗。免疫组化结果：CD163（+），CD68（+），CK（AE1/AE3）（-），CK19（-），CK20（-），CK7（-），Ki-67（约 1%+），Napsin A（-），PSA（-），Tg（-），TTF-1（-），Villin（-），Vimentin（+），CD1a（-），S-100（-）。

北京大学人民医院病理会诊：可见大片出血，部分区域可见少量破碎骨梁及大片泡沫样组织细胞。送检组织中未见明确肿瘤性病变。结合临床及影像学表现，不除外 Erdheim-Chester 病，建议结合基因检测结果诊断。*BRAF* 基因突变检测报告：样本中 *BRAF*（NM-004333.4）基因 V600E 突变。结合穿刺结果、基因检测报告及临床表现最终确诊。

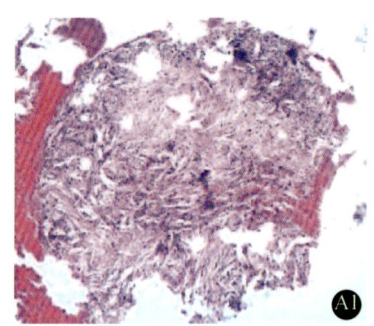

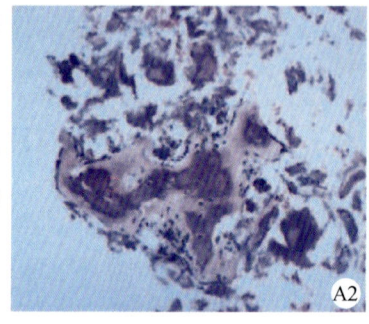

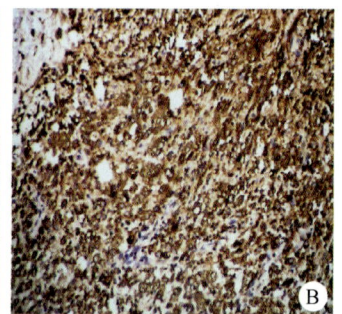

图 32-4　肩胛骨病灶病理表现
A1、A2. HE 染色，×100；B. 免疫组化 CD68（+）染色，×200

2. 治疗与结局

患者突发胸闷、氧饱和度波动在 75% ~ 80%，予吸氧、激素、平喘、雾化等治疗后症状未缓解；入住 ICU 予无创呼吸机支持，随后予气管插管接呼吸机辅助呼吸，1 周后病情恶化，因抢救无效死亡。

三、诊疗体会

Erdheim-Chester 病（ECD）是一种非常罕见的细胞来源不明的非朗格汉斯细胞组织细胞增生症，1930 年首次发现并命名为脂肪肉芽肿，属于罕见病，至今世界范围内有 240 余例此类疾病被报告。本病累及范围广泛，最常见的是长骨受累（32%），50% 的患者有其他部位浸润，包括肺、皮肤、眶后及眶周组织、下丘脑-垂体轴、心脏、肾脏、神经系统、后腹膜腔、肝、脾、骨骼肌、肾上腺等，其中 20% 的患者有肺部受累，表现为不同程度的肺间质纤维化。

目前诊断依赖于组织活检、影像学和临床表现的支持[1-4]。组织活检为确诊依据，病理镜下特点主要为泡沫样组织细胞增生浸润，免疫染色以 CD68（+）、S-100（+/-）为特征，不表达朗格汉斯细胞标志物 CD1a；电镜下 Birbeck 颗粒（LCH 特征性颗粒）缺如。骨影像学表现为骨髓质缺失，皮质不规则，骨膜增厚；骨闪烁显像技术可见 ^{99m}Tc 异常摄取；MRI T$_1$ 加权像可见散在信号缺失，T$_2$ 加权像可见高低混合信号[5-7]。诊断该疾病还需排除一些其他疾病，如朗格汉斯细胞组织细胞增生症（LCH）。ECD 无特效治疗手段，预后差，呼吸窘迫、广泛的肺组织纤维化、心衰是主要的死亡原因。

肝损伤可见于多种疾病。在肝功能不全合并其他临床表现时应重视多学科协作，临床表现、影像学表现、病理特征在疾病的综合诊治中尤为重要，查阅文献、结合临床，有助于诊疗能力的提升。

四、专家点评

本病例展示了合并发热、皮疹、肩关节痛、脾大、淋巴结肿大、肝损伤和间质性肺炎等全身多系统受损的疾病诊疗过程，首先考虑多发病和常见病，通过相应的实验室检查、影像学检查和抗感染治疗，在排除了感染性疾病后，进一步对非感染性疾病进行了缜密的筛查，尤其是在满足了成人Still病实验室检查必备条件和次要条件，予非甾体药物扶他林治疗，患者皮疹消退、体温下降的情况下，仍然没有就此止步，进一步进行了PET-CT、肩胛骨病灶穿刺病理检查，通过北京大学人民医院病理会诊后首先考虑Erdheim-Chester病诊断，最后通过基因检测明确了该诊断。能够明确诊断罕见疾病，反映了该院医生和北大人民医院病理科医生优良的专业技术。略显瑕疵的是成人Still病首先需要排除其他疾病，能否在未排除肿瘤性疾病及血液系统疾病之前考虑成人Still病值得商榷。

作者：宁会彬（河南省人民医院感染科）

点评者：陈军（南方科技大学附属第二医院/深圳市第三人民医院）

参 考 文 献

[1] Sheu SY, Wenzel RR, Kersting C, et al. Erdheim-Chester disease: Case report with multisystemic manifestations including testes, thyroid, and lymph nodes, and a review of literature [J]. J Clin Pathol, 2004, 57 (11): 1225-12258.

[2] Estradaveras JI, O'Brien KJ, Boyd LC, et al. The clinical spectrum of Erdheim-Chester disease: An observational cohort study [J]. Blood Adv, 2017, 1 (6): 357-366.

[3] Diamond EL, Dagna L, Hyman DM, et al. Consensus guidelines for the diagnosis and clinical management of Erdheim-Chester disease [J]. Blood, 2014, 124 (4): 483-492.

[4] Haroche J, Charlotte F, Arnaud L, et al. High prevalence of BRAF V600E mutations in Erdheim-Chester disease but not in other non-Langerhans cell histiocytoses [J]. Blood, 2012, 120 (13): 2700-2703.

[5] Martineau P, Matthieu Pelletier-Galarneau, Zeng W. The imaging findings of Erdheim–Chester disease: A multimodality approach to diagnosis and staging [J]. World J Nucl Med, 2017, 16 (1): 71-74.

[6] Haroche J, Cohenaubart F, Emile JF, et al. Reproducible and sustained efficacy of targeted therapy with vemurafenib in patients with BRAFV600E-mutated Erdheim-Chester disease [J]. J Clin Oncol, 2015, 33 (5): 411-418.

[7] Stoppacciaro A, Ferrarini M, Salmaggi C, et al. Immunohistochemical evidence of a cytokine and chemokine network in three patients with Erdheim-Chester disease: Implications for pathogenesis [J]. Arthritis Rheum, 2010, 54 (12): 4018-4022.

病例33 反复发作胆汁淤积1例

关键词：黄疸；胆汁淤积；诊断；鉴别诊断；良性复发性肝内胆汁淤积

一、病例介绍

患者女性，33岁，主诉"反复肝功能异常8年，乏力、食欲减退2个月，尿黄1个月"。8年前（2009-10，孕3个月）无明显诱因出现皮肤、巩膜黄染和尿黄，轻度腹胀，当地医院B超检查发现腹水，给予五灵胶囊口服2个月后腹胀好转，但仍尿黄。孕5个月时检查发现胎儿畸形，孕8个月时行引产术后出现乏力、腹胀、尿黄、解白陶土色便，于当地医院检查发现总胆红素升高（135.6μmol/L）。2010年4月在笔者所在医院检查发现转氨酶轻度升高，胆红素升高，ALP、TBA、TG升高，GGT正常，PTA一过性降至69%，2天后恢复至110%。肝炎病毒指标未见现症感染表现，自身抗体、免疫球蛋白正常。行肝脏穿刺活检，病理提示良性复发性肝内胆汁淤积，需除外药物性肝损伤。于华大基因研究所行基因检测，提示 *ATP8B1* 未见异常。住院期间转氨酶正常，总胆红素升高，最高达247.1μmol/L（2010-04-23），应用"甲泼尼龙""熊去氧胆酸胶囊"治疗112天后胆红素降至51μmol/L，病情好转出院。出院后服用熊去氧胆酸、腺苷蛋氨酸、茴三硫等药物治疗，其间间断复查肝功能，提示正常。熊去氧胆酸总共服用4年9个月，于18个月前自行停用。1个月前（2017-08）劳累后出现恶心、尿黄，伴皮肤瘙痒及解灰白色便，症状逐渐加重，家人发现皮肤、巩膜黄染，为进一步诊治再次住院。

幼年时（1岁以内）曾因黄疸于外院就诊，具体情况不详。2011年因胆囊结石行胆囊切除术；同年因"脾错构瘤"行脾切除术；2009年孕5个月时产检发现胎儿畸形。孕8个月时行引产术。对青霉素、磺胺类、大环内酯类药物过敏。常年睡眠不佳，间断服用艾司唑仑、劳拉西泮等治疗。无高血压、糖尿病、心脏病等慢性病病史。无烟酒嗜好，无放射线或毒物接触史。父亲患糖尿病，母亲体健，双胞胎妹妹体健。

入院查体：T 36.7℃，P 78次/分，R 16次/分，BP 115/75mmHg。体格瘦小，神志清楚，精神可，全身淋巴结未触及肿大，皮肤、巩膜黄染，无肝掌、蜘蛛痣，心肺查体未见异常。腹部平软，无压痛、反跳痛，Murphy征阴性，肝脾肋下未触及，移动性浊音阴性，双下肢无水肿，神经系统查体阴性。

入院辅助检查（2017-09-14）：ALT 26.0U/L，AST 34.0U/L，TBil 150.2μmol/L、DBil 109.8μmol/L，Alb 31.5g/L，CHE 2447U/L，GGT 14.5U/L，ALP 191.7U/L，TBA 261.6μmol/L，PTA 107%；甲型、乙型、丙型、戊型肝炎病毒抗体阴性，EB病毒、CMV抗体阴性；自身抗体、免疫球蛋白、甲状腺功能未见异常。

腹部B超：弥漫性肝病表现，肝右叶高回声结节，血管瘤可能性大，肝囊肿。

肝脏硬度检测（FibroScan）：15.9kPa。MRCP 检查：肝右胆管远端粗细不均匀，管壁毛糙，肝内胆管稀疏，末段显示欠佳，左右肝管、胆囊管扩张，肝内胆管炎。CT 检查：肝脏多发囊肿；肝右叶血管瘤可能，肝左叶小强化结节，小血管瘤可能；脾切除术后改变，胆囊切除术后改变。

2010 年病理学检查：中央静脉Ⅲ带及Ⅱ带广泛淤胆；肝板排列尚好，中央静脉周围偶见小坏死灶，少量肝细胞脱失。高倍镜下见毛细胆管扩张，内含粗大胆栓，肝细胞内淤胆；汇管区基本正常，散在炎细胞浸润（图 33-1）。诊断：小叶中心胆汁淤积。

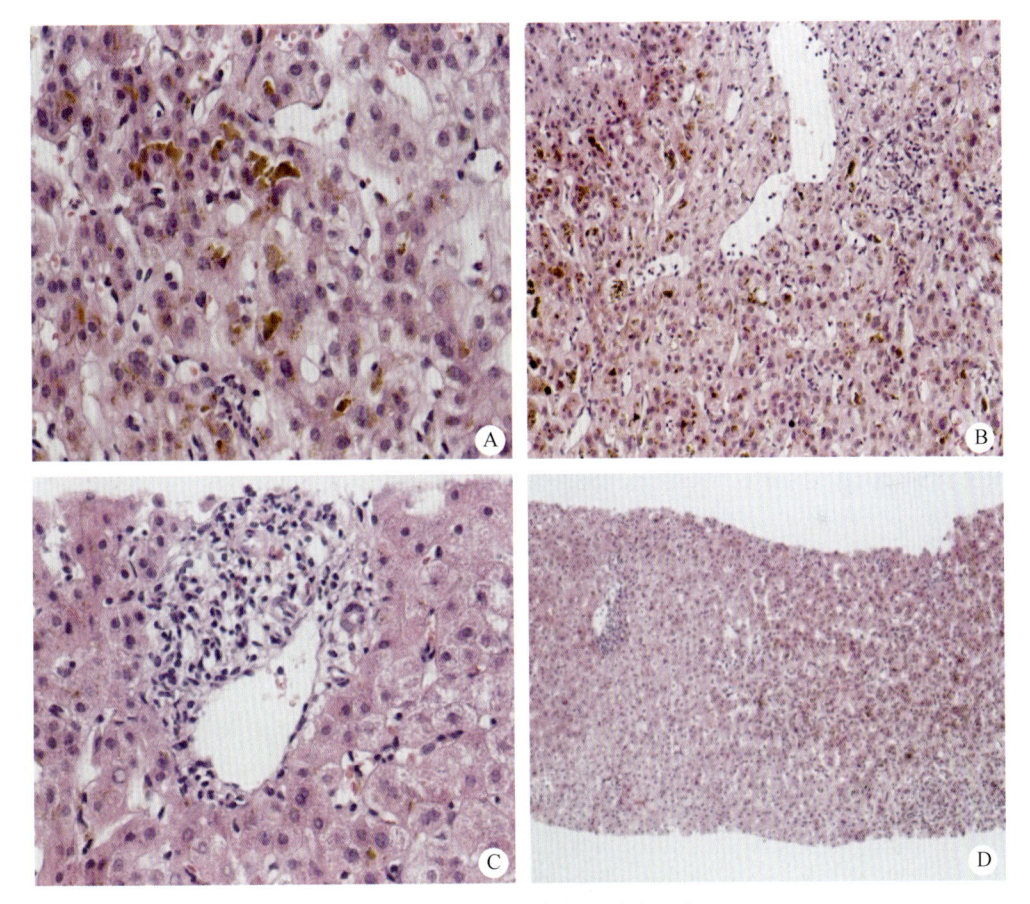

图 33-1　第一次肝脏穿刺活检病理表现

二、临床诊治思维过程

入院诊断：胆汁淤积性肝病，良性复发性肝内胆汁淤积可能性大，胆管炎。

诊断依据：患者以尿黄、皮肤黄染为主，皮肤瘙痒，大便颜色变浅，乏力、消化道症状不明显。查体见皮肤、巩膜重度黄染，神经系统查体阴性。实验室检查未发现肝炎病毒现症感染证据，自身抗体阴性，免疫球蛋白正常。患者转氨酶正常，胆红素升高明显，以直接胆红素升高为主，ALP 升高大于 1.5 倍正常值上限，TBA 明显升高，反映肝脏合成储备功能的指标（Alb、CHE）下降。既往患者生长发育正常，未反复出现低血糖反应。患者症状、体征及辅助检查结果均符合胆汁淤积诊断标准，病因学诊断目前除外病毒性肝炎、自身免疫性肝病，遗传代谢性疾病目前可除外肝豆状核变性、糖原累积病，胆红素排泌异常疾病胆红素多以轻度升高为主，且为慢性过程，治疗间期肝功能可完全恢复正常，结合该患者既往肝脏穿刺病理结果考虑良性复发性肝内胆汁淤积可能。

治疗方案：给予熊去氧胆酸 250mg，每日 2 次，腺苷蛋氨酸 1.0g/d，多烯磷脂酰胆碱 20ml/d，复方甘草酸苷 120mg/d。

治疗过程：患者 TBil 升高，以 DBil 升高为主（DBil/TBil 0.78），ALP、TBA、TG 升高，存在胆汁淤积表现，MRCP 提示肝内外胆管增宽，考虑胆囊切除术后代偿性改变。行肝脏穿刺活组织检查，提示肝内重度胆汁淤积，伴肝纤维化 S2，患者多次检查发现 GGT 低水平，不除外良性复发性肝内胆汁淤积（BRIC）或进行性家族性肝内胆汁淤积（PFIC）Ⅰ型。

停用还原型谷胱甘肽及复方甘草酸苷，继续以腺苷蛋氨酸、熊去氧胆酸等治疗，胆红素逐渐下降。其后半年随访提示患者肝功能指标正常。

行代谢性肝脏疾病基因检测：针对遗传性疾病 4132 个基因，利用 SeqCap EZ Choice XL Library 进行外显子捕获，Illumina 测序平台进行高通量测序。测序数据经 BWA（0.7.12-r1039）软件将其比对到人类基因组上，使用 Annovar 对突变位点进行 dbSNP、Clinvar、ExAC、千人基因组等数据库注释，重点分析与患者临床症状相关的基因，检测到 3 个杂合突变：*UGT1A1*：c.1456T＞G，p.Tyr486Asp；*ABCB11*：c.1638G＞T，p.Gln546His；*ABCB11*：c.1907A＞G，p.Glu636Gly。

其中，进行性家族性肝内胆汁淤积Ⅱ型和良性复发性肝内胆汁淤积Ⅱ型可表现为 *ABCB11* 基因变异。

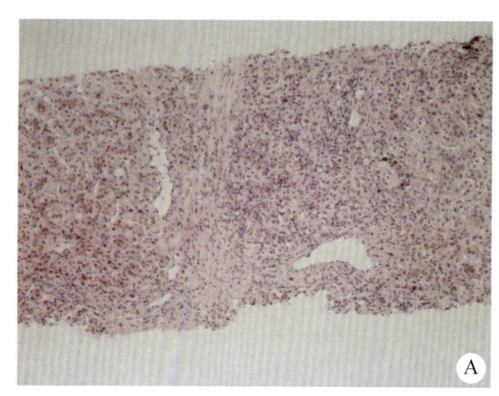

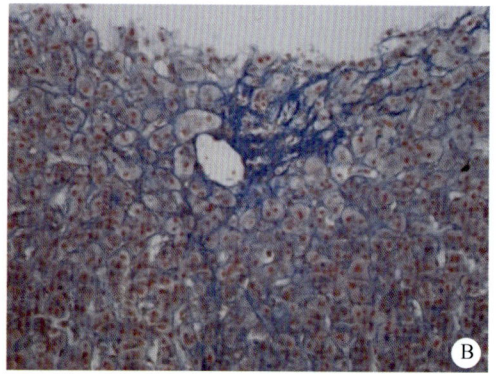

第二次肝脏穿刺活组织病理：小叶结构清晰可辨，中心可见淤胆改变，高倍镜下见毛细胆管扩张，内含粗大胆栓，肝细胞内淤胆；汇管区少量炎细胞浸润。中央静脉周围可见轻重不等的纤维化，有的形成间隔。结合病史考虑良性复发性肝内胆汁淤积（图 33-2）。

出院诊断：良性复发性肝内胆汁淤积Ⅱ型。

患者治疗过程中的生化指标变化情况见表 33-1。

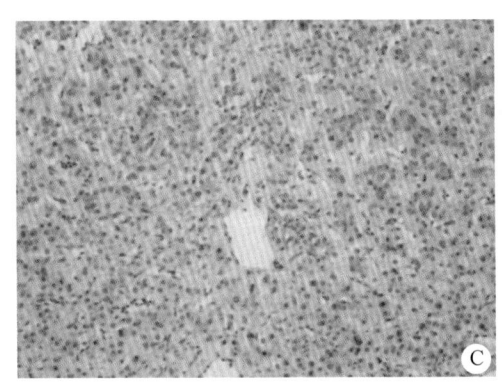

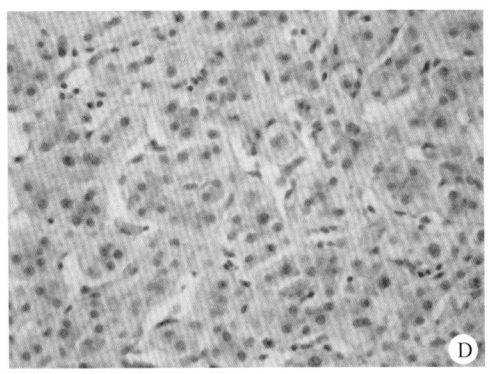

图 33-2　第二次肝脏穿刺活组织病理表现

表 33-1　治疗过程中生化指标变化情况

日期 （年-月-日）	ALT （U/L）	AST （U/L）	TBil （μmol/L）	DBil （μmol/L）	GGT （U/L）	ALP （U/L）	TBA （μmol/L）	Alb （g/L）
2010-04-14	46.9	55.3	162.8	86	16.2	289.9	222.9	39.3
2010-04-15	37.8	45.3	202.4	103	15.5	275.8	204.5	35.9
2010-04-23	36.7	51.3	247.1	124.2	17.7	233.7	212.8	32.1
2010-04-30	41.7	61.5	224.4	118.5	19.4	234.6	199.2	34.4
2010-05-06	48.1	73.7	179	93.1	20.9	206.2	180.7	32.4
2010-05-13	50.9	75.2	167.8	77.9	24.1	200.9	192.5	37.2
2010-07-06	58.5	67.5	63.3	31.3	25.4	189.1	230.3	38
2010-09-28	28.5	47.5	24.5	9.4	18.8	167.5	264.6	44.3
2010-12-09	24.8	37.8	14.3	4.2	18	239.5	176.5	47.9
2011-01-18	22.9	34.8	16.9	5.3	17.9	186.9	252.8	44.9
2011-12-01	22.5	23.6	21	5.9	15.1	176.5	277.9	44.7
2012-01-19	19.2	22.7	24	4.4	13	120.3	206.4	43.3
2012-12-26	19.9	19.3	17.7	3.2	12.8	114.3	221.5	43.7
2014-12-02	47.6	32.4	21.6	5.3	13.4	135.9	130.8	42.6
2015-01-09	28.6	21.3	20.7	5.6	14.7	126.2	167.4	40.8
2017-09-12	30.3	39.6	188.1	166.3				29.4
2017-09-14	26.0	34.0	150.2	109.8	14.5	191.7	261.6	31.5
2017-09-20	23	35.9	142.6	110.8	16.9	177.2	266.4	31.7
2017-09-27	26.5	43.4	163.4	125.7	19.8	194.1	254.2	31.8
2017-10-03	31.6	54.5	150.5	116.6	22.8	211	235.4	35.9
2017-10-10	38.3	56.3	129.6	108.6	28.8	187.1	246.8	35.5
2017-10-18	37.8	59.2	100.6	84.5	30.4	195.3	249.6	37.7
2017-11-21	38.7	42.4	29.6	23	20.2	166.4	158.3	42

三、诊疗体会

进行性家族性肝内胆汁淤积（progressive familial intrahepatic cholestasis，PFIC）是一种以慢性胆汁淤积为特征的常染色体隐性遗传疾病，由毛细胆管转运蛋白基因 ATP 结合盒转运蛋白基因突变所致，共分为 3 型，其引起胆汁淤积的基因不同，Ⅰ型、Ⅱ型及Ⅲ型分别为 *ATP8B1*、*ABCB11* 和 *ABCB4* 基因异常所致，其中Ⅰ型及Ⅱ型临床表现为 GGT 正常的胆汁淤积，以直接胆红素升高为主[1,2]。PFIC Ⅰ型肝组织学检查提示纤维化，但无胆管增生，大多数患者在 12 岁前进展至终末期肝病。PFIC Ⅱ型幼儿期临床表现、生化学检查和进展期肝病的症状类似于 PFIC Ⅰ型，肝组织学检查提示门静脉炎症和巨细胞肝炎。两种类型均为进行性进展，病情较重。目前尚无有效的治疗 PFIC 的方法，UDCA 对 PFIC Ⅰ型和 PFIC Ⅱ型治疗无效。

良性复发性肝内胆汁淤积（benign recurrent intrahepatic cholestasis，BRIC）以反复发作的自限性严重瘙痒、胆汁淤积和黄疸为特征，可持续数周至数月，常有数月或数年的无症状期[3]。每次发作不会发生进行性肝损伤和肝硬化。肝组织学检查显示，胆汁淤积伴胆管阻塞、门管区扩张、单核细胞浸润和某些肝细胞变性。缓解期肝组织学和肝功能正常。BRIC 也分为两型——Ⅰ型和Ⅱ型，对应基因与 PFIC 相同，但两者的基因突变位点不同，导致胆汁转运泵功能下降不同，临床表现存在一定的差异。

四、专家点评

本例患者幼年即有黄疸，有明确的肝生化学异常和黄疸病史 8 年，病情进展缓慢，故遗传代谢性疾病应为第一怀疑对象，再通过一系列检查除外病毒性肝炎、自身免疫性肝病、肝豆状核变性、糖原累积病。肝脏穿刺活组织病理考虑良性复发性肝内胆汁淤积。对于此类疾病，基因检测是确诊的重要手段，但是我们看到，其第一次检测为阴性，而第二次检测却为阳性。因此，对于有确诊价值的重要检查手段，医生应保持警惕，对检测的方法学、精确度、影响因素有充分了解，才不致走入误区。

作者：张小丹　黄春洋　黄云丽　廖慧钰（首都医科大学附属北京佑安医院肝病免疫科）

点评者：蔡大川（重庆医科大学附属第二医院）

参 考 文 献

[1] Gaur K, Sakhuja P. Progressive familial intrahepatic cholestasis: A comprehensive review of a challenging liver disease [J]. Indian J Pathol Microbiol, 2017, 60 (1): 2-7.

[2] van der Woerd WL, van Mil SW, Stapelbroek JM, et al. Familial cholestasis: Progressive familial intrahepatic cholestasis, benign recurrent intrahepatic cholestasis and intrahepatic cholestasis of pregnancy [J]. Best Pract Res Clin Gastroenterol, 2010, 24 (5): 541-553.

[3] 段维佳，王晓明，王宇，等. 良性复发性肝内胆汁淤积症 5 例临床特点分析 [J]. 中华肝脏病杂志，2018, 26 (6): 466-468.

病例 34　发热、神志改变、血小板减少原因待查 1 例

关键词：血栓性血小板减少性紫癜；诊断；鉴别诊断；治疗；血管性血友病因子裂解蛋白酶

一、病例介绍

患者女性，53 岁，因发现"肝功能异常 11 个月，神志模糊 2 天"就诊。11 个月前患者因消瘦、纳差于当地医院检查，发现肝功能异常，诊疗经过不详，自诉好转后出院。1 个月前，患者因四肢肿胀于当地就诊再次发现肝功能异常，ALT 56U/L、AST 129U/L，予保肝降酶等口服药物治疗后未见明显好转。2 天前患者无明显诱因出现神志不清、胡言乱语、步态不稳，伴乏力、纳差、尿黄、尿呈浓茶色样，于当地县医院检查，发现肝功能异常、血小板明显降低。患者辗转于多家医院就诊，治疗效果不理想，为求进一步诊治入笔者所在医院。患者此次病程中因经期延长 10 余天曾服用中药治疗。患者既往因四肢关节痛，多次于网上购买抗风湿药物服用。个人史、家族史无特殊。

入院查体：T 39.1℃，P 104 次 / 分，R 24 次 / 分，BP 107/64mmHg。烦躁不安，呼吸急促，对答不切题，查体不合作，双侧瞳孔等大等圆，直径约 3mm，对光反射灵敏，颈部阻抗阳性，巴氏征阴性。双侧巩膜轻度黄染，全身皮肤未见黄染，全身浅表淋巴结未见肿大。心、肺、腹部查体未发现明显阳性体征，双下肢无凹陷性水肿。

辅助检查：肝功能（外院）显示 ALT 340U/L，AST 577U/L，GGT 202U/L，ALP 205U/L，TBil 111.2μmol/L，DBil 64.5μmol/L。

入院初步诊断：发热、神志改变、血小板减少原因待查——①颅内感染？②肝性脑病？③其他？

入院后急查血常规：红细胞 $2.33×10^{12}$/L，血红蛋白 65g/L，白细胞 $7.60×10^9$/L，中性粒细胞比例 91.4%，血小板 $11×10^9$/L。PCT 0.72ng/ml。肝功能：Alb 24.6g/L，ALT 213U/L，AST 272U/L，GGT 167U/L，ALP 155U/L，TBil 57.5μmol/L，DBil 49.4μmol/L。肾功能：肌酐 118.8μmol/L，内生肌酐清除率 43.6ml/min。凝血检查、血浆氨正常。甲肝、乙肝、丙肝、戊肝病毒标志物均为阴性。自身免疫性肝炎抗体谱：IgG 33.0g/L，免疫球蛋白轻链 κ 33.0g/L，免疫球蛋白轻链 λ 13.6g/L。进一步行肝脏穿刺活组织检查，病理报告提示符合自身免疫性肝炎的病理改变。继续完善 EB 病毒、呼吸道病原体九联、TORCH 检查，结果均为阴性。头部 CT 平扫 + 全腹部 CT 增强（图 34-1）：①脑 CT 平扫未见明显异常；②双侧上颌窦炎，其中右侧上颌窦真菌性炎症可能，请结合临床；③全腹部 CT 增强未见特殊异常。因考虑患者肝性脑病可能性小，颅内感染可能性大，入院时病情危重，遂予保肝及抗感染治疗（2019-02-11 ～ 2019-02-16）。抗感染方案为美罗培南 + 伏立康

唑+阿昔洛韦。患者各项重要检查指标如图34-2所示，通过5天的"大包围"式强效抗感染治疗后，患者的意识障碍、血红蛋白、血小板、肾功能、体温均无明显改善。进一步完善脑脊液检查及骨髓穿刺检查，均未见特殊异常。抗感染治疗效果不佳，结合脑脊液、骨髓穿刺及其他检查结果，考虑患者颅内感染可能性小。遂重新整理思路，罗列患者主要临床表现：发热、意识障碍、血小板降低、肝肾功能不全、贫血，考虑血栓性血小板减少性紫癜可能性大。完善血管性血友病因子裂解蛋白酶(ADAMTS13/vWF-cp)活性检测，结果示<5%（正常值参考范围为68%~131%）。予血浆置换+大剂量免疫球蛋白冲击治疗后，复查ADAMTS13活性，结果为30.1%，复查其他各项指标如图34-2所示，患者肝肾功能、血小板、体温均恢复至正常范围，血红蛋白较前好转。患者意识逐渐恢复正常，出院时可正常交流及行走。

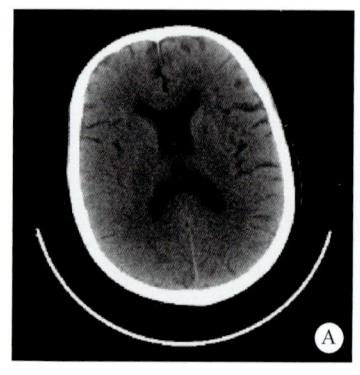

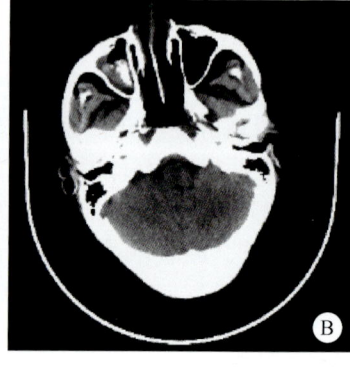

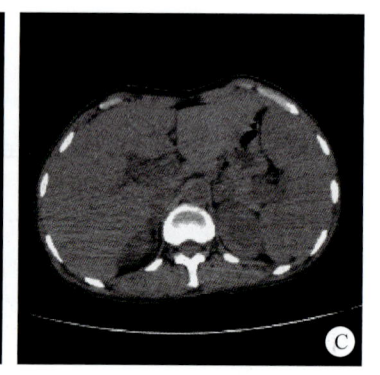

图 34-1　头部 CT 平扫 + 全腹部 CT 增强表现

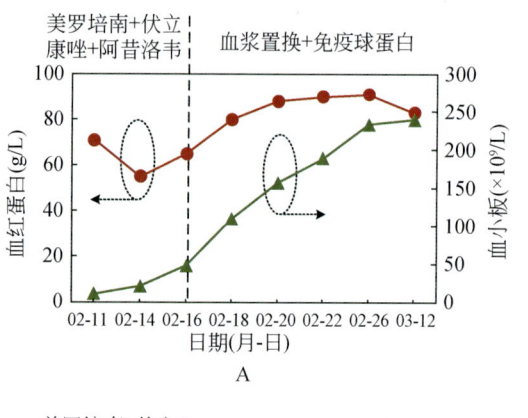

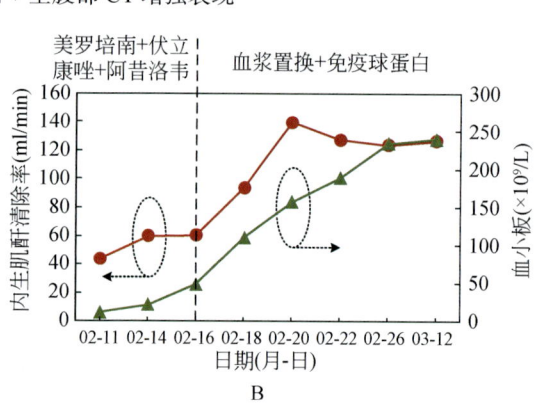

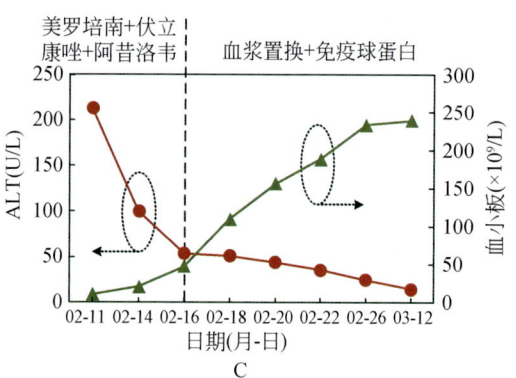

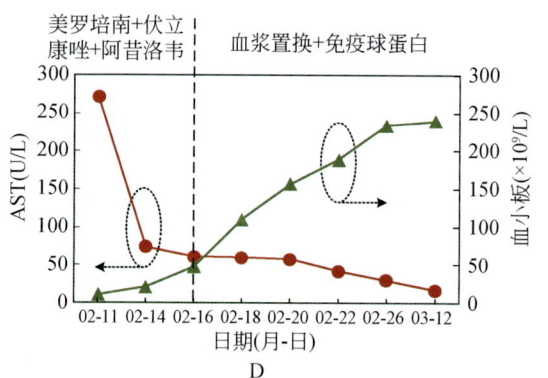

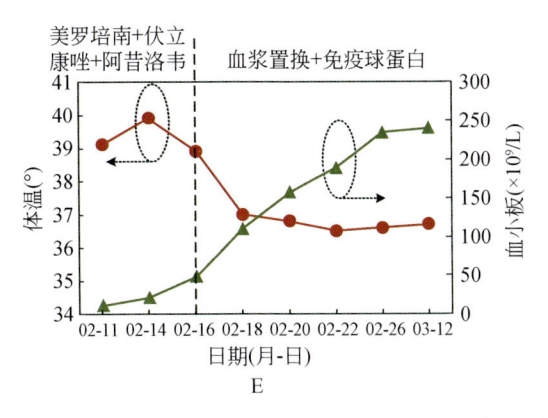

图 34-2　入院后血红蛋白、血小板、肾功能、肝功能、体温随着治疗时间
（2019-02-11～2019-03-12）的变化

二、临床诊治思维过程

入院时患者发热、神志改变、血小板减少原因尚不明确，起初考虑的疾病有：①颅内感染；②肝性脑病。予保肝、"大包围"式抗感染治疗后效果不佳，考虑其他系统疾病可能性大，如噬血细胞综合征、POEMS 综合征等，经过一系列治疗和进一步的检查，最终确诊为血栓性血小板减少性紫癜（TTP）。依据如下：①患者符合 TTP 经典五联征，即发热、神经系统症状、血小板显著降低、贫血、肝肾功能不全；②患者查血管性血友病因子裂解蛋白酶（ADAMTS13）活性＜5%；③经过血浆置换＋大剂量免疫球蛋白冲击治疗后，患者病情明显好转，复查 ADAMTS13 活性为 30.1%，较前明显上升，提示治疗有效，进一步验证 TTP 的诊断正确。

鉴别诊断：

（1）肝性脑病：肝性脑病系终末期肝病严重并发症之一，患者入院后肝功能呈中度异常，凝血指标、血浆氨、腹部 CT 均未见特殊异常，肝脏活组织病理切片未见大片坏死或肝硬化等表现，故排除肝性脑病诊断。

（2）颅内感染：颅内感染系各种病原体感染脑实质、脑膜等，引起中枢神经功能障碍，可有脑膜炎、脑脓肿、脑炎等相关症状。患者以发热、神志改变为首要症状，血常规及降钙素原升高、颈部阻抗阳性，需考虑颅内感染可能。但予美罗培南＋伏立康唑＋阿昔洛韦抗感染后效果不理想，脑脊液穿刺结果未提示颅内感染证据，故考虑颅内感染可能性小。

（3）噬血细胞综合征：是一种单核-吞噬细胞系统反应性增生的组织细胞病，主要是由于细胞毒杀伤细胞及 NK 细胞功能缺陷导致抗原刺激而过度活化增殖，产生大量炎症细胞因子而导致的一组临床综合征。其主要表现为发热、脾大、全血细胞减少、高三酰甘油、低纤维蛋白原、高血清铁蛋白，并可在骨髓、脾脏或淋巴结活检中出现噬血现象。本例患者支持点：①发热；②血小板、红细胞、血红蛋白明显降低。不支持点：①血脂、纤维蛋白原、铁蛋白、细胞因子等未见特殊异常；②骨髓穿刺结果未发现噬血现象；③该病常继发于感染，本例患者抗感染治疗效果较差。故考虑噬血细胞综合征可能性小。

（4）POEMS 综合征：是一种与浆细胞病有关的多系统病变，临床上以多发性周围神经病、器官肿大、内分泌障碍、M蛋白血症和皮肤改变为特征，往往以多发性周围神经病变为首发症状，特点是慢性、对称性、进行性感觉和运动神经功能障碍，本例患者以中枢神经系统改变为主，且没有明显的内分泌障碍及特征性的皮肤改变等，故排除该诊断。

本例患者确诊TTP后，从2019年2月17日至3月12日期间，停用了抗感染的药物，予7次血浆置换+大剂量免疫球蛋白冲击治疗，患者的体温、神志、血小板、肝肾功能等随着治疗逐步好转，甚至恢复到正常，最终患者因病情明显好转，治疗效果满意而出院。

三、诊疗体会

本例患者为中年女性，因发现"肝功能异常11个月，神志模糊2天"入院，入院初行抗感染及保肝治疗，效果不理想，通过进一步的讨论及检查最终确诊为TTP。TTP是一种以微血管病性溶血性贫血、血小板聚集消耗性减少及微血栓形成造成器官损害为特征的弥散性血栓性微血管病。典型病例表现为五联征：发热、血小板减少、溶血、肾功能损害和神经系统症状。大部分患者在10～40岁发病，约60%为女性。起病急骤，病情严重，2/3的病例在3个月内死亡，少数病例可呈慢性化病程。其诊断依据在于：①具有TTP临床表现；②典型的血细胞计数变化，贫血、血小板计数显著降低；③血浆ADAMTS13活性显著降低。TTP的治疗主要分为药物治疗和血浆置换疗法。其中药物治疗以激素、免疫抑制剂、免疫球蛋白冲击治疗为主，药物治疗效果较差，在引入血浆置换疗法后TTP的病死率从高达90%降至10%～20%。因此，现阶段血浆置换疗法为TTP的首选治疗方案。

这例罕见的血液系统疾病病例告诉我们，在临床工作中，根据患者的症状、查体、辅助检查结果等，应首先考虑常见病、多发病，但诊治过程中遇到不可直接逾越的障碍时，应立即转换思路，寻找新的突破点。反过来说，作为一名感染与肝病科医生，当遇到发热、肝功能异常时，不能仅仅考虑感染或肝病基础上诱发的并发症，应拓宽思路和视野，从大内科的角度去思考疾病的可能诊断，形成广泛而又具体的临床思维体系。

四、专家点评

本例患者是首先以"肝功能异常11个月，神志模糊2天"就诊入院的，作为一名感染与肝病科医生首先考虑常见病、多发病。但随着入院后的相关检查和治疗，发现诊断与我们平常所见的肝病和感染性疾病等不符。在临床工作中，除了应有常规的诊疗思路外，还需反思诊疗过程是否合理，是否需要进一步转换思路，寻找新的突破点。这是一例罕见的血液系统疾病病例，作为一般的感染与肝病科医生要做出明确诊断显然较难。需要我们在临床实践中不断学习，丰富理论和实践知识，并拓宽思路和视野，形成广泛而又具体的临床思维，综合各方面的信息，从整体的角度去考虑疾病的可能诊断。因此，扎实的临床基本功、理论和实践相结合，是对临床医生的基本要求。

作者：王晓昊　石小枫　罗敏　胡鹏（重庆医科大学附属第二医院感染科）

点评者：陆伦根（上海交通大学附属第一人民医院）

病例 35　肝损伤原因思考 1 例

关键词： 肝损伤；皮疹；皮肌炎；干燥综合征

一、病例介绍

患者女性，49 岁，因"乏力 1 个多月"入院。1 个多月前患者反复出现乏力，双侧睑周、鼻旁皮肤红肿、结节、瘙痒，外院予服用"抗过敏药物"（成分不详）。20 多天前外院查肝功能提示异常，服用保肝药物效果不佳，反复多次查肝功能，提示转氨酶较前进一步升高，为进一步诊治遂入笔者所在医院。患者病后体重减轻 4kg。否认既往肝炎病史，2 年前外院诊断"甲状腺功能减退症"，曾服用"左甲状腺素片"治疗（具体不详）。1 年前反复出现"双侧睑周及鼻旁皮肤红肿、瘙痒"，多次就诊于外院，考虑"过敏"，予口服"抗过敏药物"后好转（具体不详）。无饮酒嗜好。

入院查体：全身皮肤、巩膜无黄染，睑周皮肤可见色素沉着，皮色稍发红，无出血点，无肝掌，无蜘蛛痣及毛细血管扩张。心、肺查体无异常。腹平软，肝、脾肋下未触及，肝浊音界正常，肝区无叩击痛，移动性浊音阴性。双下肢无水肿。

辅助检查：当地医院（2018-08-09）肝功能检查示 ALT 325U/L，AST 325U/L，TBil 正常。乙肝标志物检查示抗 -HBc 阳性。腹部彩超检查示肝内钙化灶，双肾结石，左肾囊肿。另一家医院（2018-08-26）肝功能检查示 ALT 380U/L，AST 434U/L，AKP 213U/L，GGT 189U/L，TBil 正常。自身免疫性肝炎抗体检测示抗 -Ro-52 抗体（+++），抗核抗体（ANA）1 ∶ 100。肝硬度检查示 CAP 238dB/m，E 6.7kPa。血常规、肾功能、凝血机制未见明显异常。AFP 17.34μg/L。术前三项：乙肝核心抗体（定量）7.38 S/CO，其余全阴性。腹部彩超 + 门静脉系彩超 + 腹水 B 超检查：①肝脏光点稍粗；②胆、胰、脾正常声像图；③门静脉、脾静脉不扩张，血流正常。心电图检查：①窦性心律；② ST 段压低。

入院诊断：①自身免疫性肝炎？②药物性肝损害？

入院后予保肝、改善肝细胞代谢、护胃等治疗。入院后查自身免疫性抗体：抗 -SSA 抗体（+++），抗 -Ro-52 抗体（+++），抗 -SSB 抗体（++），抗核抗体 - 核颗粒型 1 ∶ 320，抗核抗体 - 胞质颗粒型 1 ∶ 100；抗中性粒细胞胞质抗体（ANCA）（-）。再次复查肝功能：ALT 334U/L，AST 333U/L，LDH 1071U/L，AKP 67U/L，GGT 58U/L，Alb 35.8g/L，TBA 10.4μmol/L；甲状腺功能：游离 T_4（FT_4）8.19pmol/L，促甲状腺素（TSH）10.526mIU/L；甲状腺相关抗体：甲状腺过氧化物酶抗体 368.50IU/ml，甲状腺球蛋白＜ 0.04ng/ml，甲状腺球蛋白抗体 1181.0IU/ml；甲状腺彩超：甲状腺回声欠均质。免疫球蛋白定量：IgA 4.66g/L，IgG 14.27g/L，IgM 0.74g/L，IgE 62.98IU/ml。

入院后完善肝脏穿刺活组织检查（图 35-1）：含完整及不完整汇管区 13 个，肝小叶结构清楚，弥漫性肝细胞疏松、肿胀（水肿变性），少数灶性肝细胞脂肪变性（约 5%），见少量点状、小灶性肝细胞坏死，部分坏死灶位于肝小叶中央静脉旁，伴淋巴细胞、单核细胞及中性粒细胞浸润，见少量双核、单个核再生肝细胞。汇管区少量淋巴细胞及浆细胞浸润。汇管区纤维组织轻度增生，以胶原纤维增生为主。汇管区小胆管轻度增生。病理诊断：肝组织轻度慢性活动性肝炎伴轻微脂肪变性（G2S1F1），结合病史不除外药物性肝损伤可能。

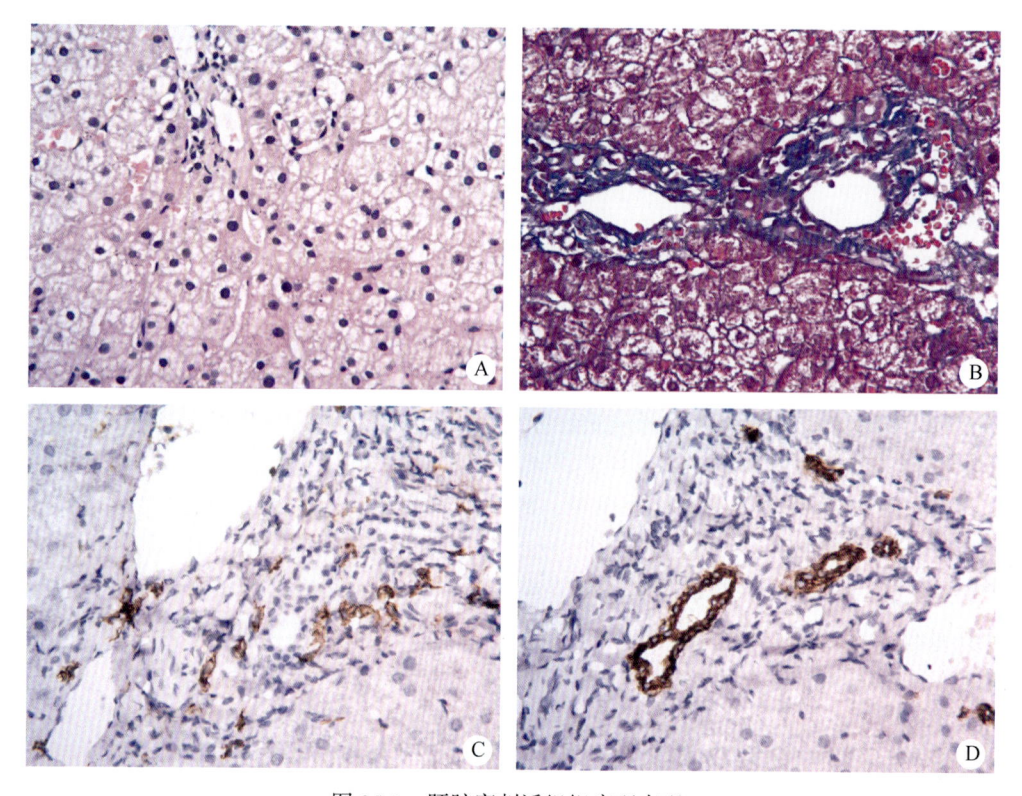

图 35-1 肝脏穿刺活组织病理表现

A. HE 染色，10×40；B. Masson 染色，10×40；C. CD38 染色，10×40；D. CK19 染色，10×40。特殊染色：Masson三色染色，见汇管区纤维组织轻度增生；Gomori 网状纤维染色，见小叶肝细胞网状支架保存。免疫组化染色，见 CK19 胆管上皮（+），CD38、CD138 个别浆细胞（+），IgG（-），IgG4（-）

住院过程中进一步完善相关检查。心肌酶检查：CnI 0.0030μg/L，AST 289U/L，LDH 986U/L，CK 7908U/L，CK-MB 370U/L，α-羟丁酸脱氢酶（α-HBDH）776U/L。浅表淋巴结 B 超：颈部、腋窝、腹股沟、腹腔未探及肿大淋巴结。肿瘤标志物：AFP 16.25μg/L，神经元特异性烯醇化酶 26.570μg/L，非小细胞肺癌相关抗原 21-1 3.32μg/L。超声心动图：二尖瓣、三尖瓣轻度反流；左心室舒张功能减低：EF 66%。肺部高分辨率 CT 平扫：左肺上叶尖后段胸膜下、右肺中叶近水平裂结节，考虑良性结节可能性大；双肺散在少许慢性炎症 / 纤维灶。肌电图：①三角肌可见肌源性损害；②合并骶丛部分性根性损害不除外。妇科 B 超：子宫左后壁低回声实性光团——子宫肌瘤；附件未见异常。

下唇腺活组织病理（图 35-2）：下唇腺表皮黏膜及横纹肌组织，涎腺组织中见淋巴细胞、浆细胞浸润。

复查肌酶：AST 287U/L，LDH 988U/L，CK 6481U/L，CK-MB 415U/L，α-HBDH 794U/L，

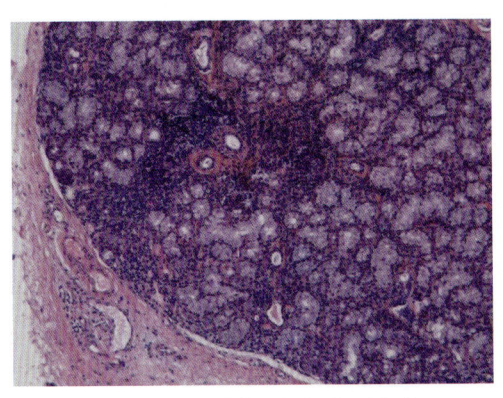

图 35-2　下唇腺活组织病理表现

MB 6766.30μg/L；电解质：钾 3.18mmol/L，镁 0.73mmol/L；血常规：白细胞 9.15×10^9/L，血红蛋白 122.0g/L，中性粒细胞比例 75.9%；血气分析：pH 7.464，PCO_2 29.1mmHg，PO_2 57mmHg，BE -3mmol/L，HCO_3^- 20.9mmol/L，SPO_2 92%，提示低氧血症，呼吸性碱中毒。

二、临床诊治思维过程

患者女性，49岁，因"乏力1个多月"入院。入院时诊断尚不明确，需考虑与下列疾病鉴别：

（1）病毒性肝炎：以多种肝炎病毒感染引起的肝脏炎性病变，主要表现为乏力、纳差、恶心、厌油腻，可伴有黄疸、上腹部不适、肝区叩击痛，实验室检查提示肝功能明显异常（主要表现为转氨酶及胆红素升高），肝炎病毒标志物阳性。本例患者主要表现为乏力，肝脏酶学指标升高，但肝炎病毒标志物阴性，故不考虑该诊断。

（2）自身免疫性肝炎：患者为中年女性，主要表现为乏力，入院查肝脏酶学指标提示升高，自身抗体谱抗核抗体-核颗粒型 1∶320，抗核抗体-胞质颗粒型 1∶100，但免疫球蛋白IgG未见升高，肝脏病理改变未见界面性肝脏炎症，自身免疫性肝炎评分11分，为可疑病例，目前尚未达到诊断标准。

（3）药物性肝炎：是指由于药物或其代谢产物引起的肝损伤，以往没有肝炎史的健康者或原来就有严重疾病的患者，在使用某种药物后发生程度不同的肝损伤。临床上可表现为各种急慢性肝炎，轻者停药后可自行恢复，可表现为肝细胞坏死、胆汁淤积、细胞内微脂滴沉积或慢性肝炎、肝硬化等。患者1年前反复出现"双侧眶周及鼻旁皮肤红肿、瘙痒"，多次就诊于外院，考虑"过敏"，予口服"抗过敏药物"治疗（具体不详）。肝脏活组织检查病理提示肝组织轻度慢性活动性肝炎伴轻微脂肪变性（G2S1F1），不除外药物性肝损伤可能。但患者有皮肤损害、免疫学指标异常、CK和LDH升高，用该病无法解释，并且药物性肝损伤为排他性诊断，故暂不考虑该病。

（4）肿瘤：患者无腹痛等表现，查体未发现包块及淋巴结肿大，腹部B超、妇科B超未见占位性病变，血常规未见明显异常，肺部高分辨率CT平扫见左肺上叶尖后段胸膜下、右肺中叶近水平裂结节，考虑良性结节可能性大，肿瘤标志物未见异常显著升高，故不考虑该类疾病。

（5）风湿结缔组织病：考虑肌源性疾病、干燥综合征？患者为中年女性，以乏力为主要表现，既往有反复眼眶周围皮肤红肿、瘙痒病史；无明显肌肉关节疼痛症状；自身抗体抗-SSA抗体（+++），抗-Ro-52抗体（+++），抗-SSB抗体阳性（++），抗核抗体-核颗粒型1∶320，抗核抗体-胞质颗粒型1∶100；酶学指标明显异常，以CK、LDH升高为主，ALT、AST轻至中度升高。肌电图提示肌源性损害。下唇腺活检：下唇腺表皮黏膜及横纹肌组织，涎腺组织中见淋巴细胞、浆细胞浸润，故诊断考虑皮肌炎重叠干燥综合征，同时合并肝损伤。

（6）甲状腺功能减退性肌病：是由甲状腺功能减退（简称甲减）引起的骨骼肌疾病，可继发于原发性甲减、继发垂体功能减退性甲减、慢性淋巴性甲状腺炎（HT）、甲状腺切除术后、服抗甲状腺药等多种甲减状态。临床上主要有两组症状：一组为甲减症状，另一组为肌病症状，受累肌群以肩带、骨盆带、肢体近端骨骼肌为主，主要表现为肌痛、痛性肌痉挛、肌强直、近端肌力弱、肌肥大。只要采取甲状腺素替代疗法，甲状腺功能减退性肌病即可随着甲减症状好转而好转。患者2年多前外院诊断为"甲减"，曾服用"左甲状腺素片"治疗，结合患者甲状腺功能检查结果及自身抗体谱检查结果考虑为自身免疫性甲状腺炎伴甲减。肌炎与甲减不相关。

三、诊疗体会

患者为中年女性，以乏力为主要表现，既往1年前反复出现"双侧眶周及鼻旁皮肤红肿、瘙痒"，眶周皮肤可见色素沉着，皮色稍发红，无明显肌肉、关节疼痛症状；自身抗体抗-SSA抗体（+++），抗-Ro-52抗体（+++），抗-SSB抗体（++），抗核抗体-核颗粒型1∶320，抗核抗体-胞质颗粒型1∶100；酶学指标明显异常，以CK、LDH升高为主，ALT、AST轻至中度升高。肌电图提示肌源性损害。肝脏穿刺活组织病理检查见弥漫性肝细胞疏松、肿胀（水肿变性），少数灶性肝细胞脂肪变性（约5%），见少量点状、小灶性肝细胞坏死，伴淋巴细胞、单核细胞及中性粒细胞浸润。汇管区少量淋巴细胞及浆细胞浸润。汇管区纤维组织轻度增生，以胶原纤维增生为主。汇管区小胆管轻度增生。下唇腺活检：下唇腺表皮黏膜及横纹肌组织，涎腺组织中见淋巴细胞、浆细胞浸润。最终确定诊断为皮肌炎重叠干燥综合征。肝脏慢性炎症考虑与皮肌炎、干燥综合征累及肝脏、自身免疫功能异常等相关。患者经过血浆置换加激素冲击治疗，肌酶及肌红蛋白居高不下，予甲泼尼龙、羟氯喹、环磷酰胺维持治疗，观察3个月效果不佳，予停用羟氯喹，改为他克莫司，继续治疗3个月，复查酶学指标及肌红蛋白，提示降至正常。

特发性炎症性肌病（idiopathic inflammatory myopathy，IIM）是一组自身免疫性介导的以侵犯横纹肌为主的慢性、炎症性、系统性结缔组织病。病因未明，可能与感染（如病毒、弓形体等感染）、遗传因素及免疫功能异常等有关[1]。发病年龄有两个高峰期：10～14岁、45～54岁。男女之比为1∶3。伴有皮肤损害者称为皮肌炎。典型皮肤表现为眼眶周围的水肿性红斑，多为紫红色，以上眼睑更明显。皮疹常累及颊部、鼻梁、前额、耳前、耳郭、颈部及上胸部的"V"形区域。实验室检查有肌酸激酶、AST、LDH及其同工酶等升高，99%的患者在疾病活动期明显增高，尤以肌酸激酶更敏感。90%的患者有肌电图改变，显示肌源性损害，具有重要的诊断价值。治疗上以肾上腺皮质激素、免疫抑制剂、血浆置换治疗为主，现在还有静脉注射免疫球蛋白、生物制剂、基因治疗等新型治疗手段[1]。干燥综合征（SS）是一种以侵犯泪腺、唾液腺等外分泌腺体，具有淋巴细胞浸润和特异性自身抗体为特征的弥漫性结缔组织病。肝损伤是原发性干燥综合征（pSS）患者常见的并发症之一，国内外研究显示，pSS导致肝损伤的发生率为5%～35%[1-5]，导致pSS患者肝损伤的原因多种多样，常见于以下几个方面：①合并自身免疫性肝病（ALD）而造成的特异性肝损伤；②疾病本身自身免疫反应所致的肝损伤；③治疗过程中长期应用免疫抑制剂，此类药物具有一定的肝毒性，部分患者因此出现肝损伤。由于肝脏具有胆汁分泌与排泄的功能，因此可能与泪腺、唾液腺或其他外分泌腺具有相同的抗原性，成为pSS患者自身免疫反应的靶器官。pSS患者肝脏受累的发病机制尚不明确，普遍认为与对泪腺、唾液腺、肾小管柱状上皮细胞的损伤一样，由于淋巴细胞和浆细胞对肝汇管区的浸润，引起体液免疫和细胞免疫异常，释放各种炎性介质而造成组织炎症和破坏，可能与遗传、性别、病程、自身抗体、T细胞功能及调节异常有关[6,7]。综上，肝损害在pSS患者中较为常见，因此应注意监测pSS患者的肝功能。同时，临床上遇到肝损伤的患者，在排除病毒性肝炎、饮酒、药物等因素之后，应想到结缔组织病的可能，需仔细询问病史并完善相关化验，尽早确诊，避免误诊、漏诊，以免延误治疗。

四、专家点评

本例为中年女性患者，以乏力为主要表现，以肝生化异常为主要就诊原因，入院后经一系列检查，结果提示累及肝脏、唾液腺和肌肉。我国是乙肝大国，慢性乙肝临床多见，但对于出现肝生化检测异常的患者，常需要进行鉴别诊断，自身免疫性肝病是需要鉴别的疾病之一。对于考虑自身免疫性肝病的患者，需要关注其肝外表现，如甲状腺、腮腺、胰腺、肌肉、皮肤的异常，因为自身免疫性疾病常累及多器官、多系统。以肝损伤为主者，需要注意肝外表现，以免遗漏肝外相关疾病；而以肝外表现为主者，则需要注意在我国较高的乙肝病毒感染率背景下乙肝病毒感染导致肝损伤和免疫抑制剂治疗过程中的病毒学反弹情况。

作者：彭虹　张茜　熊庭婷　陆滢雪　罗新华（贵州省人民医院感染科）
点评者：蔡大川（重庆医科大学附属第二医院）

参 考 文 献

[1] 尹培达.特发性炎症性肌病[J].新医学，2000，5（31）：265-266.

[2] Bogdanos DP, Invemizzi P, Mackay IR, et al. Autoimmune liver serology: Current diagnostic and clinical challenges [J]. World J Gastroenterol, 2008, 14 (21): 3374-3387.

[3] Hatzis GS, Fragoulis GE, Karatzaferis A, et al. Prevalence and long term course of primary biliary cirrhosis in primary Sjögren's syndrome [J]. J Rheumatol, 2008, 35 (10): 2012-2016.

[4] 倪子慧，刘婧茹，许芳，等.原发性干燥综合征合并肝损害28例[J].中国老年学杂志，2016，36（15）：3830-3832.

[5] 何菁,李春,强璐,等.原发性干燥综合征合并肝损伤的临床特点及独立危险因素分析[J].中华全科医师杂志,2010,9(4):248-251.
[6] 颜淑敏,张文,李梦涛,等.原发性干燥综合征573例临床分析[J].中华风湿病学杂志,2010,14(4):223-227.
[7] 陈欢雪,王晓非.干燥综合征肝损害[J].中国实用内科杂志,2017,6(37):496-498.

病例 36　表现为重叠综合征且并发 EB 病毒感染的药物性肝损伤 1 例

关键词：重叠综合征；药物性肝损伤；EB 病毒感染

一、病例介绍

患者男性，34 岁，公务员，主因"乏力、腹胀 10 天，皮肤、巩膜黄染 3 天"于 2018 年 11 月 12 日入院。10 天前患者无诱因出现乏力、腹胀、纳差，自行服用"奥美拉唑肠溶胶囊、金双歧、伊托必利"等，上述症状无改善，并伴恶心、厌油腻，时有干呕。3 天前出现皮肤、巩膜黄染，尿色加深。当地医院查肝功示 TBil 138.5μmol/L，DBil 68.58μmol/L，IBil 69.92μmol/L，ALT 1279U/L，AST 856U/L，ALP 608U/L，GGT 362U/L，TBA 319.5μmol/L，Alb 39.1g/L，Glob 43.2g/L，A/G 0.9；血常规示单核细胞比例 10.8%。为进一步诊治来笔者所在医院，门诊以"黄疸原因待查"收住消化内科。既往否认病毒性肝炎病史，体检曾有"血清氨基转移酶最高 58U/L"；否认饮酒史，否认家族遗传代谢性疾病史，否认可疑毒物接触史。间断发作"荨麻疹"3 年余，2 个月前曾因"肺部感染"输注"头孢哌酮钠舒巴坦钠注射液和左氧氟沙星注射液"3 周，症状消失。

入院查体：生命体征平稳，皮肤、巩膜重度黄染，全身浅表淋巴结不大，双肺呼吸音粗，未闻及干湿啰音。腹平坦，全腹无压痛、反跳痛及肌紧张，肝脾肋下未触及，Murphy 征阴性，移动性浊音阴性。双下肢无水肿。

入院诊疗：上腹部 CT、MRCP 无明显异常。胸部 CT 主要提示双肺支气管炎并周围渗出性改变，纵隔多个稍大淋巴结。初步诊断为"肝损伤；肺部感染"。对症治疗的同时，完善相关检查：病毒性肝炎系列阴性；血清铜、铜蓝蛋白、血清铁、铁蛋白、转铁蛋白均正常；自身抗体系列均阴性；自身免疫性肝病系列示 AMA-M2 阳性；免疫功能组合示 IgG 29.8g/L；病毒系列示 EBV-CA IgG 阳性。复查肝功能示 TBil 160.72μmol/L，DBil 103.14μmol/L，IBil 57.58μmol/L，ALT 546U/L，AST 275U/L，ALP 651U/L，GGT 387U/L，TBA 378.3μmol/L，Alb 35.2g/L，Glob 43.2g/L，A/G 0.8。血常规示单核细胞比例 11.7%。依据相关指南，诊断为"自身免疫性肝病（PBC-AIH 重叠综合征）；肺部感染"。采用 UDCA 治疗 1 周后，复查肝功能示 TBil 109.34μmol/L，DBil 62.55μmol/L，IBil 46.79μmol/L，ALT 115U/L，AST 97U/L，ALP 541U/L，GGT 192U/L，TBA 277.6 μmol/L，Alb 40.1g/L，Glob 46.7g/L，A/G 0.9。

入院第 10 天，患者出现发热，无畏寒，无咳嗽、咳痰，无腹痛、腹泻，无心悸、气短，无头痛、头晕，体温最高 39.8℃，查体发现双侧锁骨上淋巴结肿大，大小不一，触之表面光滑，压痛阳性，可滑动，与周围组织无粘连。复查血常规示白细胞 6.48×10^9/L，中性粒细胞比例 52.9%，单核细胞比例 14.5%，CRP 15.09mg/L，ESR 64mm/h。EBV DNA

$1.15×10^3$ 拷贝/ml。EBV-CA IgM 阴性；EBV-EA（1∶10）阳性；EBNA（1∶10）阳性；行胸腹腔淋巴结扫描未见其余肿大淋巴结，脾脏大小同前，血培养阴性。予抗病毒（更昔洛韦 0.25g，每天 1 次，静脉滴注）、静脉用丙种球蛋白（12.5g/d）治疗 3 天后，患者体温逐渐降至正常，精神好转，查体未触及锁骨上淋巴结，肝脾未触及。

继续抗病毒治疗，1 周后行超声引导下肝脏穿刺活组织检查，送检 3 条穿刺组织，病理提示炎症 G0～1/S1（图 36-1）。免疫组化检查结果无特殊（图 36-2）。原位杂交显示 EBER（-）。病理诊断考虑药物/毒物引起的肝损伤。故修正诊断"药物性肝损伤（肝细胞型）；EB 病毒感染再激活"。加用扶正化瘀胶囊以缓解慢性炎症纤维化形成，继续治疗 2 周后肝功能进一步好转，予出院。出院后继续服用 UDCA、还原型谷胱甘肽及抗纤维化药物，1 个月后复查肝功能，结果显示 TBil、DBil、IBil、ALP、GGT、Alb 均正常，Glob 48.2g/L，A/G 0.8，EBV DNA＜500 拷贝/ml，自身免疫性肝病系列均阴性（AMA-M2 阴性），免疫功能组合示 IgG 30g/L，嘱患者每 3～6 个月来笔者所在医院消化内科门诊复查一次。

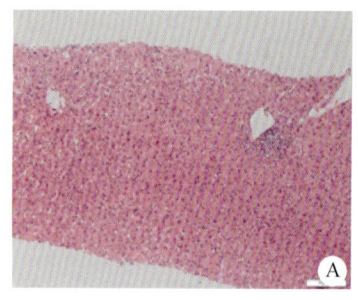

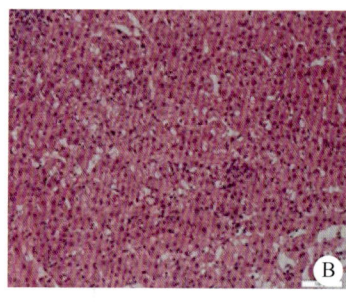

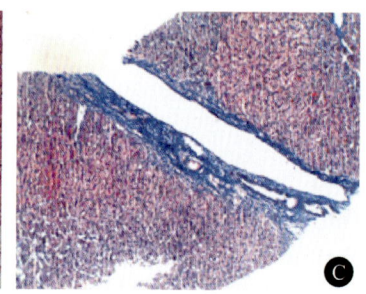

图 36-1 肝小叶结构

A. HE，×100；B. HE，×200；C. Masson，×200。肝小叶结构存在，少数界面及少数汇管区为轻度慢性炎症，个别汇管区扩大，纤维组织轻度增生，局灶中央静脉扩张，组织形态提示炎症 G0～1/S1

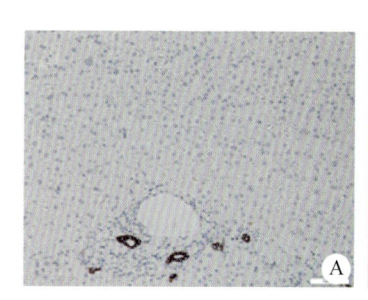

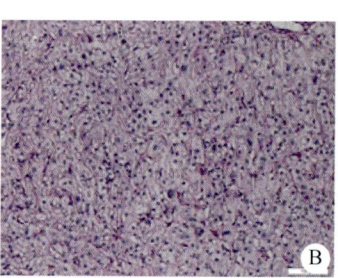

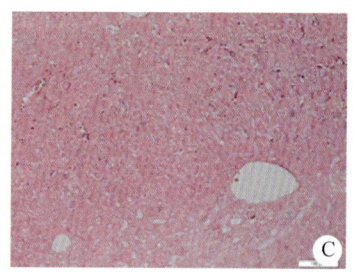

图 36-2 肝脏穿刺活组织免疫组化染色

A. ×200，CK7（+），显示汇管区胆管形态规则；B. ×200，局部间质细胞可见 PAS+D 阳性颗粒；C. ×200，铜染色未见异常。CD34、CK7 染色未见明显异常，HBsAg（-）。Masson 染色示局部汇管区纤维组织增生，PAS、铁、铜及网织纤维染色均未见异常，局部间质细胞可见 PAS+D 阳性颗粒。原位杂交结果显示 EBER（-）

二、临床诊治思维过程

本例患者在入院之初，根据 ALP 和 GGT 升高、AMA-M2 阳性及 IgG＞1.8×ULN，依据巴黎标准，初步诊断为自身免疫性肝病（PBC-AIH 重叠综合征），但本例患者系青年男性，既往无胆汁淤积病史，这与自身免疫性肝病多见于中年女性，呈慢性反复发作病程的特征有所不符。入院后应用 UDCA，反应良好，但出现发热、淋巴结肿大，查 EBV DNA 阳性，予抗病毒等治疗后好转。为明确诊断，行肝脏穿刺活组织检查，病理结果提示药物/毒物性肝损伤，无肝内小胆管炎症或减少及界面性肝炎等自身免疫性肝病征象。结合患者 2 个月内反复应用抗感染药物史，尽管因 AMA-M2 及 EBV DNA 阳性，致使 RUCAM 评分介于 1～2 分，但经综合分析，本例患者符合伴有自身免疫表现的药物性肝损伤的相关特征，最后仍诊断为药物性肝损伤。予对症治疗后，患者自觉症状及肝功能生化指标明显好转，AMA-M2 及 EBV DNA 转阴，继续随访中。

三、诊疗体会

本病例最初表现为疑似 PBC-AIH 重叠综合征伴 EB 病毒感染，但通过肝活检和追问用药史而最终考虑药物性肝损伤（DILI）伴 EB 病毒活动性感染。由此提示，即使初诊时检测自身免疫性肝病标志物阳性，以及 EB 病毒等可引起肝损伤的病原标志物阳性，也不能据此排除 DILI 和确诊自身免疫性肝病或相关感染因素引起的肝病，而应注意动态复查这些免疫学和病原学指标。本病例初诊时 AMA-M2 阳性，后复查 AMA-M2 阴性，结合用药史、肝脏生化指标的变化特点和肝脏病理组织学检查结果，符合伴有自身免疫表现的 DILI 的相关特征。总之，当多种肝损伤因素并存时，必须全面分析，善于发现其内在病理联系，从而提高对复杂肝病鉴别诊断的能力，及早制定合理而有效的干预措施，这对改善患者预后具有重要意义。

四、专家点评

本病例展示了一例胆汁郁积性肝病的诊断过程，其特点是先有自身免疫性肝病抗体阳性，按重叠综合征用 UDCA 治疗后有所好转。虽其后因有 EB 病毒感染，病情加重，但抗病毒治疗后再次好转。肝活检病理学提示 DILI。结合 2 个月前曾用抗生素治疗肺部感染，故最终诊断为伴有自身免疫表现的 DILI。

胆汁淤积性肝病的病因较多，故临床上诊断较困难。其中非感染性疾病中，具有自身免疫特点的需进行"自身免疫性（autoimmune）"和"自身免疫样（autoimmune-like）"的鉴别。前者常常是自身免疫性肝病，后者则常是药物诱导的具有类似自身免疫性肝病特点的 DILI，曾有人将其命名为"药物诱导的自身免疫样肝病"。二者最大的区别是后者很少进展为肝硬化，治疗后复发少，病理学可助鉴别。本病例更多地具有后者的特点，故最终诊断为 DILI 是合理的。

这一病例提示我们，在诊断自身免疫性肝病时应全面分析，并注意识别、去除混杂干扰因素（实际上本例中的 EB 病毒感染就是诊断过程中的这样一个因素）。国内外文献均有报道，DILI 可有一定比例的患者出现 SMA、AMA 等自身抗体，故不能因一次自身免疫性抗体异常就做出自身免疫性肝病的最后诊断。

作者：贺娜（第四军医大学西京消化病医院消化内科）
点评者：阎明（山东大学齐鲁医院）

缩略词表

AFP	甲胎蛋白	alpha-fetoprotein
Alb	白蛋白	albumin
AIH	自身免疫性肝炎	autoimmune hepatitis
ALD	酒精性肝病	alcoholic liver disease
ALF	急性肝衰竭	acute liver failure
ALP	碱性磷酸酶	alkaline phosphatase
ALT	丙氨酸氨基转移酶	alanine aminotransferase
AMY	淀粉酶	amylase
APTT	活化部分凝血活酶时间	activated partial thromboplastin time
AST	天冬氨酸氨基转移酶	aspartic aminotransferase
BAS	嗜碱性粒细胞	basophil granulocyte
BUN	尿素氮	urea nitrogen
C Ⅲ	Ⅲ型胶原蛋白	type Ⅲ collagen
C Ⅳ	Ⅳ型胶原蛋白	type Ⅳ collagen
CEA	癌胚抗原	carcinoembryonic antigen
CHB	慢性乙型肝炎	chronic hepatitis B
CHE	胆碱酯酶	cholinesterase
CK	肌酸激酶	creatine kinase
CHOL	胆固醇	cholesterol
CRE	肌酐	creatinine
CRP	C反应蛋白	C-reactive protein
CT	X线计算机断层摄影术	X-ray computed tomography
CTL	细胞毒性T淋巴细胞	cytotoxic T lymphocyte
DBil	直接胆红素	direct bilirubin
DMSO	二甲亚砜	dimethyl sulfoxide
EOS	嗜酸性粒细胞	eosinophil granulocyte
ESR	血沉	erythrocyte sedimentation rate
FER	铁蛋白	ferritin
FIB	纤维蛋白原	fibrinogen
GGT	γ-谷氨酰转移酶	gamma-glutamyltransferase
Glob	球蛋白	globulin
HAV	甲型肝炎病毒	hepatitis A virus

Hb	血红蛋白	hemoglobin
HBcAg	乙型肝炎核心抗原	hepatitis B core antigen
HBeAg	乙型肝炎 e 抗原	hepatitis B e antigen
HBsAg	乙型肝炎表面抗原	hepatitis B surface antigen
HBV	乙型肝炎病毒	hepatitis B virus
HCC	肝细胞癌	hepatocellular carcinoma
HCT	血细胞比容	hematocrit
HCV	丙型肝炎病毒	hepatitis C virus
HDV	丁型肝炎病毒	hepatitis D virus
HE	苏木素-伊红	hematoxylin-eosin
HEV	戊型肝炎病毒	hepatitis E virus
HGV	庚型肝炎病毒	hepatitis G virus
HIV	人类免疫缺陷病毒	human immunodeficiency virus
HLA	人类白细胞抗原	human leukocyte antigen
IBil	直接胆红素	indirect bilirubin
IFN	干扰素	interferon
Ig	免疫球蛋白	immunoglobulin
IL	白细胞介素	interleukin
INR	国际标准化比值	international normalized ratio
LC	肝硬化	liver cirrhosis
LDH	乳酸脱氢酶	lactic dehydrogenase
LYM	淋巴细胞	lymphocyte
MON	单核细胞	monocyte
MRI	磁共振成像	magnetic resonance imaging
NAFLD	非酒精性脂肪性肝病	nonalcoholic fatty liver disease
NASH	非酒精性脂肪性肝炎	nonalcoholic steatohepatitis
NEU	中性粒细胞	neutrophil granulocyte
PBMC	外周血单个核细胞	peripheral blood monocyte
PC Ⅲ	Ⅲ型前胶原	type Ⅲ procollagen
PCR	聚合酶链反应	polymerase chain reaction
PCT	降钙素原	procalcitonin
P Ⅲ P	血清前胶原肽	procollagen type Ⅲ peptide
PT	凝血酶原时间	prothrombin time
PTA	凝血酶原活动度	prothrombin activity
RBC	红细胞	red blood cell
TBA	总胆汁酸	total bile acid
TBil	总胆红素	total bilirubin
TC	总胆固醇	total cholesterin
TG	三酰甘油	triglycerides

TP	总蛋白	total protein
TT	凝血酶时间	thrombin time
UA	尿酸	uric acid
WBC	白细胞	white blood cell
抗-HBs	乙型肝炎表面抗体	
抗-HBc	乙型肝炎核心抗体	
抗-HBe	乙型肝炎e抗体	